U0274039

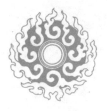

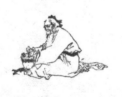

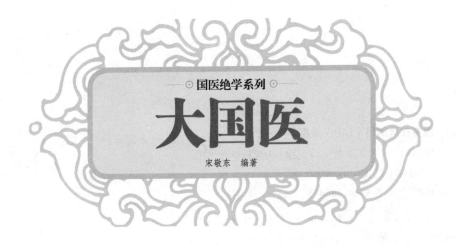

国医绝学系列

大国医

宋敬东　编著

名医大师的独家治病绝学　中华传统的养生祛病绝活

天津出版传媒集团

天津科学技术出版社

图书在版编目（CIP）数据

大国医 / 宋敬东编著 . -- 天津：天津科学技术出版社，2013.11（2020.10 重印）

ISBN 978-7-5308-8464-5

Ⅰ.①大… Ⅱ.①宋… Ⅲ.①养生（中医）—基本知识②验方—汇编 Ⅳ.① R212 ② R289.5

中国版本图书馆 CIP 数据核字 (2013) 第 259855 号

大国医

DAGUOYI

策 划 人：杨 譞

责任编辑：王朝闻

责任印制：兰 毅

出　　版：天津出版传媒集团
　　　　　天津科学技术出版社

地　　址：天津市西康路 35 号

邮　　编：300051

电　　话：（022）23332490

网　　址：www.tjkjcbs.com.cn

发　　行：新华书店经销

印　　刷：德富泰（唐山）印务有限公司

开本 720×1020　1/16　印张 15　字数 300 000

2020 年 10 月第 1 版第 2 次印刷

定价：45.00 元

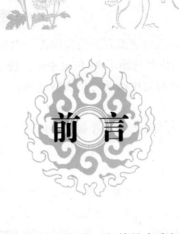

前　言

　　近年来，中医的存废之争愈演愈烈，尤其是在张悟本事件之后，无论是媒体还是学术界，都对中医大肆批判，"伪科学""巫术""骗术"等一顶顶大帽子扣了下来，中医被推到了历史的风口浪尖上。那么，我们究竟应该如何看待中医呢？

　　毫无疑问，中医是我国土生土长的一门医术，从《黄帝内经》《伤寒杂病论》到《千金方》《本草纲目》，从华佗、张仲景到孙思邈、朱丹溪、李时珍、叶天士，千百年来，正是这些中医以及中医的实践者们守护着中华百姓的健康，无论是天灾连连、瘟疫肆虐，还是战火纷飞、刀兵肆虐，乃至感冒咳嗽、日常小疾，这些中医大夫们都在默默奉献着。相信如果没有中医，中华民族的灾难与痛苦会加重百倍。然而，为什么现在又有这么多人反对中医呢？这一定是有原因的。19世纪中后期，西方列强用坚船利炮轰开了中国国门，西医开始在中国强势崛起。从此，中西医之争便拉开了序幕。事实上，这场"战役"并没有持续多久，中医便"全面溃败"，西医在短时间内获得了普遍的认同，尤其是在知识界，而中医则几度被呼吁"废止"。有人认为，社会的发展在于优胜劣汰，西进中退的根源在于中医疗效太差。事实却并非如此，如果单从疗效来论，中西医可以说是各有千秋。而中医之所以被一些国人抛弃，主要根源于以下两大因素。

　　首先，中医的成才率太低。西医采用的是集体授课的方式，短期内便可以向社会输送成批的合格人才。而中医过去采用的一直是在用"师父带徒弟"的模式，一个老中医数年才能带出两三个徒弟，而且由于中医的知识广度极大，这些已经出师的"小大夫"往往需要数十年的积累才能成为一个合格的中医师。

　　其次，冒充中医师的骗子太多。俗话说，物以稀为贵。既"贵"，便有人以假乱真、滥竽充数，如张悟本之流。他们实际上只学得了中医的一点皮毛，甚至连皮毛可能都没学到，便打出"神医"的幌子，到处招摇撞骗。这种行为对中医的伤害是致命的。他们的骗术被揭穿之后，人们又往往把罪名扣到中医头上。

　　除此之外，中医还存在假药过多、见效较慢等客观局限，但无论如何，中医的确是有疗效的，中医理论也的确是科学的理论。为了推动中医药事业的发

1

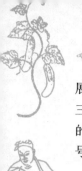
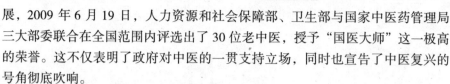
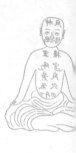

展，2009 年 6 月 19 日，人力资源和社会保障部、卫生部与国家中医药管理局三大部委联合在全国范围内评选出了 30 位老中医，授予"国医大师"这一极高的荣誉。这不仅表明了政府对中医的一贯支持立场，同时也宣告了中医复兴的号角彻底吹响。

为了响应国家的号召，传承与发扬中医健康理念，我们编写了这本《大国医》。中医认为，治病要治根、治本，这一思想实际上同样适用于西医。我们认为，要想让中医重新为大家所认可，甚至走出国门，走向世界，就要从根本上解决上面提到的成才率太低、骗子太多等问题；而解决这些问题最直接、最有效的方法，便是普及最科学的中医理念与方法。让大家明白什么是真正的中医，人们就不会去相信那些打着中医旗号的骗子；让大家掌握最有效的中医保健方法，在某种程度上也会缓解中医成才率低的压力。可以说，这本《大国医》正是我们朝着这个方向所做的努力。

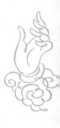

本书分为上、下两篇。上篇介绍了古代十二位苍生大医，如华佗、张仲景、皇甫谧等人最核心的健康理念及最有效的保健方法。这些中医大师每一位都在中医史上赫赫有名，称为"国医"绝对名副其实。我们希望通过对他们的经验的介绍，能够将最纯粹的顶级中医进行推广与普及，同时也希望能够有更多的读者从中受益，健康百年。下篇主要介绍了当代成就卓著的老中医们的健康智慧，除国家评选出来的当代"国医大师"之外，我们还选录了一些虽然没有入选"国医大师"，但在中医领域确有突出贡献，且独具特色的大师。他们不仅是古老中医的传承者，也是开拓者，正是有了他们的存在，中医才没有在屡遭厄运的情况下停滞不前。与古代中医大师们比起来，相信他们的经验与方法更具有现代特色，更利于大家理解与应用。我们同样希望有更多的读者从他们的经验中受益，从他们的方法中体会当代中医的神奇。同时，希望有更多的中医师加入他们的行列。

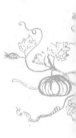

由于时间仓促及水平有限，书中难免有所疏漏，我们希望广大读者乃至医界同仁能够提出宝贵意见，以便我们及时改正。同时，我们也提醒广大读者，书中所录皆为中医大师的一些个人经验，其中一些方剂，必须对症下药方可见效，否则，不仅无效，反而可能会因为误用而造成伤害。因此，对于一般没有医学背景的读者来说，本书只可作为临床的参考，要实际应用还要征询专业中医师的意见，切不可自己盲目使用。

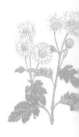

最后，希望有更多的人通过阅读本书真正理解中医，能够在中医的护佑下健康一生，幸福一生。

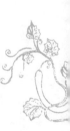

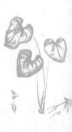

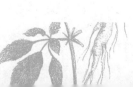

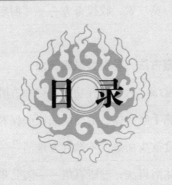

目 录

上篇　古代大国医健康智慧

1

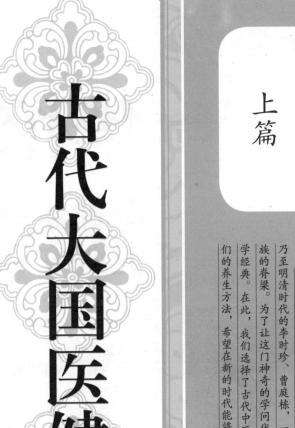

古代大国医健康智慧

上篇

中医是一门古老传统的医学，千百年来，从华佗、张仲景，到孙思邈，再到刘完素、李东垣，乃至明清时代的李时珍、曹庭栋，一代代苍生大医，正是运用中医为百姓们除疾疗伤，护卫中华民族的脊梁。为了让这门神奇的学问代代相传，他们精研慎思、著书立说，给后来者留下了一部部医学经典。在此，我们选择了古代中医史上最具影响力的12位大医，挖掘他们的健康智慧，学习他们的养生方法，希望在新的时代能将这些经验继续传承、发展下去。

华佗

形神兼养五禽戏，
五脏安和有神方

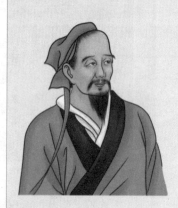

◎名医简介

华佗，东汉末年沛国谯人，我国杰出的医学家，精通内、外、妇、儿、针灸各科，尤以外科著称，被后世尊称为"外科鼻祖"，首创"麻沸散"这一中药全身麻醉剂，并应用于腹部外科手术，是世界医学史上应用全身麻醉进行手术治疗的第一人。此外，他在继承古代气功导引的基础上，模仿虎、鹿、熊、猿、鸟五种禽兽的活动姿态，创制了一套体操，名曰"五禽之戏"，可使头、身、腰、背、四肢等各部位及关节得到活动。这是我国最古老的医疗保健体操，开创了我国及世界上医疗保健体操的先例。华佗行医足迹遍及安徽、山东、河南、江苏等地，后因不服曹操征召被杀，所著医书多已散佚，后人根据其经验整理出《中藏经》《华佗神医秘传》《华佗神医秘方真传》等著作，对后世医学影响颇深。今亳州市有"华佗庵"等遗迹。

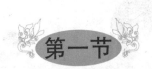

第一节

常练"五禽戏"，消谷气，通血脉，病不生

⊙国医智慧

谯国华佗善养性，弟子广陵吴普、彭城樊阿授术于佗。佗尝语普曰："人体欲得劳动，但不当使极耳。人身常摇动，则谷气消，血脉流通，病不生。譬犹户枢不朽是也。古之仙者，及汉时有道士君倩者，为导引之术，作猿经鸱顾，引挽腰体，动诸关节，以求难老也。吾有一术，名曰五禽戏，一曰虎，二曰鹿，三曰熊，四曰猿，五曰鸟，亦以除疾，兼利手足，以当导引。体中不快，因起作一禽之戏，遣微汗出即止，以粉涂身，即身体轻便，腹中思食。"

吴普行之，年九十余岁，耳目聪明，牙齿坚完，吃食如少壮也。

——引自《养性延命录》

⊙精彩解读

最早的关于五禽戏的记载见于南朝陶弘景的《养性延命录》，书中提到了华佗给徒弟吴普说的一段话，也就是上文援引的这段话。这段话不仅表明了五禽戏保健的原理，而且点出了"五禽戏"的具体内容。

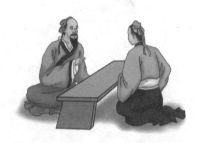

华佗向吴普讲述五禽戏，传授养生之道。五禽戏对后代的健身术有很大的影响。

现代医学研究证明，五禽戏是一种行之有效的锻炼方式。它能增强神经系统的功能，促进神经细胞的修复和再生。它能增强心肺功能，增加心肌供氧量，提高心脏排血力。同时，它还能增强肠胃功能，促进消化吸收。华佗把肢体的运动和呼吸吐纳有机地结合到一起，通过气功导引使体内逆乱的气血恢复正常状态。后代的太极、形意、八卦等健身术都与此有一定渊源。无疑，它在运动养生方面的历史作用是巨大的。

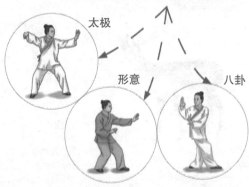

太极

形意

八卦

虎 戏

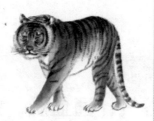

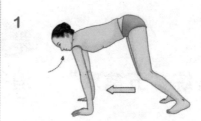

1

自然站式，俯身，两手按地。用力使身躯前耸并配合吸气。

2

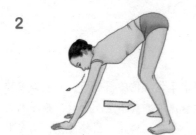

当前耸至极后稍停，然后身躯后缩并呼气，如此 3 次。

4

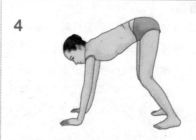

再低头向前平视。

3

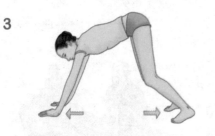

继而两手先左后右向前挪动，同时两脚向后退移，以极力拉伸腰身，接着抬头面朝天。

5

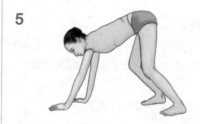

如虎行般以四肢前爬 7 步，后退 7 步。

鹿 戏

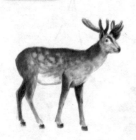

1

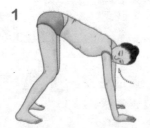

2

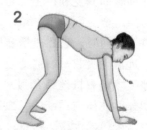

接上四肢着地势，吸气，头颈向左转，双目向右侧后视，当左转至极后稍停呼气，头颈回转，当转至朝地时再吸气，并继续向右转，一如前法。

3

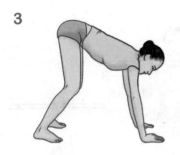

如此左转 3 次，右转 2 次，最后回复如起势。

4

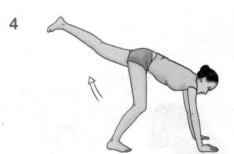

然后，抬左腿向后挺伸，稍停后放下左腿，抬右腿向后挺伸。如此左腿后伸 3 次，右腿 2 次。

熊 戏

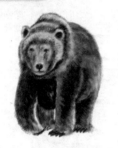

1

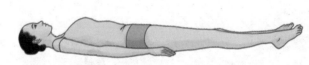

仰卧式。

2

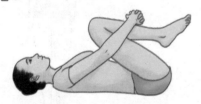

两腿屈膝拱起，两脚离床面，两手抱膝下。

3

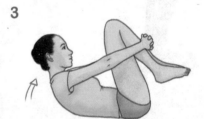

头颈用力向上，使肩背离开床面，略停。

4

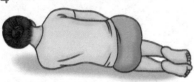

先以左肩侧滚落床面，左肩一触床面，立即复头颈用力向上，肩离床面，略停后再以右肩侧滚落，复起。如此左右交替各 7 次。

5

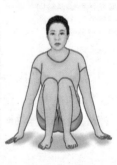

然后起身，两脚着床面成蹲式，两手分按同侧脚旁，接着如熊行走般，抬左脚和右手掌离床面。当左脚、右手掌回落后即抬起右脚和左手掌。如此左右交替，身躯亦随之左右摆动，片刻而止。

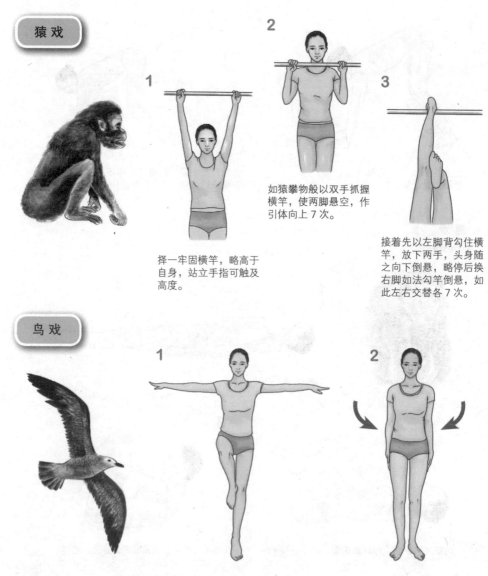

猿戏

1

择一牢固横竿，略高于
自身，站立手指可触及
高度。

2

如猿攀物般以双手抓握
横竿，使两脚悬空，作
引体向上7次。

3

接着先以左脚背勾住横
竿，放下两手，头身随
之向下倒悬，略停后换
右脚如法勾竿倒悬，如
此左右交替各7次。

鸟戏

1

2

自然站式。吸气时跷起左腿，两臂侧平举，扬起眉毛，鼓足气力，如鸟展翅欲飞状（图1）。呼气时，左
腿回落地面，两臂回落腿侧（图2）。接着跷右腿如法操作。如此左右交替各7次，然后坐下。屈右腿，
两手抱右膝下，拉腿膝近胸，稍停后两手换抱左膝下如法操作，如此左右交替也7次。最后，两臂如鸟理
翅般伸缩各7次。

　　五禽戏也是我国的一项传统体育项目，而且因其多是仿生型和舞蹈型的结合，刚
柔相济，动作优美，受到广泛的欢迎。长期坚持练习五禽戏，不仅可以使肢体灵活，
强胃健肾，还能有效地防治或减缓常见的心脑血管疾病，强身健体，是适合全民使用
的养生方法。

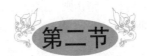

第二节

养气调神，远离"劳伤"——华佗防病绝学

⊙**国医智慧**

　　劳者，劳于神气也；伤者，伤于形容也。饥饱无度则伤脾，思虑过度则伤心，色欲过度则伤肾，起居过常则伤肝，喜怒悲愁过度则伤肺。

　　又，风寒暑湿则伤于外，饥饱劳役则败于内；昼感之则病荣，夜感之则病卫。荣卫经行，内外交运，而各从其昼夜也。

——引自《中藏经》

⊙**精彩解读**

　　这里所谓的劳伤，就是指身心疲劳过度而造成的脏腑气血损伤。劳伤的类型有很多，房事过度会造成劳伤，思虑过度、过饥过饱等都会造成劳伤。劳伤的一个结果就是伤及脏器，我们知道五脏之间是相互联系的整体，其中一个受到伤害时，其他的都会受到影响，从而使身体越来越衰弱。所以，我们做任何事情都要掌握度，以适当为原则，这也正是华佗的凡事不为过的养生思想。

1.心神劳伤的调养

　　心神劳伤的调养要注意以下几点。

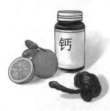

要均衡营养。

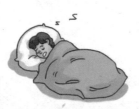

保证睡眠。

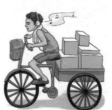

让心宽松。

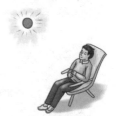

晒太阳提神。

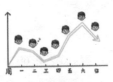

了解生理周期。

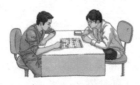

劳逸结合，张弛有度。

午后打盹半小时。

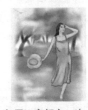

每周远离都市一次。

2. 房事劳伤的调养

精、气、神为人身三宝，其中，精是基础，气是动力，神为主导，三者之间可相互转化。倘若色欲过度，会损伤肾精，精伤则气馁，气馁则神散。而精严重耗伤，神、气会无所依附，导致精、气、神俱伤而致大病。

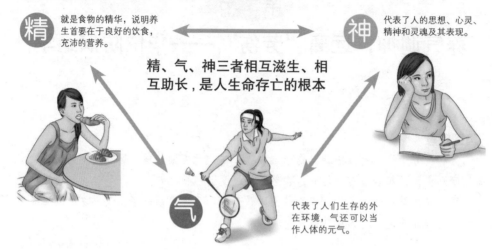

精 就是食物的精华，说明养生首要在于良好的饮食，充沛的营养。

神 代表了人的思想、心灵、精神和灵魂及其表现。

精、气、神三者相互滋生、相互助长，是人生命存亡的根本

气 代表了人们生存的外在环境，气还可以当作人体的元气。

精、气、神的养生有很多方面，比如心态平和、心灵纯净等。其次，食疗也是非常重要的一个方面，这里介绍几款强精补肾的食疗方，以供参考。

葱炖猪蹄

【制作】主料用猪蹄、大葱。将猪蹄2个、大葱150g清洗干净，备用，把猪蹄和大葱一起置锅内，加入食盐适量，加水，先用旺火煮沸，加入料酒、酱油、味精，再用小火炖烂即可。

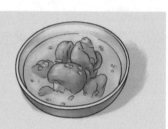

枸杞子红枣粥

【制作】主料用枸杞子、红枣、粳米。选取枸杞子15克、红枣9枚、粳米75克，开锅后放入粳米、枸杞子、红枣，炖煮至红枣烂熟即成。晚间临睡前作夜宵食用。因具有宁心安神、通心肾之功效，故适用于心慌失眠、头晕及肾气衰退所引起的房劳损伤。

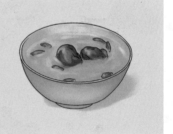

其他强精补肾食疗方：枸杞30克与猪肾2个同炖服；海参30克与黑芝麻60克共炖服；鲫鱼1条、桃仁30克与大米250克煮粥。

3. 积劳成疾的调养

注意合理补充饮食。选择食用富含蛋白质、脂肪和 B 族维生素的食物，如豆腐、牛奶、鱼肉类等；多食水果、蔬菜和适量饮水都有助于消除疲劳。

注意休息也是调理身体的必要途径。无论工作或学习有多繁重，每天都要留出一定的休息时间，最好的方法是躺下来放松肢体，或安枕大睡，往往一觉醒来，就会舒服很多。另外，听音乐、练书法、绘画、散步等也有解除生理疲劳之功效。

适当的活动也是调理身心的好方法，尤其适用于脑力劳动者。主要是要进行适量的有氧运动，如跑步、打球、打拳、骑车、爬山等。

4. 五脏的调养

国医养生学素有"红豆补心脏，黄豆补脾脏，绿豆补肝脏，白豆补肺脏，黑豆补肾脏，五豆补五脏"之说。

⊙健康锦囊

在中医学里，有"五劳七伤"之说，用来形容人身体虚弱多病。那么，究竟什么是"五劳七伤"呢？具体来说，"五劳"是指久视伤血，久卧伤气，久坐伤肉，久立伤骨，久行伤筋；"七伤"是忧愁思虑伤心，大怒气逆伤肝，寒冷伤肺，大饱伤脾，房劳过度、久坐湿地伤肾，恐惧不节伤志，风雨寒暑伤形。总的说来，这些均为诸虚百损之症。

为了避免造成"五劳七伤"，中医养生学认为：在养生时，要注意酸、甜、苦、辣、咸的适量，切不可偏食；在生活起居上，要按季节的交替、冷暖，适时增减衣服，适当锻炼，顺乎自然。这些都是强身健体，预防"五劳七伤"的必要措施。

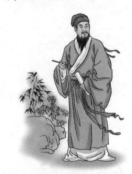

每顿酒量不过一盅，
肉不过一碟，
即使是款待贵宾，
肉菜也不超过三种。

传说，苏东坡给自己的饮食立下了这条规矩。我们如能长期坚持苏东坡的养生之道，便也不用担心"五劳七伤"了。

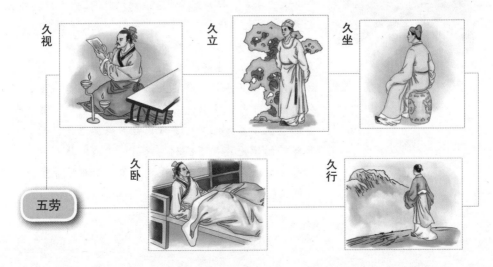

久视　久立　久坐　久卧　久行

五劳

张仲景

经方千年传，
百病防为先

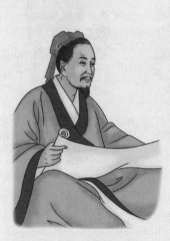

⊙名医简介

　　张仲景，名机，南阳郡涅阳（今河南南阳市）人，生于东汉桓帝元嘉、永兴年间，死于建安末年，享年七十余岁。张仲景医术高明，深受百姓好评。汉献帝建安中期，他被调任长沙太守。当时这里瘟疫流行，死人很多，他工作之余，便在衙门内接诊病人，自称"坐堂医生"。张仲景见中原疠疫暴行，伤寒肆虐，便刻苦研读古代医书，结合自身实践，撰写出《伤寒杂病论》（宋代以后，分为《伤寒论》与《金匮要略》两部分流行于世），为中医病因学说和方剂学说做出了重要贡献，后来该书被奉为"方书之祖"，张仲景也被誉为"经方大师""医圣"。事实上，张仲景不但是一位伟大的医学家，而且是一位深得《黄帝内经》之旨的养生学家。他在《黄帝内经》保养元气、预防疾病的理论指导下，利用药疗、食疗、体疗、针疗等方法来扶正祛邪，促进康复，对中医养生学的发展起着重要的指导作用。

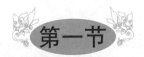

第一节

无病先防，张仲景教你察"颜"观色识百病

⊙**国医智慧**

寸口脉微而涩，微者卫气衰，涩者荣气不足。卫气衰，面色黄；荣气不足，面色青。荣为根，卫为叶。荣卫俱微，则根叶枯槁，而寒栗咳逆，唾腥吐涎沫也。

阳明中风，脉弦浮大而短气，腹都满，胁下及心痛，久按之气不通，鼻干不得汗，嗜卧，一身及面目悉黄，小便难，有潮热，时时哕，耳前后肿，刺之小差。

——引自《伤寒论》

⊙**精彩解读**

有位叫王仲宣的诗人，与张仲景有较深的交往。张仲景与他接触几次后，发现他身上潜伏着一种名叫"疠疾"（麻风病）的病，张仲景便对他说："你身上有一种病，得早点医治，要不然到40岁时会脱眉毛，脱眉至半年，将会有生命危险。我劝你还是先服五石汤。"当时王仲宣才二十几岁，而患有"疠疾"在那时是非常危险的，也被认为是很丢脸的事。所以张仲景不说出病名，只说出症状。王仲宣听懂了他的意思，却没有在意。不久二人再次相见，张仲景又提醒王仲宣服用五石汤，可王仲宣还是不信。果然，20年后，王仲宣开始脱眉，脱眉到第187天，便不治身亡。

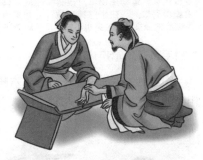

张仲景与王仲宣接触之后，发现了王仲宣身上潜伏着麻风病，便委婉地告诉王仲宣疾病的防治方法。

张仲景料事如神，对疾病的判断如此准确、神奇，让我们由衷地赞叹。但是，张仲景又是怎样判断这一切的呢？

张仲景在《伤寒论》中提出用望色、闻声、问症、切脉4种方法来分析病人所患的是哪种疾病，以阴、阳、表、里、寒、热、虚、实8种证候来判断病症的性质和发生的原因。

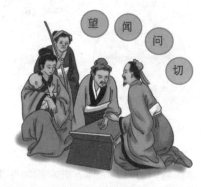

张仲景为老百姓分析疾病类型。

这种预知疾病的方法对非中医专业人士来说有些困难，其实，每种疾病都有一种或几种信息在人的身上表现出来，只要我们掌握了人体疾病的这些信息，及时采取预防措施，就可以防止疾病的发生了。

1. 看面色知病变

古有"望面色，审苗窍"之说，从面相可辨疾病，如：

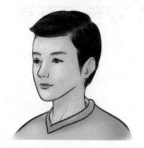 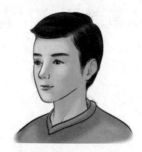 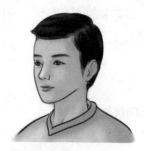

1. 面色苍白

面色苍白是血气不足的表现。一般情况下，面色淡白多是气虚的表现，或者是血虚的症状。另外，体内有寒、手脚冰凉的人也会面色苍白，这样的人需要多运动，运动生阳，对改善阳虚很有效果。热水泡脚和按摩脚底的涌泉穴的效果也不错。

2. 面色发青

肝在五行当中属木，为青色。面色发青的人，多见于肝胆及经络病症，多是阴寒内盛或是血行不畅。天气寒冷的时候，人的脸色会发青，这是生理反应，只要注意保暖就可以了。如果没有处在寒冷的环境中，脸色还发青，就是肝肾的病了。

3. 脸色土黄

脸色土黄的人一般有懒动、偏食、大便不调等症状，这时应注意健益脾胃，而捏脊可以督一身之气，调理脏腑，疏通经络，对于改善脾胃有很好的效果。

2. 眉毛可以预示疾病

中医认为，眉毛能反映五脏六腑的盛衰。眉毛属于足太阳膀胱经，其盛衰与足太阳经的血气相关。眉又与肾对应，为"肾之外候"，可以反映肾的功能。

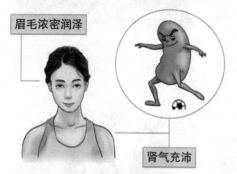 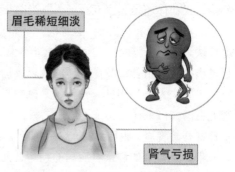

眉毛长粗、浓密、润泽，反映了足太阳经血气旺盛，也可以说明肾气充沛，身强力壮。

眉毛稀短、细淡、脱落，反映了足太阳经血气不足，也可以说明肾气虚亏，体弱多病。

3. 从舌头辨疾病

俗话说"观舌诊病，中医一绝"。中医诊病特别重视舌头，认为舌头为心之苗，是疾病的窗口，人体五脏六腑的变化都会在舌头上呈现出来。那么在舌头上都能看出哪些疾病呢？

舌尖	舌的两边	舌的中间	舌根
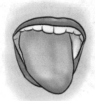	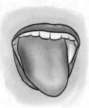	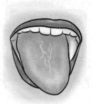	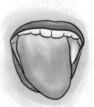

舌尖为心、肺的反映区。当一个人上火或咽喉疼痛时，舌尖往往会发红，如果病情比较严重，舌尖就会有溃疡。

舌头的两边是肝胆的区域，如果两边发红，甚至发紫或产生溃疡，说明此人肝火旺盛，近来脾气比较大。

舌的中间为脾胃的反映区，如果舌头中间有裂纹，说明脾胃虚。

舌根为肾的反映区，肾阳气不足，舌根就会发白，这样的人容易出现手脚冰凉，舌根发红则手脚爱出汗，尿黄，腰酸。

4. 从印堂可以辨疾病

两眉之间的部位叫印堂，又称"阙中"，在疾病的诊断和治疗上也特别有价值。我们看电视的时候经常看到有算命先生说"你印堂发黑，近日必有大祸"，他们就是说的这个地方。民间也认为印堂发黑是不好的征兆。中医学有"阙上者，咽喉也；阙中者，肺也"之说。

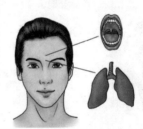

印堂可以反映肺部和咽喉疾病。肺气不足的病人，印堂部位呈现白色，而气血郁滞的人，则为青紫色。

5. 从鼻子可以观察疾病

鼻子位于面部正中，根部主心肺，周围候六腑，下部应生殖。所以，鼻子及四周的皮肤色泽最能反映五脏六腑的疾病。

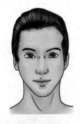

鼻梁高处外侧长有痣或者痦子，说明胆先天不足。

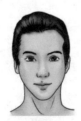

恶心、呕吐或腹泻之前，鼻子上会冒汗或者鼻尖颜色有所改变。

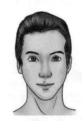

鼻子的色泽十分鲜明，说明脾胃阳虚，失于运化，津液凝滞。

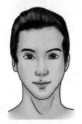

鼻头发青且伴有腹痛，可能是肝气疏泄太过，横逆冲犯脾胃。

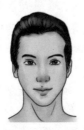

鼻尖微微发黑，说明身体里有水气，是肾水反侮脾土的表现。

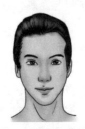

鼻子发黄，说明胸内有寒气，脾的脏色出现在了脸上。

13

6. 从耳朵可以看出心脏是否有问题

人体有病时，耳朵就会有反应。耳朵的形态、色泽和纹路的变化都能反映人体的健康状况。我们在这里只说一点，就是"冠脉沟"。冠脉沟是耳垂上的一条纹路，是判断冠心病的可靠指标。如果谁的耳垂上出现了这条纹路，就说明他有患冠心病的可能，纹路越清晰说明问题越严重。

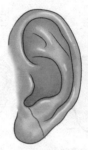

冠脉沟：耳垂里有很多毛细血管，这些血管如不能吸收到适量的养分就会凝固成沟纹。

7. 口中有异味也是疾病的先兆

在中医看来，口内的津液与心、肝、脾、肺、肾等脏器是相通的，口中有异味往往是内部脏腑出了问题。

口苦	口甜	口臭	口淡
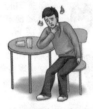	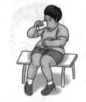	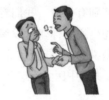	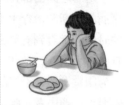
口中发苦多为热证，是火热之邪内侵的表现，尤其是肝胆火旺、胆气上逆。热证患者除口苦外，还会有口干舌燥、苔黄、喜冷饮、尿少色深、大便干燥等症状。	口中经常发甜，说明脾胃有问题。口中发甜多为脾胃湿热、热蒸上溢的外兆，少数为脾虚。虚火迫脾津上溢，久了会发展为糖尿病。现代医学也证明了口甜是糖尿病患者和消化系统功能紊乱的信号。	口臭是由胃火引起的。胃腑积热，胃肠功能紊乱，消化不良，胃肠出血，便秘等引起口气上攻及风火或湿热，只要喝用萝卜煮的水，消食化瘀，很快就会消除了。但是，现在最常见的口臭还是出于胃寒的原因，平时可多喝生姜水。	有的人经常觉得口中淡而无味，食欲不振，这多是脾胃的问题。如果伴有胃部胀满、大便稀薄、脉细等症状，则多半是脾胃虚弱，治疗上应以健脾、和胃为主。如果伴有疲乏无力、大便稀软、舌苔厚腻等症状，并且不喜欢喝水，则多半是脾胃有湿，治疗上应以燥湿、和胃为主。

◎**健康锦囊**

事实上，辨别疾病的方法还有很多。比如，中医认为"脾为涎，肾为唾"，一个人的唾沫和口水过多，说明他的脾肾出现了问题。

唾多而且黏稠，口中还伴着苦味，往往是脾热造成的，这时候一定不要吃辛辣的食物，牛羊肉也尽量少吃，但可以吃一些清脾热的药物，如栀子和连翘等。口水多，且伴有咸味，可能是肾虚的征兆。

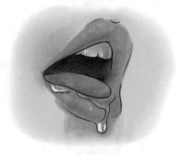

口水多可能是脾胃出现了问题。

口水多了不行，但少了也不行，如果嘴里总是干干的，说明你的津液不足，是内燥的表现。这个时候就要注意多喝水，多吃酸味的食物，以及多吃水果。苹果、梨子、葡萄等都是不错的选择，只要含水分很多就可以了。

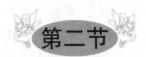

第二节

寻古之医理，创今之新方——张仲景经方五则

⊙**国医智慧**

观今之医，不念思求经旨，以演其所知，各承家技，终始顺旧，省疾问病，务在口给。相对斯须，便处汤药，按寸不及尺，握手不及足，人迎趺阳，三部不参，动数发息，不满五十，短期未知决诊，九候曾无仿佛，明堂阙庭，尽不见察，所谓窥管而已。夫欲视死别生，实为难矣。孔子云："生而知之者上，学则亚之，多闻博识，知之次也。"余宿尚方术，请事斯语。

——引自《伤寒杂病论》

⊙**精彩解读**

张仲景所著《伤寒杂病论》是我国最早的理论联系实际的临床诊疗专书。它系统地分析了伤寒的原因、症状、发展阶段和处理方法，创造性地确立了对伤寒病的"六经分类"的辨证施治原则，奠定了理、法、方、药的理论基础。书中还精选了三百多方，这些著名方剂，经过千百年临床实践的检验，都被证实有较高的疗效，并为中医方剂学提供了发展的依据。后来不少药都是从它发展变化而来的。因此，人们将《伤寒杂病论》中所载方子称为"经方"，是为经典之意。

下面，我们就选择一些至今仍然被广泛应用于中医界的"经方"介绍给大家（以下所选方子参考了当代国医大师王绵之教授的《王绵之方剂学讲稿》，小括号内为王教授推荐的现代用量）。

---

1. 麻黄汤

【组成】麻黄（去节）三两（6克），桂枝（去皮）二两（4克），杏仁（去皮尖）七十个（9克），甘草（炙）一两（3克）。

【用法】上四味，以水九升，先煮麻黄，减二升，去上沫，内诸药，煮取二升半，去滓，温服八合，覆取微似汗，不须啜粥，余如桂枝法将息。

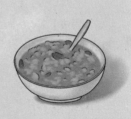

【功效】发汗解表，宣肺平喘。适用于外感风寒，症见：恶寒发热，头痛身疼，无汗而喘，舌苔薄白，脉浮紧。

2.大柴胡汤

【组成】柴胡半斤（15克），黄芩三两（9克），芍药三两（9克），半夏（洗）半升（9克），枳实（炙）四枚（9克），大黄二两（6克），大枣十二枚（5个），生姜五两（15克）。

【用法】上八味，以水一斗二升，煮取六升，去滓再煎，温服一升，日三服。

【功效】和解少阳，内泻热结。适用于少阳与阳明合病。症见：往来寒热，胸胁苦满，呕不止，口苦，郁郁微烦，心下满痛或痞硬，大便不解或协热下利，舌苔黄厚，脉弦有力。

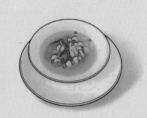

3.十枣汤

【组成】芫花（熬）、甘遂、大戟各等份。

【用法】上三味分别捣为散，以水一升半，先煮大枣肥者十枚，取八合去滓，内药末，强人服一钱匕，羸人服半钱，温服之，平旦服。若下后病不除者，明日更服加半钱，得快下利后，糜粥自养。

【功效】攻逐水饮。适用于：（1）悬饮，症见咳唾胸胁引痛，心下痞硬，干呕短气，头痛目眩，或胸背掣痛不得息，脉沉弦；（2）实水，症见一身悉肿，尤以身半以下为重，腹胀喘满，二便不利等。

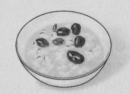

4.大青龙汤

【组成】麻黄（去节）六两（12克），桂枝（去皮）二两（4克），甘草（炙）二两（5克），杏仁（去皮尖）四十粒（6克），石膏（如鸡子大、碎）（12克），生姜三两（9克），大枣（擘）十二枚（3枚）。

【用法】上七味，以水九升，先煮麻黄减二升，去上沫，内诸药，煮取三升，去滓，温服一升，取微似汗。汗出多者，温粉扑之。一服汗者，停后服。若复服，汗多亡阳，遂虚，恶风烦躁，不得眠也。

【功效】发汗解表，清热除烦。适用于外感风寒，症见发热恶寒，寒热俱重，脉浮紧，身疼痛，不出汗而烦躁。

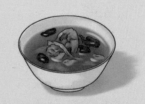

5. 葛根芩连汤

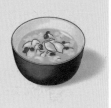

【组成】葛根半斤（15克），甘草（炙）二两（6克），黄芩三两（9克），黄连三两（9克）。

【用法】上四味，以水八升，先煮葛根，减二升，去滓，分温再服。

【功效】解表清热。适用于外感表证未解，热邪入里。症见：身热，下利臭秽，肛门有灼热感，胸脘烦热，口干作渴，喘而汗出，苔黄脉数。

⊙健康锦囊

中药的七情最早见于《神农本草经》，其云："药有阴阳配合……有单行者，有相须者，有相使者，有相畏者，有相恶者，有相反者，有相杀者，凡此七情，合和视之。"后人据此把单行、相须、相使、相畏、相杀、相恶和相反七个方面，称为"七情"。

七情配伍的内容是：

1. 单行
即单味药即能发挥预期效果，不需其他药辅助。如独参汤，只用一味人参治疗元气大脱证即效。

2. 相须
即性能功效相类似的药物配合应用，可以增强其原有疗效。如石膏配知母可以增强清热泻火的功效。

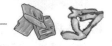

3. 相使
即在性能和功效方面有某种共性的药物配合使用，而以一种药物为主，另一种药物为辅，能提高主药物的疗效。如补气利水的黄芪与利水健脾的茯苓配合时，茯苓能增强黄芪补气利水的效果。

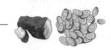

4. 相畏
即一种药物的毒性反应或副作用，能被另一种药物减轻或消除。如生半夏的毒性能被生姜减轻或消除，故说生半夏畏生姜。

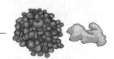

5. 相杀
即一种药物能减轻或消除另一种药物的毒性或副作用。如生姜能减轻或消除生半夏的毒副作用，故云生姜杀生半夏的毒。从上可知相畏、相杀实际上是同一配伍关系的两种提法，是就药物间相互对待而言的。

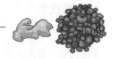

6. 相恶
即两种药物合用，一种药物与另一药物相作用而致原有功效降低，甚至丧失药效。如人参恶莱菔子，因莱菔子能削弱人参的补气作用。

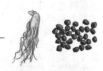

7. 相反
即两种药物合用能产生毒性反应或副作用。如"十八反"中的若干药物。

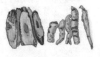

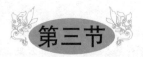

第三节

食物有四气五味，吃不好就会导致疾病

⊙**国医智慧**

凡饮食滋味以养于生，食之有妨，反能为害，自非服药炼液，焉能不饮食乎……所食之味，有与病相宜，有与身为害，若得宜则益体，害则成疾，以此致危，例皆难疗……肝病禁辛，心病禁咸，脾病禁酸，肺病禁苦，肾病禁甘。春不食肝，夏不食心，秋不食肺，冬不食肾，四季不食脾。辩曰：春不食肝者，为肝气王，脾气败，若食肝，则又补肝，脾气败尤甚，不可救，又肝王之时，不可以死气入肝，恐伤魂也，若非王时即虚，以肝补之佳，余脏准此。

——引自《金匮要略》

⊙**精彩解读**

作为医圣，张仲景对食物的偏性极有研究，他在《金匮要略》中指出："所食之味，有与病相宜，有与身为害。若得宜，则益体，害则成疾。"食物有寒、热、温、凉四性，辛、甘、酸、苦、咸五味，人食五味来调养身体，但如果使用不当，对人不但不利，反而有害。也就是说，饮食中的五味，吃好了对病情治疗很有益，吃不好还对人体有害，会导致疾病的发生。所以，我们要知道食物禁忌的道理，根据病症摄取食物，这样才能达到好的效果。

食性要与四时气候相适应，寒凉季节要少吃寒凉性食品，炎热季节要少吃温热性食物，饮食宜忌要随四季气温而变化。具体来说，当遵循以下原则：

1.春季饮食

春天，天气逐渐变暖，气候温和，人体阳气开始升发，新陈代谢逐渐旺盛起来，这时候要多用辛甘食品，以助阳气，利于代谢。具体来说，在主食的选择上要选以味甘性凉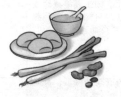的小麦加工而成的各种面食为主，再配用一些米粥，这样可防阳气太过。副食主要选用辛甘之品，如葱、香菜、韭菜、胡萝卜、花生、圆白菜、鸡肉、猪肉等。

2.夏季饮食

夏天阳气都生发到体表，体内没有多余的气血来消化吸收食物，所以要少食。在食物的选择上要选用性味寒凉、甘酸、清润之品，可清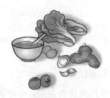热祛暑；甘酸又可化阴而保护阴气，切忌辛辣之品。主食用性味甘寒的小米，配用面食、稀粥常加些绿豆；副食主选甘酸清润之品，如青菜、西红柿、冬瓜、丝瓜之类，以及鸡蛋、鸭肉、牛肉等。夏天的时候常吃大蒜、生姜，可防伤脾胃之阳。

3. 秋季饮食

主食、副食均用甘润之品，主食以大米、糯米等谷物为主，配以面食、白薯等，稀粥中常放些芝麻、核桃仁。副食除各种蔬菜外，要多吃各种水果，肉类食品用些猪肉、兔肉、河鱼等。秋季气候凉爽，多吃甘润之品可生津润燥。忌辛辣（生葱、辣椒之类），少用苦瓜、黄瓜等苦寒、甘寒与发散之品。烹调味道以清淡为主。

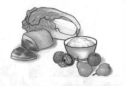

4. 冬季饮食

主食用性味甘温之品，如玉米、高粱米面食，搭配些米面，稀粥中放些芸豆、赤小豆。副食用具有滋阳或潜阳、理气功效的蔬菜（大白菜、青萝卜、白萝卜、豆芽菜、木耳等），肉类品选用甘温助阳之品（羊肉、狗肉、鸡肉等），可以温补阳气，又避免化火而阴阳失调。烹制的食品，味道应五味相配，略浓些，禁忌偏食或多食。

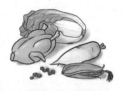

食性除了要随着四气的变化而不断变化之外，还要和五味相适应。食物的五味有辛、甘、酸、苦、咸，还有淡味、涩味，但习惯上把淡附于甘味，把涩附于咸味。只有遵循这些原则，才能真正达到养生的效果。

饮食与五味相适应，才能真正达到养生的效果

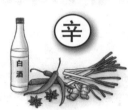

辛味能行气，通血脉。胃痛、腹痛、痛经患者，可以吃些辣椒、茴香、桂皮等有行气、散寒、止痛作用的食物；外感风寒的人可以吃些有辛辣味的生姜、葱白等食品；风寒湿痹患者则宜饮用白酒或药酒，以辛散风寒、温通血脉。

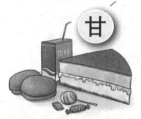

饮食顺五味

苦味具有清泄、燥湿的功能，适宜热证、湿证病人食用。比如苦瓜味苦性寒，用苦瓜佐餐，能达到清热、明目、解毒、泻火的效果，适宜热病烦渴、中暑、目赤、患疮疡及疖肿的患者。茶叶苦甘而凉，能够清利头目，除烦止渴，消食化痰。

甘味有补益强壮的作用，气虚、血虚、阴虚、阳虚以及五脏虚羸的人比较适宜。甘还能消除肌肉紧张和解毒，但甜食不能摄入过多，否则易发胖。

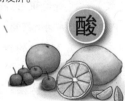

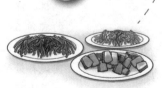

酸味能增进食欲，健脾开胃，增强肝脏功能，提高钙、磷的吸收率。久泄、久痢、久咳、久喘、多汗、虚汗、尿频、遗精、滑精等患者宜食用。

咸味能软坚散结、润下，对结核、便秘患者比较适宜，而具有咸味的食物，多为海产品和某些肉类。如海蜇味咸，可清热、化痰、消积、润肠，对痰热咳嗽、痰核、痞积胀满、小儿积滞、大便燥结者最为适宜。海带味咸，有软坚化痰的功效。猪肉味咸，滋阴润燥，适宜热病津伤、燥咳、便秘的人食用。

皇甫谧

命要活得长，
全靠经络养

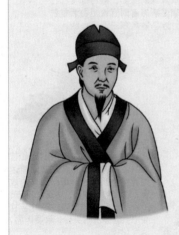

◎**名医简介**

　　皇甫谧，字士安，幼名静，自号玄晏先生。安定朝那（今甘肃灵台县）人。生于东汉建安二十年（公元215年），卒于西晋太康三年（公元282年），享年68岁。皇甫谧是中国历史上的著名学者，在文学、史学、医学诸方面都很有建树。他一生以著述为业，在医学史和文学史上都负有盛名。古人曾赞云："考晋时著书之富，无若皇甫谧者。"其著述包括《历代帝王世纪》《高士传》《逸士传》《列女传》《元晏先生集》等，而最为著名的则是他所编撰的医书《针灸甲乙经》。《针灸甲乙经》，共十卷，一百二十八篇。内容包括脏腑、经络、腧穴、病机、诊断、治疗等。书中校正了当时的腧穴总数的穴位654个（包括单穴48个），记述了各部穴位的适应证和禁忌，说明了各种操作方法。这是我国现存最早的一部理论联系实际，有重大价值的针灸学专著，被人们称作"中医针灸学之祖"。直至现在，我国的针灸疗法虽然在穴名上略有变动，而在原则上均本于此书。

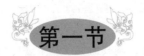

第一节

决死生，处百病，调虚实，皆可从经络中求

⊙**国医智慧**

　　雷公问曰："禁脉之言，凡刺之理，经脉为始，愿闻其道。"黄帝答曰："经脉者，所以决死生，处百病，调虚实，不可不通也。"

——引自《针灸甲乙经》

⊙**精彩解读**

　　针灸学是皇甫谧对中医学的重要贡献之一，而针灸就是以这种方式刺激体表穴位，并通过全身经络的传导，来调整气血和脏腑的功能，从而达到扶正祛邪、治病保健的目的。换句话说就是，经络可以健身健体、治病防病。

　　经络对人体健康的作用，其实在《黄帝内经》中就有了系统的记载。经脉，就像是错综复杂的网络，虽然我们看不见摸不着，但可以决生死，处百病，调虚实。

1. 经络决生死

　　"决生死"就是说经脉的功能正常与否，决定了人的生与死。《灵枢·海论》说："夫十二经脉者，内属于脏腑，外络于肢节。"这句话非常清楚地说明了经络在人的生命活动中所起的重要作用。人之所以成为一个有机的整体，是因为经脉纵横交错，出入表里，贯通上下，内接五脏六腑，外至皮肤肌肉。若没有经络的这种沟通和联系，人体的各组织、器官又靠什么濡养呢？

> 经脉者，所以行血气而营阴阳，濡筋骨，利关节者也。

经络的通畅与否决定着气血是否通畅

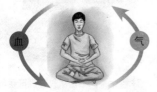

人体气血，不断流通，才能使脏腑相通，阴阳交贯，内外相通。

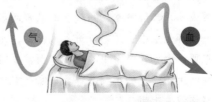

倘若气血不流通，脏腑之间的各种联系就会发生障碍，疾病发生，严重者可导致死亡。

21

2. 经络处百病

"处百病"是说经脉之气运行正常对于疾病的治疗与康复所起的重要作用。医学家喻嘉言说，"凡治病不明脏腑经络，开口动手便错"；《灵枢·九针十二原》里说，"通其经脉，调其血气"。上述原文都高度概括地说明了疾病的治疗、病体的康复都必须从经络入手。众所周知，疼痛是人们患病后最常见的症状之一。究其原因，中医认为是"痛则不通，不通则痛"。只有经脉畅通，才能运行气血；只有气血周流，病人才能得到治疗，以至康复。

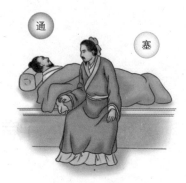

传统中医可以通过诊脉来判断经络的通行情况。

3. 经络调虚实

"调虚实"，调是调整，虚实是指症候，不是虚证，就是实证，人们患病后常常用虚实来概括说明症候的性质。中医学认为，"邪气盛则实，精气夺则虚"。实证，就是病邪盛而正气未虚，正邪斗争激烈所表现的症候；虚证，就是正气虚衰，机能减退，抵抗力低下所表现的症候。《灵枢·刺节真邪篇》里说"泻其有余，补其不足"，有余是指实证，不足是指虚证。对实证要用泻法，如胃痉挛，针刺病人足三里穴，可使胃弛缓；对虚证要用补法，如胃弛缓，

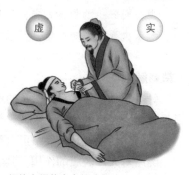

经络有调整虚实的功能。

针刺病人足三里穴，可使其收缩加强。当然，由于虚实证不同，尽管都针刺足三里穴，但采用的手法不一样，一个用泻法，另一个用补法。这个例子说明，经络有调整虚实的功能。

⊙健康锦囊

一到冬天，很多人都会有手脚冰凉的毛病，需要戴很厚的手套，穿最厚的棉鞋才能稍稍缓解寒冷，这其实就是经络运行不畅造成的。

在医院骨科，很多得了腱鞘炎、手足关节肿痛的中老年妇女来看病，她们的病很多就是不注意手的保暖，经常大冬天接触冷水，寒气长时间郁闭经络造成的。寒气一般都是从手、足、口进入人体的，比如经常吃生冷的东西，大冬天经常用冷水洗东西，平时爱打赤脚。这些生活上不注意的小细节都会让寒气有机可乘，侵犯人体经络使人生病。

所以，你要注意手足的保暖。

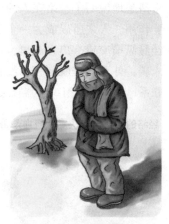

注意保暖，不让寒气有机可乘。

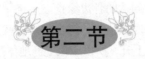

谨候其时，病可与期——皇甫谧细说经络与时令

⊙**国医智慧**

　　岁有十二月，日有十二辰，子午为经，卯酉为纬；天一面七宿，周天四七二十八宿，房昴为纬，虚张为经；是故房至毕为阳，昴至心为阴。阳主昼，阴主夜……病在于阳分，必先候其气之加在于阳分而刺之；病在于阴分，必先候其气之加在于阴分而刺之。谨候其时，病可与期；失时反候，百病不除。

——引自《针灸甲乙经》

⊙**精彩解读**

　　皇甫谧说人体有很多条经络，每条经络又有各自的名称和功能，而每条经络都有它当令的时间，也就是值班时间，如果我们能很好地掌握这一点，对保健与治病是很有帮助的。

1. 胆经——子时当令

　　胆经是体内循行线路最长的一条经脉，它从人的外眼角开始，沿着头部两侧，顺着人体的侧面向下，到达小脚趾和第四趾，几乎贯穿全身。

　　敲胆经的最佳时间应该是子时，也就是夜里的23点到凌晨1点这段时间，早睡的人可以稍微提前一些。每天敲胆经300下，胆经顺畅了，人所有的忧虑、恐惧、犹豫不决等都随着胆经的通畅排解出去了，该谋虑时谋虑，该决断时决断。

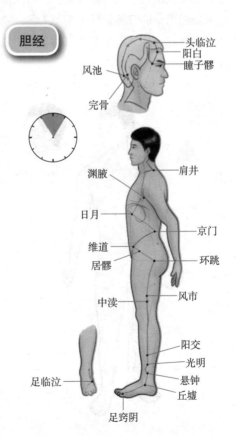

2. 肝经——丑时当令

肝经起于大脚趾内侧的指甲缘，向上到脚踝，然后沿着腿的内侧向上，在肾经和脾经中间，绕过生殖器，最后到达肋骨边缘止。

肝经在凌晨1点到3点的时候值班，这个时候也就是肝经的气血最旺的时候。这个时候人体的阴气下降，阳气上升，所以应该安静地休息，以顺应自然。

3. 肺经——寅时当令

手太阴肺经是人体非常重要的一条经脉，它起始于胃部，向下络于大肠，然后沿着胃上口，穿过膈肌，属于肺脏。再从肺系横出腋下，沿着上臂内侧下行，走在手少阴、手厥阴经之前，下向肘中，沿前臂内侧桡骨边缘进入寸口，上向大鱼际部，沿边际，出大指末端。它的支脉交手阳明大肠经。

按摩肺经的最佳时间应该是早上3～5点，这个时辰是肺经经气最旺的时候，也可以改在上午9～11点脾经旺时来按摩，此时按摩能取得同样的效果。

4. 大肠经——卯时当令

手阳明大肠经起于示指末端的商阳穴，沿示指桡侧，通过合谷、曲池等穴，向上会于督脉的大椎穴，然后进入缺盆，联络肺脏，通过横膈，入属于大肠。

大肠经当令的时间是早上5～7点，这时候大肠经运行最旺盛，按摩效果也最好。大肠经很好找，你只要把左手自然下垂，右手过来敲左臂，一敲就是大肠经。敲时有酸胀的感觉。

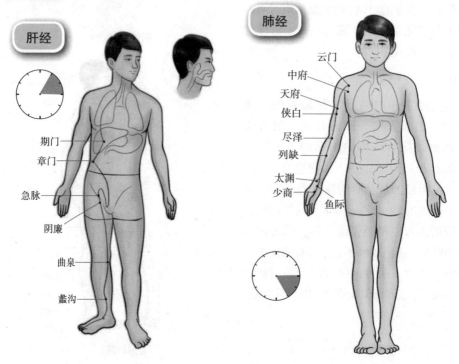

肝经　期门　章门　急脉　阴廉　曲泉　蠡沟

肺经　云门　中府　天府　侠白　尺泽　列缺　太渊　少商　鱼际

5.胃经——辰时当令

胃经有两条主线和四条分支,主要分布在头面、胸部、腹部和腿外侧靠前的部分。胃经在辰时,也就是早晨的7点到9点之间当令,一般这段时间大家都非常忙碌,赶着送孩子去上学,自己去上班,但是不管怎么忙,一定要吃早饭,也一定要给孩子吃早饭。因为这个时候,太阳一般都升起来了,天地之间的阳气占了主导地位,人的体内也是一样,处于阳盛阴衰之时,所以,这个时候人就应该适当地补阴,而食物就属阴。

6.脾经——巳时当令

脾经的循行路线是从大脚趾末端开始,沿大脚趾内侧脚背与脚掌的分界线,经核骨,向上沿内踝前边,上至小腿内侧,然后沿小腿内侧的骨头,与肝经相交,在肝经之前循行,上膝股内侧前边,进入腹部,再通过腹部与胸部的间隔,夹食管旁,连舌根,散布舌下。

脾经当令的时候按摩脾经上的几个重点穴位:太白、三阴交、阴陵泉、血海等。上午9点到11点正是人体阳气的上升期,这时疏通脾经可以很好地平衡阴阳。

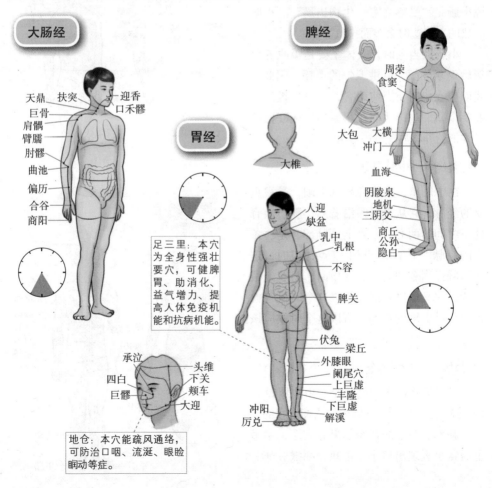

大肠经

天鼎　扶突　迎香
巨骨　　　　口禾髎
肩髃
臂臑
肘髎
曲池
偏历
合谷
商阳

胃经

大椎

足三里:本穴为全身性强壮要穴,可健脾胃、助消化、益气增力、提高人体免疫机能和抗病机能。

人迎
缺盆
乳中
乳根
不容
脾关
伏兔　梁丘
外膝眼
阑尾穴
上巨虚
丰隆
下巨虚
冲阳　解溪
厉兑

承泣
四白　头维
巨髎　下关
　　　颊车
　　　大迎

地仓:本穴能疏风通络,可防治口咽、流涎、眼睑瞤动等症。

脾经

周荣
食窦

大包　大横
　　　冲门
血海
阴陵泉
地机
三阴交
商丘
公孙
隐白

7. 心经——午时当令

按摩心经的最佳时间应该是午时，即中午 11 ~ 13 点，这个时候人的阳气达到最盛，然后开始向阴转化，阴气开始上升。这时人们最好处于休息的状态，不要干扰阴阳的变化。中午吃完饭小睡一会儿，就是睡不着闭着眼睛休息一下也是很好的。

8. 小肠经——未时当令

下午 13 点到 15 点（未时）是小肠经当令的时间，这段时间小肠经最旺，它的工作是先吸收被脾胃腐熟后的食物的精华，然后再进行分配，将水液归于膀胱，糟粕送入大肠，精华输入到脾脏。因此中医里说小肠是"受盛之官，化物出焉"。小肠有热的人，这时会咳而排气。

小肠经当令时，人体主要是吸收养分然后重新分配，以供下午的消耗，因此，我们应在午时 1 点前用餐，而且午饭的营养要丰富，这样才能在小肠功能最旺盛的时候把营养物质充分吸收和分配。

9. 膀胱经——申时当令

在中医里，膀胱经号称太阳，是很重要的经脉，它从足后跟沿着后小腿、后脊柱正中间的两旁，一直上到脑部，是一条大的经脉。下午 15 点到 17 点为申时，这是膀胱经当令的时段。在申时，膀胱经很活跃，它又经过脑部，所以这个时候气血也很容易上输到脑部，所以这个时候应该学习。

10. 肾经——酉时当令

肾经的具体循行路线是：由小脚趾开始，经足心、内踝、下肢内侧后面、腹部，止于胸部。孩子的肾经如果有问题，生理上通常会表现出口干、舌热、咽喉肿痛、

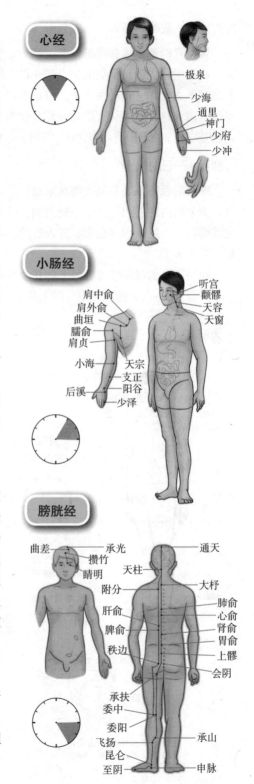

心烦、易受惊吓，以及心胸痛，腰、脊、下肢无力或鸡肉萎缩麻木，脚底热、痛等症状。

每天的 17 点到 19 点，也就是酉时，是肾经当令的时间，有上述症状的人，可以考虑在肾经当令之时按摩肾经。

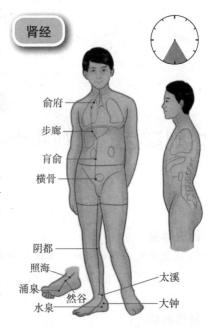

11. 心包经——戌时当令

心包经是从心脏的外围开始的，到达腋下三寸处，然后沿着手臂阴面中间的一条线，止于中指。在心包经上有一个很重要的穴位——劳宫穴。这个穴位很好找，把手自然握拳，中指所停留的地方就是劳宫穴。

晚上的 19 点到 21 点，即戌时，是心包经当令的时刻。如果在一些场合觉得紧张，手心出汗、心跳加快、呼吸困难，这时不妨按按左手的劳宫穴，它可以帮助你找回从容自信的感觉。

12. 三焦经——亥时当令

三焦经围着耳朵转了一圈，耳朵的疾病通常找它，此外，现在大多数胖人的三焦经是阻塞的，而且这种阻塞的情况通常都在他没有肥胖的时候就出现了，由于三焦经的阻塞，经络中的组织液流动出现了障碍，导致垃圾的堆积，长时间的垃圾堆积最终形成了肥胖。晚上 21 点到 23 点（亥时）这段时间是三焦经当令的时间。有耳部疾病的人，不妨在此时敲打三焦经。

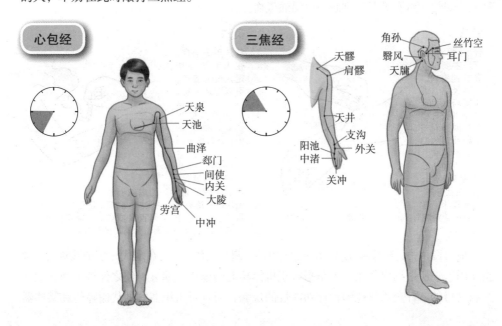

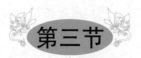

盛则泻之，虚则补之——听皇甫谧详解针灸之道

⊙国医智慧

　　盛则泻之，虚则补之，紧则先刺之而后灸之，代则取血络而后调之，陷下者则从而灸之。陷下者，其脉血结于中，中有着血则血寒，故宜灸。不盛不虚，以经取之。

——引自《针灸甲乙经》

⊙精彩解读

　　皇甫谧认为，人的生长与健康，疾病的形成与痊愈，都与人体经络有密切关系。而针灸就是根据经络腧穴的理论，来调整经络，借以通达营卫，协调脏腑，以增强体质，治病防病，强身益寿。而要达到这一效果，其根本原则就是《针灸甲乙经》中所提到的"盛则泻之，虚则补之"。

　　针、灸是两种不同的方法，就其作用而言，针法是用不同的针具刺激人体经络腧穴，以达到激发经气，调整人体机能的目的；灸法则是采用艾绒或其他药物，借助药物进行烧灼、熏熨等温热刺激，以温通气血。

针法	灸法
针刺用于治疗，主要是取其针刺腧穴，以通经络，调虚实，和阴阳；针刺用于强身，则是利用迎随补泻的手法激发经气，使人体的新陈代谢旺盛起来，强壮身体，益寿延年。常用的保健穴位有：足三里、曲池、三阴交、关元、气海等。	灸法用于治疗，在人体某些特定穴位上施灸，可以温通经脉，行气活血；培补元气，预防疾病；健脾益胃，补益后天；升举阳气，密固肤表，以此达到强身健体、治病防病的目的。《扁鹊心书》中说："人于无病时，常灸关元、气海、命门、足三里、中脘，虽未得长生，亦可得百余岁矣。"常可施灸强身的穴位还有：神阙、膏肓、涌泉等。

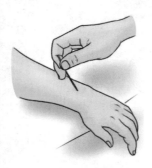

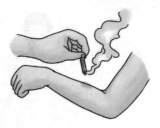

　　皇甫谧认为，针灸最主要的治疗作用是"调和气血"。这在现代医学中被称为"调整作用"。所谓调整作用，就是指矫正机体功能的偏盛或偏衰，使之保持平衡，达到治病的目的。针灸不仅能够治疗功能性的疾病，而且对组织器官的代谢障碍和某些器

质性的改变，也都有一定的治疗作用。比如针灸能治溃疡病、慢性胃炎、子宫下垂等等。针灸能治病，但这并不是说针灸什么病都能治，比如针刺可以排除胆道结石，但是对较大的结石，针刺排石就困难了。

针灸的第二个作用是镇痛。

具体讲，针灸的养生作用可分为4个方面：

1. 防御作用

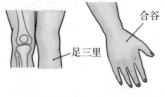

据报道，对 100 例健康人针刺足三里和合谷穴，以观察白细胞对金黄色葡萄球菌的吞噬率，发现其由 48.16% 上升至 71.15%。针刺 75 只大白鼠的大椎穴及命门穴，引起其肝脏网状内皮系统吞噬活动的明显增强。

2. 对血成分的调整作用

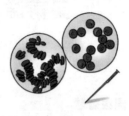

实验结果表明，针刺对血液各种有形成分、化学成分及血液酶系、各种电解质等，有促使生理平衡的趋向。主要表现为良性的双向性调整作用，如针刺人的合谷和足三里穴，可起到使白细胞趋于正常的调整作用，以及使血糖水平趋向正常的调整作用，有对血液中电解质如钙、磷、钠、镁等的调整作用，对血液中乳酸、丙酮酸、柠檬酸、组织胺、转氨酶及胆碱酯酶也有调整作用。

3. 对胃泌素分泌的促进作用

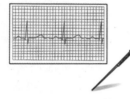

有报告显示，针刺足三里，可使正常人血清胃泌素质显著增高，增高值可达空腹基础值的 1 倍以上。可见，针灸能够使机体趋于生理平衡的调整作用，尽管与中医学认为的针刺能通经络，活气血，调阴阳的说法有不同之处，但都能使人健康，祛病延年。

4. 对器官功能的调整作用

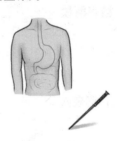

据临床观察，针刺对心率、血压、颅压、肠蠕动功能，以及大脑皮层的神经活动过程都有双向调整作用。甚至有数据表明，针灸能使患病器官的异常代谢向正常化的方向发展，来促使疾病痊愈。

针灸治病与针灸养生的方法基本相同，但着眼点不同。比如针刺保健，就是用毫针刺激人体一定的穴位，以激发经络之气，使人体新陈代谢旺盛起来，从而达到强壮身体、益寿延年的目的。针刺治病着眼于纠正机体阴阳、气血的偏盛偏衰，而针刺保健则着眼于强壮身体，增进机体代谢能力，旨在养生延寿。《医学入门》里说"药之不及，针之不到，必须灸之"，说明灸法可以起到针、药有时不能起到的作用。

由此可见，针灸进补就是根据个人的状况针刺人体不同的穴位达到补肾保肝，强身健体的作用。

小贴士

在人体穴位上可以拔火罐（可以多只火罐同时施行），治疗头痛、眩晕、眼肿、咳嗽、气喘、腹痛等病。拔火罐可以促进全身的血液循环，能够排出体内毒素，还能起到减肥的作用。

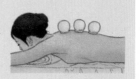

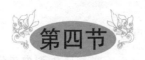

第四节
皇甫谧为您推荐的十五大保健名穴

⊙**国医智慧**

　　肾出涌泉。涌泉者，水也。一名地冲，在足心陷者中，屈足卷指宛宛中，足少阴脉之所出也，为井。刺入三分，留三呼，灸三壮。

　　百会，一名三阳五会，在前顶后一寸五分，顶中央旋毛中，陷可容指，督脉、足太阳之会，刺入三分，灸三壮。

——引自《针灸甲乙经》

⊙**精彩解读**

　　人体有十二正经、十五脉络，每条经络上分布着诸多穴位，皇甫谧在《针灸甲乙经》中记载了全身穴位649个，穴名349个，那么这么多的穴位都需要我们一一记住吗？

　　其实，我们只需记住几个主要的穴位，并学会使用它，对养生而言就已经足够了。

1. 涌泉穴

涌泉，顾名思义就是水如泉涌。水是生物体进行生命活动的重要物质，水有浇灌、滋润之能。涌泉穴与人体生命息息相关，其位于足底，在足掌的前1/3处，屈趾时凹陷处便是，为全身腧穴的最下部，乃是肾经的首穴。经常按摩此穴，有增精益髓、补肾壮阳、强筋壮骨之功，并能治疗多种疾病，如头痛、休克、中暑、偏瘫、耳鸣、肾炎、阳痿、遗精、各类妇科病和生殖类病等。

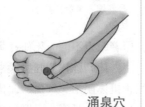

涌泉穴

2. 足三里穴

足三里穴位于膝盖边际下三寸，这里的三寸指的是人四个手指并在一起的宽度，因人而异，在胫骨和腓骨之间。

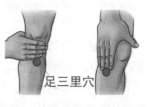

足三里穴

足三里穴是胃经的要穴，胃部消化情况的好坏，对我们来说极为重要。而足三里穴则能担此重任，在该穴处按摩，不但能补脾健胃，促使饮食尽快消化吸收，增强人体免疫功能，扶正祛邪，还能消除疲劳，恢复体力，使人精神焕发，青春常驻，因此也是人体长寿的重要穴位。

3. 人中穴

人中位于人体最重要的任、督二脉的交会处，在古代这个穴位叫"寿宫"，就是说长寿与否看人中；还有叫"子停"的，就是将来后代的发育的情况如何也要看人中，也就是说人中是阴经和阳经的沟渠，从它可以看出阴阳的交合能力如何。

人突然晕倒时，有个急救措施就是掐人中，很多时候，晕倒的人会苏醒。这是因为人突然晕倒时掐人中就是通过刺激这个穴位，使其阴阳交合，从而苏醒。

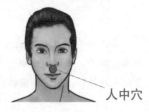

人中穴

4. 百会穴

百会穴位于头部，在两耳郭尖端连线与头部前后正中线的交叉点。它与脑联系密切，是调节大脑功能的要穴。百脉之会，贯达全身。头为诸阳之会，百脉之宗，而

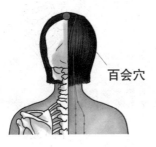

百会穴

百会穴则为各经脉气汇聚之处。穴性属阳，又于阳中寓阴，故能通达阴阳脉络，连贯周身经穴，对于调节机体的阴阳平衡起着重要的作用。
百会穴既是长寿穴又是保健穴，此穴经过锻炼，可开发人体潜能，增加体内的真气，调节心、脑血管系统功能，益智开慧，澄心明性，轻身延年，青春不老，是治疗多种疾病的首选穴，医学研究价值很高，并能治疗头痛、眩晕、脱肛、昏厥、低血压、失眠、耳鸣、鼻塞、神经衰弱、中风失语等症。

6. 三阴交穴

三阴交穴位于足内踝上三寸，是脾、肝、肾三条阴经的交点，具有健脾和胃、补调肝肾、行气活血、滋阴生津、疏经通络等作用。按摩三阴交穴可治腹胀、肠鸣、脘腹疼痛、饮食

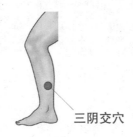

三阴交穴

不化、泄泻、月经不调、崩漏、赤白带下、子宫脱垂、经闭、不孕、难产、胞衣不下、产后血晕、恶露不行、遗精、阳痿、早泄、阴茎痛、疝气、水肿、小便不利、缩阳、遗尿、神经性皮炎、湿疹、荨麻疹、失眠等疾病。

8. 太溪穴

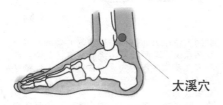

太溪穴

太溪穴位于足内侧，内踝后方，内踝尖与跟腱之间的凹陷处。按摩此穴重在补肾，具有明显提高肾功能的作用。
此外，太溪穴还有治疗手脚冰冷、穴道刺激疗法治疗掉发的功效。

5. 合谷穴

合谷穴位于大拇指和示指的虎口间，是人体手阳明大肠经上的重要穴位之一。由于大肠经从手走头，凡是颜面上的病，比如牙痛、头痛、发热、口干、流鼻血、脖子痛、咽喉痛以及其他

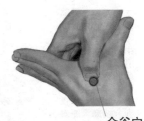

合谷穴

五官方面的疾病，都可以通过按揉刺激合谷穴使疾病减轻或消除。但要注意的是体质较差的病人，不宜给予较强的刺激，孕妇一般都不要按摩合谷穴。
这里顺便提及一下该穴指压的小窍门：指压时应朝小指方向用力，而并非垂直手背的直上直下按压，这样才能更好地发挥此穴位的疗效。

7. 神阙穴

神阙穴位于腹中部，脐中央。经常按摩神阙穴，可使人体真气充盈、精神饱满、体力充沛、腰肌强壮、面色红润、耳聪目明、轻身延年，并对腹痛肠鸣、泻痢脱肛、中风脱症等有独特的疗效。

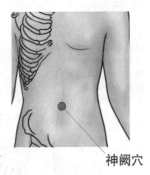

神阙穴

9. 四白穴

四白穴位于人体面部，眼眶下面的凹陷处。有个简单的取穴方法是：先将双手示指和中指并拢，放在紧靠鼻子两侧处，中指尖位于鼻子中部即鼻长 1/2 处，

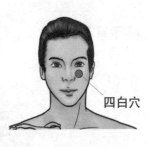

四白穴

拇指支撑在下颌骨的凹陷处，然后放下中指，示指尖所指的地方就是四白穴。
取穴时也可采用正坐或仰靠、仰卧姿势，四白穴位于面部，双眼平视时，瞳孔正中央下约2厘米处（或瞳孔直下，当眶下孔凹陷处）。
按摩四白穴有预防皱纹、改善皮肤的功效，而且还能很好地预防眼病，如近视、青光眼等。
可治疗目赤痛痒、目翳、眼睑动、口歪眼斜、头痛、眩晕等。指压该穴位，能提高眼睛机能。

10. 太冲穴

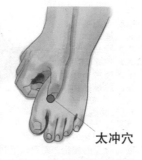

太冲穴位于足部的背侧，大脚趾与第二个脚趾的中间。太冲穴是肝经的原穴，因此肝脏所表现的个性和功能都可以从太冲穴找到。按摩太冲穴可治疗感冒，感冒初起，有流涕、咽痛、周身不适等感觉时，先用温水浸泡双脚10分钟，而后用大拇指由涌泉穴向脚后跟内踝下方推按，连续推按5分钟，然后再用大拇指按摩太冲穴，由下向上推按，双脚都按摩，每侧按摩5分钟。按摩后，即刻会感到咽痛减轻，其他症状也会随之减轻，甚至痊愈。

太冲穴

12. 内关穴

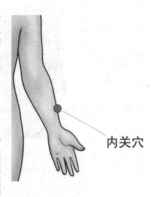

内关穴位于手掌内侧手腕处横纹，往上约三指宽的中央。经常按摩内关穴可治疗心痛、心慌、胸闷、气短、呕吐、眩晕、中风、偏瘫、哮喘、偏头痛、肘臂挛痛、手麻等疾病，并可预防各种心脏疾病，增强心肺功能。

内关穴

14. 劳宫穴

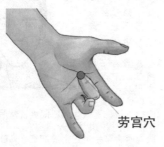

劳宫穴位于手心处，这个穴位很好找，把手自然握拳，中指所停留的那个地方就是劳宫穴。劳宫穴是人体气机最敏感的穴位，通过劳宫穴补养心脏的速度非常快。另外，如果在一些场合觉得紧张，手心出汗、心跳加快、呼吸困难，这时你不妨按按左手的劳宫穴，它可以帮你找回从容自信的感觉。

劳宫穴

11. 中脘穴

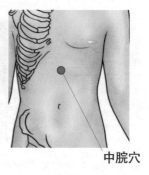

中脘穴号称胃的"灵魂腧穴"。位于上腹部，前正中线上，脐中上四寸处。此穴主治各种胃腑疾患，适宜绝大多数的胃及十二指肠疾病，如胃及十二指肠溃疡、慢性胃炎、萎缩性胃炎、胃下垂等。

中脘穴

13. 命门穴

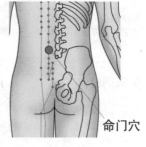

命门穴位于后背两肾之间，第二腰椎棘突下。命门穴为人体的长寿大穴，经常按摩刺激它可以强肾固本、温肾壮阳、强腰膝、固肾气、延缓人体衰老，并对阳痿、脊强、遗精、腰痛、肾寒阳衰、四肢困乏、行走无力、腿部水肿、耳部疾病等症有良好的治疗作用。

命门穴

15. 会阴穴

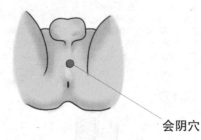

会阴穴

会阴穴位于人体肛门和生殖器的中间凹陷处。顾名思义，会阴就是阴经脉气交会之所。此穴与人体头顶的百会穴为一直线，是人体精气神的通道。百会为阳接天气，会阴为阴收地气，二者互相依存，相似相应，统摄着真气在任、督二脉上的正常运行，维持体内阴阳气血的平衡，它是人体生命活动的要害部位。
经常按摩会阴穴，能疏通体内脉结，促进阴阳气的交接与循环，对调节生理和生殖功能有独特的作用。同时还可治疗痔疮、便血、便秘、妇科病、尿频、溺水窒息等症。

⊙健康锦囊

　　十二经脉从四肢末端至肘或膝方向各有井、荥、输、经、合五个特定穴，总称"五输"。这是以水流的大小来形容各经脉气由小到大、由浅入深的特点。《灵枢·九针十二原》："所出为井，所溜为荥，所注为输，所行为经，所入为合，二十七气所行，皆在五输也。"意指经气自四肢末端向上作用于头面躯干，像水流一样由小到大，由浅入深，经气初出，如水的源头，所以称"井"，多位于四肢爪甲之侧，如涌泉为肾经井穴。经气稍盛，如水成微流，所以称"荥"，多位于指（趾）掌（跖）部，如劳宫为心包经荥穴。经气渐盛，如较大水流灌注，所以称"输"，多位于腕（踝）关节附近，如足临泣为胆经输穴。经气充盛，像水流之长行，所以称"经"，多位于腕（踝）或臂（胫）部，如阳谷为小肠经的经穴。经气统盛深入处，宛如水流汇合，所以称"合"，多位于肘（膝）部附近，如少海为心经合穴。

　　《黄帝内经》中提到，腧穴的数目有365个，但是符合《黄帝内经》本义的这365穴仍然没有得到确定。现代中医理论发现，当今的362正经穴有155个与《黄帝内经》中的匹配。腧穴在发展的过程中依赖于经络理论的发展，通过针灸、推拿等方式刺激相应腧穴，可以达到治疗疾病的目的。

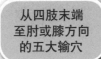

从四肢末端至肘或膝方向的五大输穴

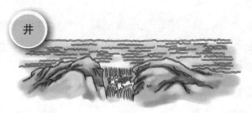

井

脉气所出的地方。

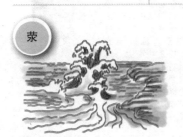

荥

脉气所流过的地方。

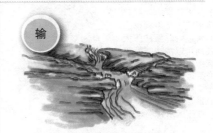

输

脉气所灌注的地方。

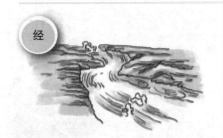

经

脉气所行走的地方。

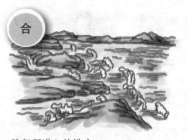

合

脉气所进入的地方。

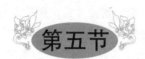

第五节

日常小病，简单的经穴疗法就能搞定

⊙**国医智慧**

　　烦心，咳，寒热善哕，劳宫主之。寒热，唇口干，喘息，目急痛，善惊，三间主之。胸中满，耳前痛，齿痛，目赤痛，颈肿，寒热，渴饮辄汗出，不饮则皮干热，曲池主之。

——引自《针灸甲乙经》

⊙**精彩解读**

　　在《针灸甲乙经》中，皇甫谧记载了大量的经络穴位，并指出了各部穴位的适应证，以及它的防病治病功效，这里，我们就现在一些常见病的经络穴位疗法做一些简单的介绍。

1. 精神抑郁

现代社会竞争日益激烈，生活节奏也逐渐加快，处于生活和事业重压下的人们极容易受到情绪困扰，其中抑郁症最具普遍性。而按压太阳穴则可以加快恢复正常情绪的速度。

不光是烦恼，对于头痛、头晕、用脑过度造成的神经性疲劳、三叉神经痛，按压太阳穴都能使症状有所缓解。

2. 感冒

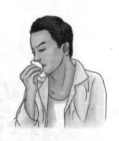

感冒了可以按揉太冲穴，此外，还可以用左手中指在右手掌心，即劳宫穴用劲摩擦，直到自己觉得发烫，就把中指按在左边鼻翼的下方，反复3～4次。然后再用右手中指在左手劳宫穴摩擦发烫后，按在右边鼻翼的下方，反复3～4次，可有效防治感冒。

3. 失眠

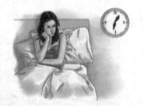

按照身体十二经的气血循行来看，肝经的经气在丑时最旺，就是凌晨1～3点，这个时候人应在熟睡之中，但此时有人却失眠。每晚临睡前刺激肝经上的太冲几分钟，人就能感到心平气和了，自然也就能安然入睡了。

4. 便秘

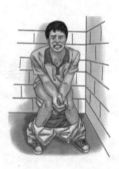

除了调节日常饮食和生活习惯外，便秘患者还可以借助经络穴位按摩，首先就是每天按摩足三里3分钟，然后进行顺时针摩腹。摩腹要在饭后1小时左右开始操作，时间要在10分钟以上。这个方法很简单，不管是走路还是坐着看电视都不影响。

5. 口臭、内分泌失调

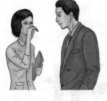

现代社会竞争日益激烈，生活节奏也逐渐加快，处于生活和事业重压下的人们极容易受到情绪困扰，其中抑郁症最具普遍性。而按压太阳穴则可以加快恢复正常情绪的速度。

不光是烦恼，对于头痛、头晕、用脑过度造成的神经性疲劳、三叉神经痛，按压太阳穴都能使症状有所缓解。

6. 慢性疲劳综合征

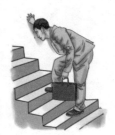

人们在工作、学习、运动、旅行中经常会出现筋疲力尽、劳累不适或肌肉酸痛等现象，这主要是由于肌肉疲劳导致了经络阻塞，而经络阻塞反过来又加重疲劳。所以，最好的解除疲劳的方法就是敲胃经及按揉足三里穴位。

7. 高血压

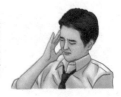

高血压患者可以按揉合谷穴和足三里，很多人知道按揉合谷和足三里只是增强体质的方法，却不知道它可以间接调理高血压。而治、防高血压的更直接的方法就是敲肝经和肾经。高血压发病的原因是经络失控引起肝阳上亢和肾气阴虚。既然如此，只要通过敲肝经和肾经，使血气畅通，使失控的经络恢复其调控作用，达到高亢的肝经阳气下降，心情平和，同时肾阴逐渐充实，阴升阳降，实现阴阳平衡，血压自然下降。

⊙健康锦囊

半身不遂又叫偏瘫，是指一侧上下肢、面肌和舌肌下部的运动障碍，它是急性脑血管病的一种常见症状。对此，可用穴位疗法改善症状，具体操作方法如下：

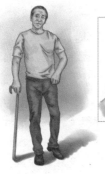

偏瘫多是由急性脑血管病及其原发病引起的一侧上下肢的运动障碍。只要按照以上方法长期坚持，半身不遂患者的病情必然会有好转。

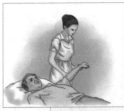

对于下肢患者，其操作次序基本相同。但仍先施治穴位，后进行拉、抖及转动屈伸其上、中、下关节，但着重于血脉及膝眼四脉的按摩

点揉法

1. 对上肢半身不遂的患者，穴位按摩以点揉法为最好，用力拉其患肢，抖其臂，并活动其肩关节、肘及腕后，再捏合谷穴10余下。然后用手托患肢，用一只手拨动腋窝下大筋，使其有麻木感，可传到手指部，再揉搓十指，使血贯通到指尖。最后用双手搓其臂百余下，至皮肤发热为止。每天上、下午各施治一次，健肢及患肢一同进行。在施治中对患肢要根据病情做适度的按摩。

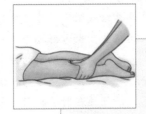

扣法

2. 血根四脉的按摩采用扣法。用两手大拇指按住血根二脉（在膝肌内前面皮肤上面，左右距离1寸多），并在腿后侧用示指或中指对准上血根二脉位置扣紧，和下血根二脉两筋正中的穴位，迫使血液在筋脉血管中得到逐步流畅，促使患肢血液循环畅通无阻。每一穴位点揉轻重各6次，共36次，以加至108次为准则。应以患者体质强弱来增减活动次数，每天上、下午各施治一次为宜。同时可轻轻拍打患肢，使萎缩塌陷的肌肉兴奋膨胀并继续发育。

葛洪

世间虽无神仙树，
医行大道寿百年

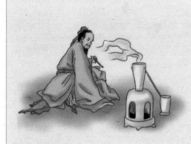

⊙**名医简介**

　　葛洪，字稚川，自号抱朴子，丹阳句容（今属江苏）人。约生于公元283年，卒于公元363年。东晋道教学者、著名炼丹家、医药学家、养生学家。葛洪家原是名门望族，叔祖父是三国时方士葛玄，后家道中落。成年之后，开始对神仙导引之法产生兴趣，师从葛玄弟子郑隐学习炼丹术。葛洪的岳父鲍玄，精通"内学"，也教给了他。葛洪一生中著作较多，其中最著名的《抱朴子》是一部综合性的著作，分内篇二十卷，外篇五十卷。内篇说的是神仙方药，属道教著作，但其中《金丹》《仙药》《黄白》等部分是总结我国古代炼丹术的名篇；外篇说的是人间得失，世道好坏等事。另有《肘后备急方》，是一部简便切用的方书，收录的方药大部分行之有效，采药容易，价钱便宜，而且篇帙不大，可挂在肘后随行（即今天所说的袖珍本），即使在缺医少药的山村、旅途，也可随时用来救急，所以受到了历代群众的欢迎。

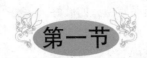

第一节

远离六害，不伤为本——葛洪的养生观

⊙**国医智慧**

　　且夫善养生者，先除六害，然后可延驻于百年。何者是也？一曰薄名利，二曰禁声色，三曰廉货财，四曰捐滋味，五曰除佞妄，六曰去沮嫉。六者不除，修身之道徒设耳……多思则神散，多念则心劳，多笑则脏腑上翻，多言则气海虚脱，多喜则膀胱纳客风，多怒则腠理奔血，多乐则心神邪荡，多愁则头鬓憔枯，多好则志气倾溢，多恶则精爽奔腾，多事则筋脉干急，多急则智虑沉迷。斯乃伐人之生，甚于斤斧，损人之命，猛于豺狼。

——引自《抱朴子》

⊙**精彩解读**

　　葛洪是我国晋代的道教理论家和医学家，也是一个著名的养生家。早在年轻时，他就对世上那种追逐名利的风气深恶痛绝。他热衷于修性养心，同时爱好体育锻炼，精通刀、枪、剑、戟、射等武艺，又喜钻研医道和养生之学。在深悟老子《道德经》的基础上，他又撰写了《抱朴子》《神仙传》等书。晚年则隐居在广东的罗浮山，过着悠闲的生活。葛洪的养生之道大致可分为以下几点。

1. 重视身心锻炼

　　葛洪指出，世上有许多人一方面热衷于追求富贵荣华、声色犬马，一方面又想着怎样可以长生不老，修道成仙，但实际上，这是完全不可能实现的。求长生，修至道，关键在于精神专一、情致静寂，世俗的权势及物质，都会妨碍人们的延年益寿。所以，最根本的"学仙之道"是四个方法，即"欲得恬愉淡泊，涤除嗜欲。内

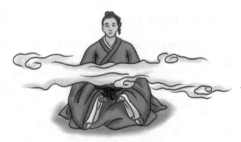

精神专一、情致静寂是延年益寿的基本要求

视返听，尸居无心"。这些要求，归根结底就是要求人们不得驰心于外，要收敛精神，专心地修养情性。

由此可见，葛洪十分重视身心的修炼。他曾提出一个"先讲治身，后谈养生"的著名观点，并引用一个生动的例子来加以说明。他说，人之身，犹如国家。人的胸腹就是宫室，四肢好比是郊区，骨节好比是百官，肌肉是城市中的街道，精神犹如统帅一个国家的君主，血液好比臣子，真气就如众民。所谓养生者，关键在于保护身心，就像领袖会治国、会爱民。民众有弊，国家就会灭亡；人之气衰，身体就会凋谢。因此，善养生者必须注重预防，要禁绝一切不良的嗜好，抛却名利权势，这就是治身之道。一个人只要做到心胸开阔，精神安闲，必可益寿延年。为此，葛洪还指出有"六害"会妨碍人们延年驻颜的努力，即"一是名利，二是声色，三是货财，四是滋味，五是佞妄，六是诅嫉"。

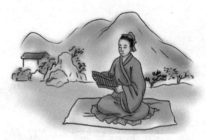
一个人只要做到心胸开阔，精神安闲，必可益寿延年

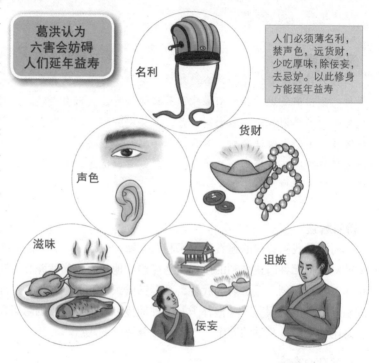
葛洪认为六害会妨碍人们延年益寿

名利

声色

货财

滋味

佞妄

诅嫉

人们必须薄名利，禁声色，远货财，少吃厚味，除佞妄，去忌妒。以此修身方能延年益寿

2. 养生以不伤为本

葛洪的养生理念是建立在调节日常的生活之中的，他从预防为主的角度，首先提出了"养生以不伤为本"的论点，并指出，"凡言伤者，亦不便觉而，谓久则寿损耳"，"积伤至尽则早亡"。因此，他制定了"不伤身"的"养生之方"三十条，其内容如下：唾不及远；行不及步；耳不极听；目不久视；坐不至久；久卧不及疲；先寒而衣；先热而解；不欲极饥而食；不欲极渴而饮；食不过饱；饮不过多。凡食过

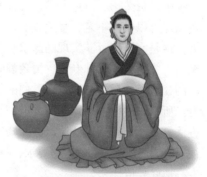
葛洪认为关注日常养生，方能延年益寿

则结积聚，饮过则成痰癖；不欲甚劳甚逸；不欲起晚；不欲汗流；不欲多睡；不欲奔车走马；不欲极目远望；不欲多啖生冷；不欲饮酒当风；不欲数数沐浴；不欲广志远愿；不欲规造异巧；冬不欲极温；夏不欲穷凉；不露卧星下；不眠中见肩；大寒、大热、大风、大雾皆不欲冒之；五味入口，不欲偏多；酸多伤脾，苦多伤肺，辛多伤肝，咸多伤心，甘多伤肾。

这些措施，看似烦琐，实则简易，都是日常生活中的问题。只要稍加注意，养成良好的习惯，就会习以为常，寓养生于日常生活之中。但这些生活琐事，往往又为人们所忽视。所以，葛洪强调"不可以小益为无平而不修，不可以小损为无伤而不防"，"若能爱之于微"，就必然会"成之于著"，达到延年益寿之目的。

3. 动静双修

葛洪不仅重视精神性情上的静修，同时也提倡和推崇肢体五官的动养，强调人们应当动静双修，这样方可收全面之效果，有利于延年益寿。下面来为大家介绍葛洪对一些问题的防治之法。

1 曾有一修道者因牙齿动摇，渐趋脱落，向葛洪询问防治之法。

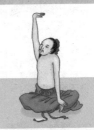

葛洪回答：经常用如泉水一般清澈的口水洗刷灌溉（即吞咽口水），然后坚持每天清晨叩齿三百下，这样就能保持牙齿的坚固了。

2 有人问葛洪：如何才能使自己的耳朵听觉正常，不失灵敏？

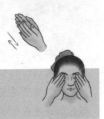

葛洪回答：要坚持做好"龙导、虎引、熊经、龟咽、燕飞、蛇曲、鸟伸、猿踞、兔惊、天俯、地仰"等各种肢体的锻炼，每天需锻炼一千二百下，长期坚持，人的听觉自然能恢复正常。

3 有人问葛洪怎样才能使自己的眼睛保持明亮。

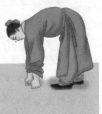

葛洪回答：可引三焦升腾之阳火，导之归元于丹田，并坚持用"石决明水"洗目，用两手的手心对搓，产生热量后烫双目，如此人的眼睛必能明亮。据说远古之人曾用此法炼目，后在深夜无烛之时亦能写字。

4 有人问葛洪怎么样才能使自己登山不累，远行不疲。

葛洪答：要想登山不累，远行不疲，仅靠饮食和营养是远远不够的，还必须导引行气，坚持性命双修，使精气达到大周天、任督通，此为服食"大药"，然后人们便可神气充盈，身轻如燕，即使攀登崇山峻岭，远行各地，也可神情自若，毫无疲惫之态。

⊙**健康锦囊**

　　自从有了电脑，就有了电脑族的说法，而电脑族总是跟亚健康和很多小病痛联系在一起，高科技给我们的生活与工作带来很多便利的同时也带来很多不利的影响。不过，关乎自己健康，只要多多注意，很多问题都是可以避免或者减轻的。

1. 肩颈痛：摇头晃脑

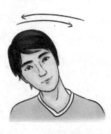

持续工作一段时间，就会觉得肩颈部位酸疼，很难受。其实，这有很大一部分是我们的坐姿不正确导致的。所以，要想避免肩颈疼痛，首先要保持正确的坐姿，每工作一个小时就应该"摇头晃脑"几分钟，没有固定的动作要领，就是以自己感觉舒服的姿势来回摇晃就可以了，这样不仅能减轻疲劳，还能预防颈椎病。

2. 手腕痛：伸臂旋腕

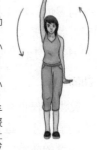

手腕痛大多是长期打字、移动操作鼠标或写字造成的。此时不妨多做伸臂旋腕的动作：将右手举在头右前方，手掌朝上，大拇指往下，小指往上，使手腕往右下旋紧；同时，左手往左臀部旁伸，手指下垂，大拇指往上，小指往下，使手腕往右下旋紧；然后右手尽量往上伸，左手尽量往下伸，同时用鼻子缓缓吸气；最后，缓缓从嘴吐气，慢慢放下手臂。再换成左手在上，右手在下，以同样方法运动。

3. 腰酸背痛：左右摇腿

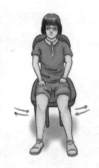

久坐容易引起腰酸背痛、坐骨神经痛、足麻等，不妨每隔2小时，左右摇动双腿5分钟，可改善下肢血液循环，舒缓膝部和腰部的僵硬；或者伸伸懒腰，松弛一下脊柱，畅通呼吸；或者站着把脚伸直，把脚尖往上往内翘，使脚部经络感觉酸痛，脚部的循环就能得到改善。

4. 眼睛酸涩：眼部按摩

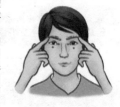

电脑族用眼过度，使得眼睛出现酸涩、容易流泪、疲劳、过敏、怕光、视力减退等问题，可常按摩左右眉头（攒竹穴）、眉毛中点（鱼腰穴）、眉尾（丝竹空穴）、下眼眶中点（承泣穴）、内眼角（睛明穴）。常吃有益眼睛的食物，如杏、柿子、油桃、莴苣、桑葚汁、黑豆浆、菠菜、芥蓝菜、胡萝卜、杜果、哈密瓜、橘子、金橘等。

小贴士

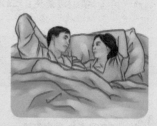

　　性欲是人类正常的生理需求，性行为是人类正常的生理行为，所谓情欲性事，人皆有之。对于性生活，中医没有说"不"，但必须适度不能过度。性生活应本于自然之道，避免损伤，这是养生延寿必不可少的内容。

　　葛洪提出了保精行气的房事养生观，认为应当避免两个极端，一是纵欲不节。纵情恣欲，施泄无度，更会耗竭真精，损身殒命。二是"绝阴阳"。"绝阴阳"即强制性地自我抑制性欲需求，断绝房事。他认为，为了保精而断绝房事对健康反而有害，因为"绝阴阳"违背了人的生理需求，会造成壅闭之病，使人短寿夭折。所以，房事养生的要诀在于得其节宣之和，既不能禁欲，又不能纵欲，应保持有节制的和谐美满的性生活。这一观点无疑是十分正确的。

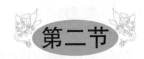

第二节

行气的最高境界是达到胎息状态

⊙**国医智慧**

故行气或可以治百病，或可以入瘟疫，或可以禁蛇虎，或可以止疮血，或可以居水中，或可以辟饥渴，或可以延年命，其大要者，胎息而已。

——引自《抱朴子》

⊙**精彩解读**

行气即今日之气功。葛洪在《抱朴子内篇》总结出历代气功家练功的基本方法，并身体力行，加以实践。他指出："行气或可以治百病，或可以驱瘟疫，或可以禁蛇虎，或可以止疮血，或可以居水中，或可以行水上，或可以辟饥渴，或可以延年命，其大要者，胎息而已。"行气的要妙在于胎息。所谓胎息就是不用鼻口呼吸，如在胎胞之中，这样才算得气得遭，达到了气功的最高境界。在气功锻炼中经过长期坚持不懈的练习，就能逐渐达到胎息状态。

那么，什么叫胎息呢？这是指炼气达到相当深的程度，此即神入气中，气包神外，打成一片，鼻息微微，若有若无，而大脉齐通，遍身舒适，如胎儿在母腹中，只有内气潜行。《释滞》说："得胎息者，能不以鼻门嘘吸，如在胞胎之中，则道成矣。"即呼吸之息氤氲布满身中，一开一阖，遍体七窍与之相应，而鼻口反不觉气之出入，直到呼吸全止，开阖俱停的太定境界。

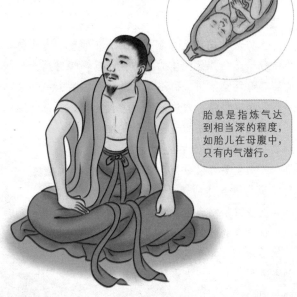

胎息是指炼气达到相当深的程度，如胎儿在母腹中，只有内气潜行。

胎息是以吐纳行气、数息闭气、锻炼呼吸技能为特点的静功法。

葛洪认为，魏晋道教中流传的气法虽有多种，但以胎息为代表。当时的气功理论，认为婴儿出生时以脐和母体相连，故脐是人体的生身受命之处，所以练功便把真气聚于人的脐下二寸，谓之气沉丹田。更进一步，又模仿胎儿以脐呼吸，如在胞胎之中，这是道教返元归根的思想。道士以为人能返回婴儿的先天呼吸状态，真气自然旺盛，便能与道合为一体，体真成仙了。胎息法在今天看来还是一种上乘气功，即现代气功中的"体呼吸"法。葛洪详细地阐述了这种气功循序渐进的修炼方法："初学行气，鼻中引气而闭之，阴以心数至一百二十，乃以口微吐之，及引之，皆不欲令己耳闻其气出入之声，常令入多出少，以鸿毛著鼻口之上，吐气而鸿毛不动为候也。渐习转增其心数，久久可以至千。至千则老者更少，日还一日矣。"并强调练功应选择合适的时刻："夫行气当以生气之时，勿以死气之时也。故曰仙人服六气，此之谓也。一日一夜有十二时，其从半夜以至日中六时为生气，从日中至夜半六时为死气。死气之时，行气无益也。"（《释滞》）

这种静功法，于汉晋时期十分流行。如上党人王真，"习闭气而吞之，名曰胎息；习嗽舌下泉而咽之，名曰胎食。真行之，断谷百余日，肉色美光，力并数力。"葛洪的从祖葛玄、老师郑隐皆精此道，《释滞》记："予从祖仙公，每大醉及夏天盛热，辄入深渊之底，一日许乃出者，正以能闭气胎息故耳。"《登涉》谓"郑君（郑隐）言但习闭气至千息，久则能居水中一日许。"

同时，葛洪还介绍了以胎息法行气时的注意事项，例如：行气当以生气之时，勿以死气之时；练功前要节制食欲，"不欲多食，及食生菜肥鲜之物，令人气强难闭"。还要保持和谐的情绪和开阔的心胸，要安静少躁，"又禁恚怒，多恚怒则气乱，既不得溢，或令人发亥，故鲜有能为者也"（《释滞》）。这些宝贵的经验之谈，至今仍被练功者奉为必须遵循的法则。

⊙健康锦囊

气功是一种自我心身锻炼方法，即精神与形体同练，通过呼吸、体势和意念的有机结合来达到强身健体的目的。气功锻炼时所产生的效应对全身各系统组织、器官及心理都有调整作用，而不是只对一个内脏、一个系统起作用。

气功以经络、穴位、气血学说为理论基础，强调天人合一，讲究人和自然的动态适应。气功健身法的道理在于穴位受到良性刺激，气血在经络中运行通畅。气功主要可以分为动功和静功。动功是指以身体的活动为主的气功，如导引派以动功为主，特点是强调与意气相结合的肢体操作。而静功是指身体不动，只靠意识、呼吸的自我控制来进行的气功。大多气功方法是动静相间的。

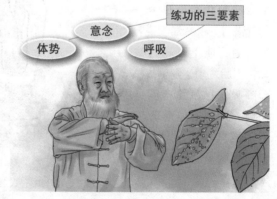

练功的三要素
意念
体势
呼吸

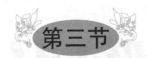

第三节

穷览坟索，收捡奇方——《肘后备急方》名方选录

⊙国医智慧

抱朴子丹阳葛稚川曰："余既穷览坟索，以著述余暇，兼综术数，省仲景、元化、刘戴秘要、金匮、绿秩、黄素方，近将千卷。患其混杂烦重，有求难得，故周流华夏九州之中，收拾奇异，捃拾遗秩，选而集之，使种类殊分，缓急易简，凡为百卷，名曰《玉函》。"

——引自《葛仙翁〈肘后备急方〉序》

⊙精彩解读

《肘后备急方》原名《肘后救卒方》，简称《肘后方》，主要记述各种急性病症或某些慢性病急性发作的治疗方药，针灸、外治之法，并略记个别病的病因、症状等。书中对天花、恙虫病、脚气病以及恙螨等的描述都属于首创，尤其是倡用狂犬脑组织治疗狂犬病，被认为是中国免疫思想的萌芽。

下面，我们就选择一些现代仍广泛应用的实效方子介绍给大家，以供学习与参考：

1. 治食中诸毒方

（1）中蜀椒毒：可多饮桂枝汤汁或凉水一二升，同时多食大蒜，即可治愈。注意切不可饮服热物，否则有生命危险。

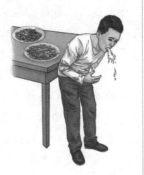

（2）食六畜鸟兽中毒：饮服豆豉汁数升，有良效。（各种动物的肝脏都不能轻易食用，尤其是自死的动物，切勿食用。）

（3）食鱼中毒：煎煮橘皮取浓汁，饮服。或服冬瓜汁。

（4）食鲈鱼肝中毒：取芦根锉碎，以水煎煮取汁，饮服一二升，有良效。

（5）食菌类遇毒：挖一土坑，加水搅成土浆，饮服二三升。

2. 治卒饮酒大醉诸病方

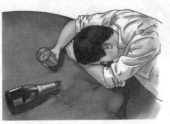

（1）饮酒醉后头痛：刮取生竹皮五两，以水八升煎煮得五升，去渣，然后合入鸡蛋五枚，调搅和匀，再煎至沸，得二三升，一次服尽。

（2）连月饮酒导致咽喉腐烂，舌上生疮：取大麻子一升捣为细末，黄檗末二两，以蜂蜜和为丸，服用。

（3）饮酒引起体内积热，逐渐发黄：鸡蛋七枚，用苦酒浸泡，密封于容器内，沉入井底二宿，取出一次吞服二枚，逐渐痊愈。

（4）连日饮酒大醉，酒毒烦闷不堪：蔓青菜及少量米，煮熟去渣，等凉后饮服，则有良效。

陶弘景

养性延命遵古法，
导引食诚顺天求

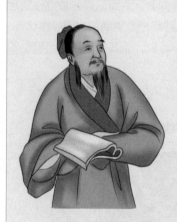

◎**名医简介**

　　陶弘景，生于公元456年，卒于公元536年，字通明，号华阳隐居，南朝齐、梁时期的道教思想家、医药家、炼丹家、文学家，卒谥贞白先生。陶弘景是世医出身，祖父及父亲皆习医术，且有武功。他自幼聪慧，约十岁时即读葛洪《神仙传》，深受影响，三十六岁辞官隐居句容茅山，并遍历诸有名大山，访求仙药。当时，他深受梁武帝萧衍的信任，虽则他对梁武帝多次赠官不受，但梁武帝有国家大事都要向他咨询，人称之为"山中宰相"。陶弘景一生著书很多，约二百二十三篇。其中关于医药学的有《本草经集注》七卷，《补阙肘后百一方》三卷，《梦书》一卷，《效验施用药方》五卷，《服食草木杂药法》一卷，《断谷秘方》一卷，《消除三尺要法》一卷，《服气导引》一卷，《养性延命录》二卷，《人间却灾患法》一卷，《集药诀》一卷等。其中绝大多数均已散失。

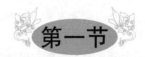

第一节

常练"六字行气功"，调养五脏，百病不生

⊙**国医智慧**

内气有一，吐气有六。内气一者，谓吸也；吐气六者，谓吹、呼、唏、呵、嘘、呬，皆出气也。凡人之息，一呼一吸，元有此数。欲为长息吐气之法，时寒可吹，温可呼，委曲治病，吹以去热，呼以去风，唏以去烦，呵以下气，嘘以散滞，呬以解极……凡病之来，不离于五脏，事须识相。若不识者，勿为之耳。心藏病者，体有冷热，呼吸二气出之；肺藏病者，胸膈胀满，嘘出之；脾藏病者，体上游风习习，身痒疼闷，唏气出之；肝藏病者，眼疼，愁忧不乐，呵气出之。

——引自《养性延命录》

⊙**精彩解读**

六字功是一种吐故纳新的功法，它是通过"吹""呼""唏""呵""嘘""呬"六个字的不同发音口形，唇齿喉舌的用力不同，牵动脏腑经络气血的运行。陶弘景在《养性延命录》中对"六字功"有详细的介绍，他认为按照"六字功"进行呼吸调适，可以养五脏、治百病。其方法如下：

1. "吹"字功

练习方法：舌向里，微上翘，气由两边出。足跟着力，五趾抓地，足心空起，两臂自体侧提起，绕长强、肾俞向前画弧并经体前抬至锁骨平，两臂撑圆如抱球，两手指尖相对。身体下蹲，两臂随之下落，呼气尽时两手落于膝盖上部。下蹲时要做到身体正直。呼气尽，随吸气之势慢慢站起，两臂自然下落垂于身体两侧。共做6次，调息。常练此功，可以补肾气，

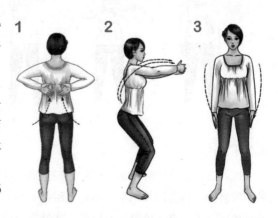

对腰膝酸软、盗汗遗精、阳痿早泄、子宫虚寒等肾经疾患有很好的疗效。

2. "呼" 字功

练习方法：撮口如管状，唇圆如筒，舌放平，向上微卷，用力前伸。足大踇趾轻轻点地，两手自小腹前抬起，手心朝上，至脐部，左手外旋上托至头顶，同时右手内旋下按至小腹前。气尽吸气时，左臂内旋变为掌心向里，从面前下落，同时右臂回旋掌心向里上穿，两手在胸前交叉，左手在外，右手在里，两手内旋下按至腹前，自然垂于体侧。再以同样要领，右手上托，左手下按，做第二次吐字。如此交替共做6次为一遍，调息。

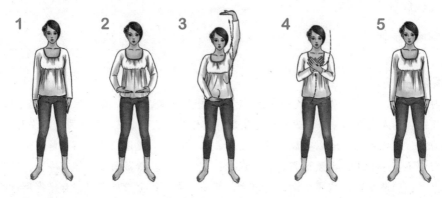

3. "唏" 字功

练习方法：两唇微启，舌平伸而微有缩意，舌尖向下，用力向外呼气。足第四、五趾点地。两手自体侧抬起如捧物状，过腹至两乳平，两臂外旋翻转手心向外，并向头部托举，两手心转向上，指尖相对。吸气时五指分开，由头部循身体两侧缓缓落下，并以意引气至足四趾端。重复6次，调息。

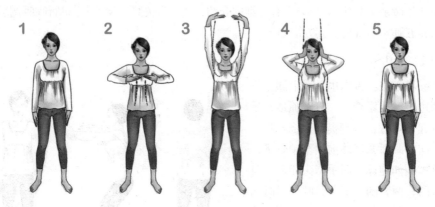

4. "呵" 字功

练习方法：练功时，足大踇趾轻轻点地；两手掌心向里由小腹前抬起，经体前至胸部两乳中间位置向外翻掌，上托至眼部。呼气尽吸气时，翻转手心向面，经面前、胸腹缓缓下落，垂于体侧，再行第二次吐字。应注意念"呵"字时口形为口半张，腮用力，舌抵下腭，舌边顶齿。连做6次，然后调息。

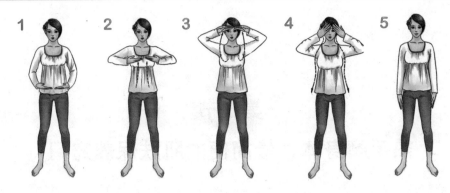

5. "嘘"字功

练习方法：两手相叠于丹田，男左手在下，女相反；两瞳着力，足大蹈趾稍用力，提肛缩肾。当念"嘘"字时，上下唇微合，舌向前伸而内抽，牙齿横向用力。两手自小腹前缓缓抬起，手背相对，经胁肋至与肩平，两臂如鸟张翼向上、向左右分开，手心斜向上。两眼反观内照，随呼气之势尽力瞪圆。呼气尽吸气时，屈臂两手经面前、胸腹前缓缓下落，垂于体侧。吸气尽后，稍事休息，再念"嘘"字，并连做6次。

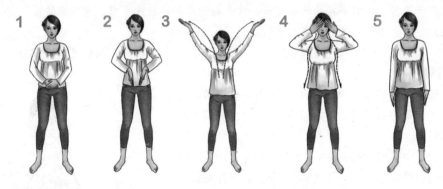

6. "呬"字功

练习方法：两唇微向后收，上下齿相对，舌尖微出，由齿缝向外发音。两手从小腹前抬起，逐渐转掌心向上，至两乳平，两臂外旋，翻转手心向外成立掌，指尖对喉，然后左右展臂宽胸推掌如鸟张翼。呼气尽，随吸气之势两臂自然下落垂于体侧，重复6次，调息。

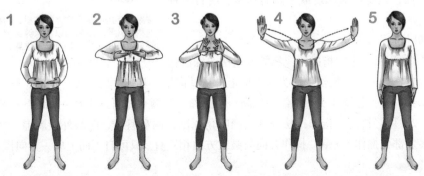

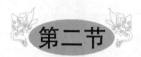

第二节

热手摩身体，最简便的肌肤保养窍门

⊙**国医智慧**

又法摩手令热，以摩面，从上至下，去邪气，令人面上有光彩。又法摩手令热，摩身体，从上至下，名曰乾浴，令人胜风寒、时气热、头痛、百病皆除。夜欲卧时，常以两手措摩身体，名曰乾浴，辟风邪。峻坐，以左手托头，仰，右手向上尽势托，以身并手振动三，右手托头振动亦三，除人睡闷。平旦日未出前，面向南峻坐，两手托袱，尽势振动三，令人面有光泽生。

——引自《养性延命录》

⊙**精彩解读**

按摩又称推拿，就是用手在人体皮肤、肌肉、穴位上施行各种手法，达到美容、保健、治病、益寿的目的。

"山中宰相"陶弘景在《养性延命录》中说"摩手令热以摩面，从上至下，去邪气，令人面上有光彩"，并详细介绍了通过按摩来保养肌肤的方法，后人将这些方法不断发展，形成了下面这套按摩护肤法：

1. 面部按摩

按摩面部主要是在颜面及五官的皮肤上施用适当的手法，以达到润泽皮肤、除皱祛斑、明目醒神的目的。

仰卧位：

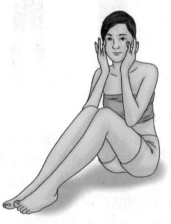

按摩治疗的范围很广，在伤科、内科、妇科、儿科、五官科以及保健美容方面都可以使用，尤其是对于慢性病、功能性疾病疗效较好。

（1）用示、中二指以快速轻柔的运法或抹法在全颜面操作5分钟。操作顺序为从下向上、从外向里，具体顺序可为：下颏（此前可连及颈部皮肤一起操作）→两颌→口周→两面颊→两颧→鼻周→两颞→两眼周→额。

（2）用轻快的一指禅推法分别在两嘴角周围、两鼻唇沟、两眼外眦周围、额等皱纹多发部位操作5分钟。操作方向与皱纹方向相垂直。只可自下向上单一方向操作，不可往返。

（3）用大鱼际揉法在两侧颜面部操作3分钟。

（4）用示、中两指腹在颜面部轻轻拍打1~2分钟。操作顺序仍自下向上，自外向里。

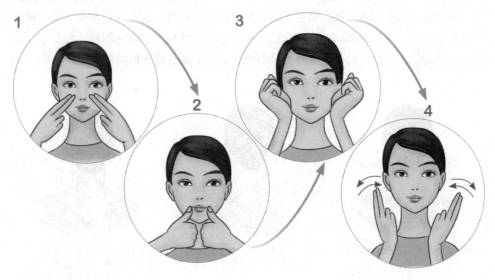

2.眼部按摩

经常按摩眼部，不仅可以增强眼睛的神韵，减少眼周围的皱纹，防止眼睛皮肤松弛，起到良好的美容效果，还可防止各种眼病。同时，也能使脸部肌肉变得柔软，表情显得生动。下面介绍仰卧位的基本操作方法。

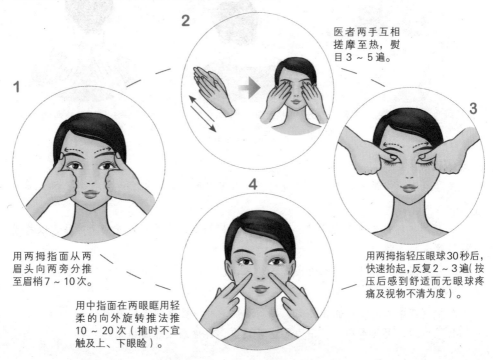

医者两手互相搓摩至热，熨目3~5遍。

用两拇指面从两眉头向两旁分推至眉梢7~10次。

用中指面在两眼眶用轻柔的向外旋转推法推10~20次（推时不宜触及上、下眼睑）。

用两拇指轻压眼球30秒后，快速抬起，反复2~3遍（按压后感到舒适而无眼球疼痛及视物不清为度）。

3. 颈部按摩

在颈部按摩美形保健对颈部的骨组织及关节、肌肉及韧带、皮肤及皮下组织都有积极的作用。通过手法调整椎间关系，可减少不合理的软骨受压，从而推迟软骨的退变，延缓骨赘的形成或发展；通过手法缓解肌肉韧带的痉挛，可减轻疼痛，使颈椎的内外平衡趋于一致，达到防病、治病的目的；通过手法控制颈部的脂肪堆积及皱纹早现，可达到推迟衰老，显得颈项修长健美的目的。下面介绍坐位的基本操作方法。

1

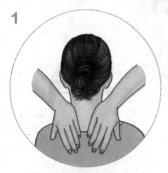

用振法或指揉法在颈后部及颈两侧操作5分钟。

2

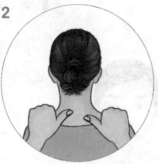

用一指禅推法或指揉法在颈后棘突间及两侧肌肉处操作5分钟。

3

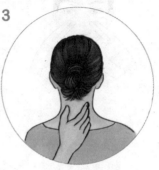

用拿法在颈部的后及两侧各操作3～5遍。在拿颈两侧时，不可按压两侧颈动脉，以免引起头部缺血。

4

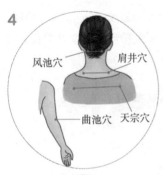

点按风池、肩井、天宗、曲池穴各半分钟。

5

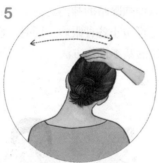

分别将头颈向两侧斜扳各2～3次。一手压肩部，一手压头侧面，两手向相反方向用力按压。

6

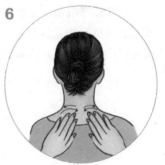

用轻搓法在颈部的两侧操作3～5次。

⊙健康锦囊

按摩虽然操作起来很方便，但也需要一些基础的知识，按摩之前先要了解以下注意事项：

1. 按摩者的双手应保持清洁、温暖、指甲应修剪，指上不戴任何装饰品，以免损伤被按摩者的皮肤。

2. 为了按摩顺利进行，取得良好的效果，按摩者的体位应便于操作，被按摩者的肌肉应充分放松。

3. 全身按摩时应注意操作方向，要顺着血液和淋巴液回流的方向。

4. 按摩时，要注意顺序，用力要由轻到重，再逐渐减轻而结束。

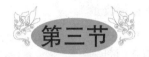

第三节

食欲少而数，不欲顿多难消——陶弘景论"食诫"

⊙**国医智慧**

　　故人不要夜食，食毕但当行中庭，如数里可佳。饱食即卧生百病，不消成积聚也。食欲少而数，不欲顿多难消。常如饱中饥、饥中饱。故养性者，先饥乃食，先渴而饮。恐觉饥乃食，食必多；盛渴乃饮，饮必过。食毕当行，行毕使人以粉摩腹数百过，大益也。

——引自《养性延命录》

⊙**精彩解读**

　　陶弘景对饮食养生极为重视，在其所著《养性延命录》中，专门有一篇《食诫篇》，除此之外，其他如《教诫篇》《杂诫篇》等，也都涉及饮食问题。下面，我们就对陶氏的饮食观进行详细解读。

　　陶弘景曾经指出"始而胎气充实，生而乳食有余，长而滋味不足，壮而声色有节者，强而寿。始而胎气虚耗，生而乳食不足，长而滋味有余，壮而声色自放者，弱而夭"。这段话颇为历代医家所重视，也经常被人引用。其意思是说，人们如果先天禀赋优厚，小时乳

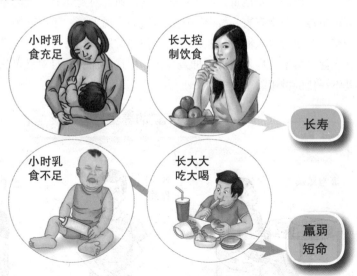

食充足，长大能够控制饮食，壮年时能节制房事，不放纵情欲，身体就强壮，自然可以长寿。倘若先天禀赋单薄，小时乳食不足，长大后天天大吃大喝，壮年时肆意行房，放纵情欲，势必使人羸弱多病而夭折。

陶弘景是主张节制饮食的，尤其反对过分饮食。他曾明确写道："所食愈少，心愈开，年愈益；所食愈多，心愈塞，年愈损焉。"陶氏认为少食即限制食量可以长寿，而经常饱食必然减损年寿。陶氏此说非常正确，并且为后人的科学实验所证明。

当然，在此也提醒大家，限食一定要适当，并非越少越好，要吃七八成饱，要保证足够的营养。如果因限制饮食而导致营养不良，引起体质下降，就会起相反的作用。

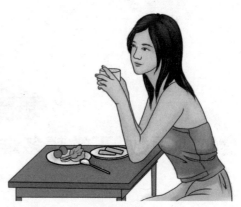

合理节制饮食，可以达到延年益寿的目的。

陶弘景又说："养性之道，不欲饱食便卧及终日久坐，皆损寿也。人食毕当行步蹰躇，有所修为快也。故流水不腐，户枢不朽蠹，以其劳动故也。故人不要夜食，食毕当行步中庭，如数里可佳。食欲少而数，不欲顿多难消，常如饱中饥，饥中饱。故善养性者，先饥乃食，先渴而饮。恐觉饥乃食，食必多；盛渴乃饮，饮必过。食毕当行，行毕使人以粉摩腹数百过，大益也。"这些都是养生的经验之谈，饮食可以少食多餐，不可少餐多食。应当先饥而食，先渴而饮，防止因过于饥渴而饮食过量。尤其是夜晚不可饱食，以便防止深夜发生急性胰腺炎之类的病症。

陶氏还说："饮酒不欲多，多即吐，吐不佳。醉卧不可当风，亦不可用扇，皆损人。"饮酒一定要适量，酒少饮能行气活血，对身体有很大的益处，但是多饮则造成酒精中毒，非常有害。醉卧当风容易造成中风偏瘫，不可不慎。陶氏特别指出："醉饱交接，小者令人面皯，咳嗽，不幸伤绝脏脉，损命。"这就是说，醉饱之后不可过性生活，醉饱行房不仅严重摧残身体，损伤寿命，而且对优生优育也很不利，严重危及下一代的健康。

陶弘景的养生经验之谈

1

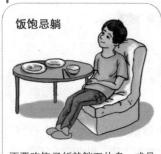

饭饱忌躺

不要吃饱了饭就躺下休息，或是每天长久地坐着不动。

2

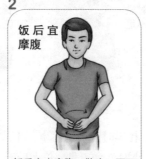

饭后宜摩腹

饭后应当摩腹、散步，不可以立即睡卧，防止造成积食。

3

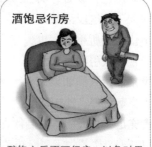

酒饱忌行房

醉饱之后不可行房，以免对男女双方的身体造成伤害。

⊙健康锦囊

以下几种蔬菜吃法是非常不健康的，需要引起大家注意：

1. 经常在餐前吃西红柿

西红柿应该在餐后再吃。这样，可使胃酸和食物混合大大降低酸度，避免胃内压力升高引起胃扩张，使宝宝产生腹痛、胃部不适等症状。

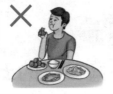

2. 胡萝卜与萝卜混合做成泥酱

不要把胡萝卜与萝卜一起磨成泥酱。因为，胡萝卜中含有能够破坏维生素 C 的酵素，会把萝卜中的维生素 C 完全破坏掉。

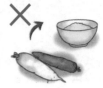

3. 香菇洗得太干净或用水浸泡

香菇中含有麦角淄醇，在接受阳光照射后会转变为维生素 D。但如果在吃前过度清洗或用水浸泡，就会损失很多营养成分。煮蘑菇时也不能用铁锅或铜锅，以免造成营养损失。

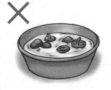

4. 吃没用沸水焯过的苦瓜

苦瓜中的草酸会妨碍食物中的钙吸收。因此，在吃之前应先把苦瓜放在沸水中焯一下，去除草酸，需要补充大量钙的人不能吃太多的苦瓜。

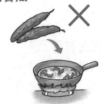

5. 韭菜做熟后存放过久

韭菜隔夜变成毒。韭菜最好现做现吃，不能久放。如果存放过久，其中大量的硝酸盐会转变成亚硝酸盐，引起毒性反应。另外，消化不良也不能吃韭菜。

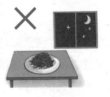

6. 把绿叶蔬菜长时间地焖煮着吃

绿叶蔬菜在烹调时不宜长时间地焖煮。不然，绿叶蔬菜中的硝酸盐将会转变成亚硝酸盐，容易使宝宝食物中毒。

另外，过量食用胡萝卜素对身体有一定的伤害。虽然胡萝卜素对人很有好处，但也要注意适量食用。过多饮用以胡萝卜或西红柿做成的蔬菜果汁，都有可能引起胡萝卜血症，使面部和手部皮肤变成橙黄色，出现食欲不振、精神状态不稳定、烦躁不安、甚至睡眠不踏实等症状，还伴有夜惊、啼哭、说梦话等表现。

不仅仅是胡萝卜素，过多食用菠菜也有害健康。菠菜中含有大量草酸，不宜过多吃。草酸在人体内会与钙和锌生成草酸钙和草酸锌，不易吸收排出体外，影响钙和锌在肠道的吸收，容易引起缺钙、缺锌，导致骨骼、牙齿发育不良，还会影响智力发育。

事实上，吃豆芽菜一定要炒熟。不然，食用后会出现恶心、呕吐、腹泻、头晕等不适反应。

小贴士

按摩最好早晚各一次，每次以 20 分钟为宜，另外还要持之以恒，因为用按摩来保健和美容不是一天两天就有效的，必须积以时日，才能逐渐显示出效果来，所以应该有信心和恒心。

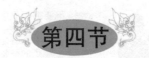

第四节

沐浴得法，健康百倍——陶弘景的五点洗澡建议

⊙**国医智慧**

　　沐浴无常不吉，夫妇同浴不吉。新沐浴及醉饱、远行归还大疲倦，并不可行房室之事，生病，切慎之……新沐浴了，不得露头当风，不幸得大风刺风疾……新沐浴讫，勿当风湿语，勿以湿头卧，使人患头风，眩闷、发秃、面肿、齿痛、耳聋。湿衣及汗衣皆不可著久，令发疮及患风。

——引自《养性延命录》

⊙**精彩解读**

　　随着人们生活水平的提高和住房条件的改善，很多家庭都具备了随时洗澡的条件，洗澡使人更健康。洗澡不仅可以清洁皮肤，促进血液循环、新陈代谢，有利于消除乳酸等导致疲劳的废物，还能改善睡眠。因此，可以说洗澡属于一种文明习惯。但是，你是否知道洗澡也有学问？如果洗澡的方式不对，也会影响身体的健康。

　　《养性延命录》包括的范围特别广，几乎所有与养生延寿有关的方面都有所涉及，其中不乏关于洗澡的论述。在书中，陶弘景指出了一些洗澡禁忌，概括起来包括以下几点：

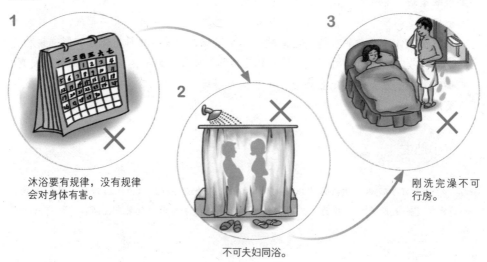

1　沐浴要有规律，没有规律会对身体有害。

2　不可夫妇同浴。

3　刚洗完澡不可行房。

4

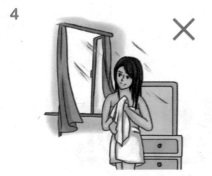

刚洗完澡，不能露头当风吹，否则会
造成"风疾"。

5

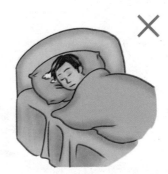

刚洗完澡，不可湿头睡觉，否则会"使人
患头风、眩闷、发秃、面肿、齿痛、耳聋"。

陶弘景在书中所阐述的关于洗澡的论述非常有道理，直到今天仍然有着积极的指导意义。当然，除此之外，在洗澡过程中我们还有引起以下注意。

1.洗澡时最好先洗脸再洗澡后洗头，冬天时皮肤的温度比洗澡水的温度低，突然而来的热水会让心脏承受过大的负荷，所以洗澡前应先用热水冲冲脚，待脚部温暖后再洗身体，让身体逐渐适应，以免引起头部及全身皮肤血管骤然扩张，大量血液集中到皮肤表面，导致心、脑急剧缺血，产生头晕、胸闷等不适症状。

2.洗澡时水温不可过高，以 37 ~ 40℃为宜。

3.洗澡时，因为汗液不断排出，洗澡时间过长容易使人感到疲倦乏力，甚至休克，所以沐浴时间不要超过 15 分钟，泡澡时间也以 15 ~ 20 分钟为宜。

4.入浴前先做 5 ~ 10 分钟的暖身运动。

5.洗澡前用棉球堵住外耳道，以免污水进入耳道，引起中耳炎。

6.以下情况不应立即洗澡。

（1）饱餐后和饥饿时：饱餐后洗澡，全身表皮血管被热水刺激扩张，会使较多的血液流向体表，使腹腔血液供应相对减少，影响消化吸收，引起低血糖，甚至虚脱、昏倒。

（2）饮酒过后：酒精会抑制肝脏活动，酒后洗澡时，体内的葡萄糖消耗会增多，容易发生头晕、眼花、全身无力，严重时还可能发生低血糖昏迷。

（3）劳动过后应休息片刻再洗澡，否则容易引起心脏、脑部供血不足，甚至发生晕厥。

（4）血压过低时：洗澡时较高的水温会使血管扩张，患有低血压者易出现暂时性脑供血不足，发生虚脱。

小贴士

人的皮肤最外面是角质层，如果洗澡过勤，角质层就会受到伤害，其保护皮肤的作用就会失去，皮肤细胞内的水分更容易蒸发掉，皮肤就会干燥。因此每周洗澡 2 ~ 3 次是比较合适的。

孙思邈

每天一点小功法，
一生健康永相随

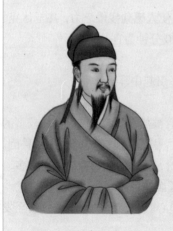

⊙**名医简介**

    孙思邈，唐代伟大的医药学家，杰出的养生学专家，被后世尊称为"药王"。他从18岁起行医，百余年，救人无数。其一生淡泊名利，多次推却做官召请。周宣帝时，征召他为国子博士，唐太宗欲授于爵位，唐高宗欲拜谏议大夫，他都固辞不受，一心致力于医学。

    其著作《千金方》《千金翼方》为我国古代医药学的经典，其中《千金方》专辟"食疗篇"，是现存的最早的营养学专论。修身养性之道是孙思邈在中国医学中最杰出的贡献。他认为，每个人只要重视养生保健，就能做到"正气存内，邪不可干"，防止出现"神疲心易役，气弱病来侵"的情况。他指出，每个人能否健康长寿，绝不是"命里注定"的，其主动权其实掌握在自己手中。只要个人保健有方、养生有道，就能长命百岁。孙思邈身体力行，养生有道，年至百岁之上，是我国历代医药学家中的老寿星。

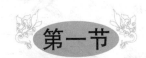

第一节

节护精气，"啬"者长生——孙思邈的养生总论

◎国医智慧

　　凡人不终眉寿或致夭殁者，皆由不自爱惜，竭情尽意，邀名射利，聚毒攻神，内伤骨髓，外敷筋肉，血气将亡，经络便雍，皮里空疏，惟招蠹疾。正气日衰，邪气日盛，不异举沧波以注熛火，颓华岳而断涓流。语其易也，又甚于此。

——引自《千金翼方》

◎精彩解读

　　孙思邈的养生思想大体为两点：一为"不肯低头适卿相"，二为"坚持一个'啬'字"。前者主要是从养心的角度来说的，其核心理念是"养生首重在养生，而养心莫善于寡欲"，认为养生要摒弃私心杂念，不要慕求浮荣，不要患得患失，要有"不为利回，不为义疚"的精神。后者主要是从日常修养的角度来说的，下面我们为大家详细介绍一下。

　　孙思邈认为，人的精神气血有限，必须处处注意摄养爱护，要尽量减少对它的消耗。他的这一思想是在《老子》"五色令人目盲，五音令人耳聋，五味令人口爽，驰骋田猎令人心发狂"的启示下，认识到了如果对声色犬马这类嗜好不知道节制，必然会耗伤精神气血，进而"损年寿"。孙思邈主"啬"的养生思想，实际上也是宗法老子"治人事天其若啬"的观点。

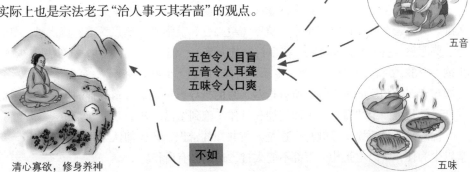

五色

五音

五味

五色令人目盲 五音令人耳聋 五味令人口爽

不如

清心寡欲，修身养神

《韩非子·解老篇》说："书之所谓治人者，适动静之节，省思虑之费也。所谓事天者，不极聪明之力，不尽智识之任。苟极尽，则费神多，费神多，则盲聋悖狂之祸至，是以啬之。"孙思邈深通其微言要旨，故重视保护精神气血，从而郑重提出"人之寿夭，在于撙节（即节约）"的告诫。

孙思邈论述养生有"十个大要"，即"一曰啬神，二曰爱气，三曰养形，四曰导引，五曰言论，六曰饮食，七曰房室（事），八曰反俗，九曰医药，十曰禁忌"。

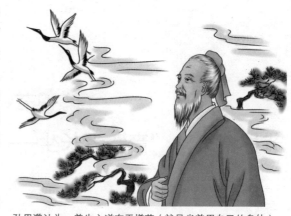

孙思邈认为，养生之道在于撙节（就是省着用自己的身体）

孙思邈论述的养生大要

啬神

养形

爱气

孙氏对于养生之道，可谓探究入微，而其关键仍是在"啬"字上下工夫。

除最重要的啬神、爱气、养形明显寓有啬的思想外，其余言论、饮食、房事等内容也可以从《养性篇》的全面论述中归纳出其主要精神。如"众人大言而我小语，众人多繁而我小记"，即在言论时念念不忘一个"啬"字，这正符合中医所说"言多伤气"的理论。

孙思邈养生方法中还有许多注意事项，如防止六个"久"（久立、久行、久坐、久卧、久视、久听）；提出十个"莫"（莫强食、莫强酒、莫强举重、莫忧思、莫大怒、莫悲愁、莫大惧、莫跳踉、莫多言、莫大笑）；倡导十二个"少"（少思、少念、少欲、少事、少语、少笑、少愁、少乐、少喜、少怒、少好、少恶）；反对十二个"多"（即与十二少相反的事）等。所有这些，总的指导思想是要将精气神的损耗降到最低限度，就是把一个"啬"字全面贯彻和具体实施到生活的各个方面。

忧愁易伤身而娱乐可健身，这是人所共知的常识，孙氏却认为不管喜怒哀乐，一概以少为佳，所以主张什么事都不能太过，过则必有所伤。

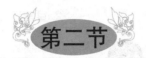

第二节

导引行气，千岁不死——孙思邈导引按摩养生法

⊙**国医智慧**

孙思邈将导引、按摩当作一种重要的养生长寿方法，认为，健康人"每日必须调气补泻，按摩导引为佳"。如在精神心理养生的基础上，"兼以导引，行气不已，亦可得长生，千岁不死"。对于老年人来说，孙氏认为"非但老人须知服食将息节度，极须知调身按摩，摇动肢节，导引行气"。常人"小有不好，即按摩捋捺，令百节通利，泄其邪气"。

——引自《药王孙思邈养生长寿术》

⊙**精彩解读**

"导引"是一项以肢体运动为主、配合呼吸吐纳的养生方式，源于上古的舞蹈动作。春秋战国时期，出现了"熊经""鸟伸"等术势。如《庄子·刻意篇》里记载："吹呼吸，吐故纳新，熊经鸟伸，为寿而已。此导引之士，养形之人彭祖寿考者之所以好也。"马王堆三号汉墓出土《导引图》的40多种姿势，便是先秦导引术的总结。导引作为一种独具特色的养生方法，历代皆有发展，代表流派如周代王子乔始创的《赤松子导引法》、唐代高僧鉴真所创的《鉴真吐纳术》、宋代高僧广渡始创的《广渡导引术》和清代曹廷栋创设的《老人导引法》等。

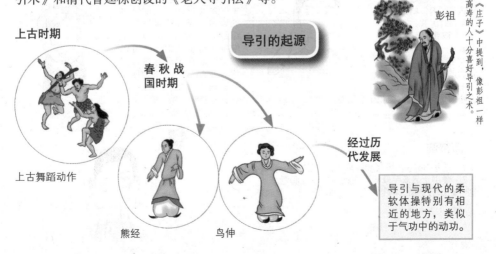

上古时期

导引的起源

春秋战国时期

彭祖

《庄子》中提到，像彭祖一样高寿的人十分喜好导引之术。

上古舞蹈动作

熊经

鸟伸

经过历代发展

导引与现代的柔软体操特别有相近的地方，类似于气功中的动功。

孙思邈有很多养生著作，如《卫生歌》《养生铭》《保生铭》等，都介绍了一些气功内养方法，但由于比较零散，不便于学习，于是后人加以归纳整理，总结了一套适合于各类人群的日常保健功法，命名为"孙思邈养生十三法"，其方法如下。

1. 发常梳

将手掌互搓36下令掌心发热，然后由前额开始扫上去，经后脑扫回颈部。早晚各做10次。头部有很多重要的穴位，经常做这个动作，可以明目祛风，防止头痛、耳鸣、白发和脱发。

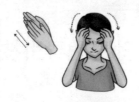

2. 目常运

（1）合眼，然后用力睁开眼，眼珠打圈，望向左、上、右、下四方；再合眼，然后用力睁开眼，眼珠打圈，望向右、上、左、下四方。重复3次。

（2）搓手36下，将发热的掌心敷上眼部。

这个动作可以提高视力，纠正近视和弱视。

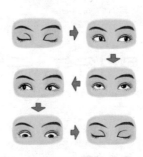

3. 漱玉津（玉津即津液、口水）

（1）口微微地合上，将舌头伸出牙齿外面，由上面开始，向左慢慢转动，一共转动12圈，然后将口水全部吞下去。之后再由上面开始，反方向再做一下。

（2）口微微合上，这次舌头不在牙齿外边，而在口腔里，围绕上下腭转动。左转12圈后吞口水，然后反方向做一次。吞口水时，尽量想象将口水带到下丹田。

从现代科学角度分析，口水含有大量酵素，能调和激素分泌，因此经常做此动作，可以强健肠胃，延年益寿。

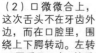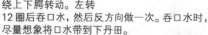

4. 齿常叩

口微微合上，上下排牙齿互叩，无须太大力，但牙齿互叩时须发出声响。轻轻松松地慢慢做36下。

这个动作可以通上下腭经络，帮助保持头脑清醒，以此来加强肠胃吸收能力，防止蛀牙。

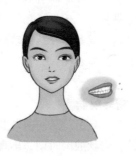

5. 耳常鼓

（1）手掌掩双耳，用力向内压，然后放手，应该有"扑"的一声。重复做10下。

（2）双掌掩耳，将耳朵反折，双手示指压住中指，以示指用力弹后脑风池穴10下，"扑扑"有声。每天临睡前做，可以增强记忆和听觉。

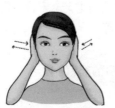

6. 头常摇

双手叉腰，闭目，垂下头，缓缓向右扭动，直至恢复原位为1次，共做6次。反方向重复。经常做可以令头脑灵活，防止颈椎增生。颈动脉是向脑部供血的管道，摇头还可使这些组织得到活动，不但可以增加脑部的供血，还可以减少脂肪在颈动脉血管沉积的可能，有利于高血压、颈椎病的预防。不过，注意要慢慢做，否则会头晕。

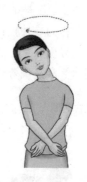

7. 面常洗

（1）搓手36下，手暖和以后用来上下扫面。

（2）暖手之后双手掌同时在两侧脸颊上画圈。

这个动作经常做，可以令脸色红润有光泽，同时不会有皱纹。

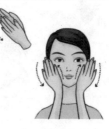

8. 腰常摆

身体和双手有韵律地摆动。当身体扭向左时，右手在前，左手在后，在前的右手轻轻拍打小腹，在后的左手轻轻拍打命门穴。反方向重复。最少做50下，做够100下更好。此动作可以强化肠胃、固肾气，防止消化不良、胃痛、腰痛。

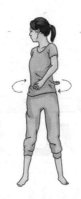

10. 膝常扭

双脚并排，膝部紧贴，人微微下蹲，双手按膝，向左右扭动，各做20下。
此动作可以强化膝头关节，所谓"人老腿先老，肾亏膝先软"，要想延年益寿，应由双脚做起。
经常科学、合理、适度、有效地扭动膝盖既能锻炼身体，又可以达到保护膝关节的目的。

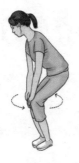

12. 脚常搓

（1）右手擦左脚，左手擦右脚。由脚跟向上至脚趾，再向下擦回脚跟为一下，共做36下。
（2）两手大拇指轮流擦脚心涌泉穴，共做100下。
常做这两个动作，可以治失眠、降血压、消除头痛。脚底集中了全身器官的反射区，经常搓脚可以强化各器官，对身体有益。

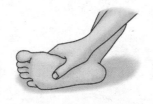

9. 腹常揉

搓手36下，手暖后两手交叉，围绕肚脐顺时针方向揉，当自己的身体是一个时钟。揉的范围由小到大，做36下。可以帮助消化、吸收，消除腹部鼓胀。还能够促进肠道的蠕动，加快消化速度。

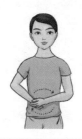

11. 撮谷道（即提肛）

吸气时提肛，即将肛门的肌肉收紧。闭气，维持数秒，直至不能忍受，然后呼气放松。这动作无论何时都可以练习。最好是每天早晚各做20～30下。
提肛运动能改善局部血液循环，改善肛门括约肌功能，预防肛门松弛，对防治痔疮和脱肛颇见功效。坐、卧、站立方法均可。

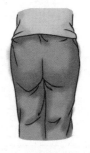

13. 常散步

挺直胸膛，轻松地散步。最好心无杂念，尽情欣赏沿途景色。民间有个说法，"饭后走一走，活到九十九"，虽然有点夸张，不过，散步确实是有益的运动。
在古代中国，养生家们就很重视散步养生。他们认为，"人老腿先老"，

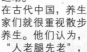
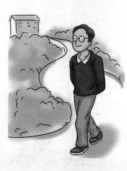

散步是防止衰老的一种方法。因而，也是抵抗衰老的有效措施之一。孙思邈对散步养生的作用也非常重视，他认为饭后散步能消食行气，平时散步能运动筋骨，强健腰膝；愉悦心情，流畅气血。在当今文明世界，散步也不失为一种有效的健身延年方法。专家们认为，散步是最容易被长期坚持，而又锻炼效果最佳的运动，它被西方一些医疗专家称为"焕发青春的妙方"。散步可以使人感到轻松自如，会给人带来新的活力，使人精神倍增，并感到一种乐趣。

小贴士

老年人在运动的时候，注意不能过于疲劳，要掌握形体活动的适度性。另外，老年人不能一大早出去运动，因为早上老人的气血水平很低，容易引发危险。

刘完素

老幼青壮养有法，三消诸病治有方

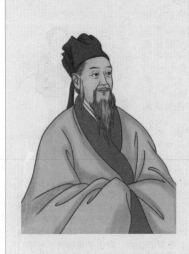

⊙**名医简介**

　　刘完素，字守真，别号守真子，自号通玄处士，约生活于1110—1209年，因长年居于河间（今河北省河间县），人称"河间先生"或"刘河间"。他自幼聪慧，因母病，三次延医不至，不幸病逝，遂立志学医。他围绕《内经》病机十九条，倡伤寒火热病机理论，主寒凉攻邪，疗效颇著，于大定、明昌年间（1161—1195年）名气大盛，金彦宗曾三次征聘，坚辞不就，章宗爱其淳素，特赐号为"高尚先生"。刘完素的创新理论广泛流传，师从者甚多，最终形成了明显的寒凉攻邪医风，成为金元时期一个重要学术流派"寒凉派"，又被称为"河间学派"。刘氏一生著述较多，主要有《黄帝素问宣明论方》《素问玄机原病式》《素问病机气宜保命集》《内经运气要旨论》《伤寒直格》《伤寒标本心法类萃》《三消论》《素问药注》《医方精要》等，后人多把完素的主要著作统编成"河间六书""河间十书"等。

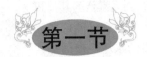

第一节

"养、治、保、延"四位一体，益寿延年保平安

⊙国医智慧

六岁至十六岁者，和气如春，日渐滋长，内无思想之患，外无爱慕之劳，血气未成，不胜寒暑，和之违也。肤腠疏薄，易受感冒，和之伤也。父母爱之，食饮过伤，其治之之道：节饮食，适寒暑，宜防微杜渐，行巡尉之法，用养性之药，以全其真……七十岁至百岁者，和气如冬，五脏空洞，犹蜕之蝉，精神浮荡，筋骨沮弛，和之违也。触物易伤，衣饮浓薄，和之伤也，大寒震栗，大暑煎熠。其治之之道：餐精华，处奥庭，行相传之道，燮理阴阳，周流和气，宜延年之药，以全其真。夫如是则调御中节，治疗得宜，阴阳协和，荣卫流畅，凡厥有生，同跻寿域矣乎。

——引自《素问病机气宜保命集》

⊙精彩解读

中国古代养生家非常重视整体养生法。刘完素就提出了人一生"养、治、保、延"的摄生思想。刘完素在《素问·病机气宜保命集》中指出："人欲抗御早衰，尽终天年，应从小入手，苟能注重摄养，可收防微杜渐之功。"他根据人生各个时期的身体状况，采取相应的养真保命措施，提出了少年宜养、中年宜治、老年宜保、耄年宜延四位一体的综合益寿法。

1. 少年宜养

刘完素认为："六岁至十六岁，和气如春，日渐滋长。"但由于"少年血气未成，不胜寒暑，和之伤也，父母爱之，食欲过伤"，也就是说少年时期，脏腑娇嫩，气血未充，加之少不更事，寒暖不能自调，饮食不能自节，再加上父母溺爱，难免发生饮食过量的情况，所以少年时期的疾病特点多是"外感六淫"和"内伤饮食"。刘完素提出"其治之之道，节饮食，适寒暑，宜防微杜渐，用养性之药，以全其真"。

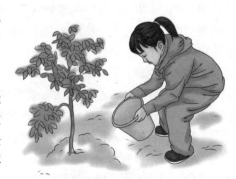

少年如春，脏器娇嫩，应该避免因为溺爱造成饮食过量的情况。

2. 青壮年宜治

人的成年时期是一生中的兴旺阶段，对于"二十岁至五十岁"的青壮年，刘完素认为其"和气如夏，精神鼎盛"，各方面的发育已经成熟，脏腑组织功能活动也处于较高的水平。但刘完素又提醒道，青壮年虽然机体壮盛，但如果喜怒无节、劳累过度、不避外邪、肆意饮酒、醉以入房，就会引起体内阴阳气血的失调、脏腑功能的紊乱，损精耗气，导致早衰。为此，他提出"其治之道，辨八邪，分劳佚……宜治病之药，当减其毒，以全其真"，即应注意外避八邪，内调精神，劳逸有度，饮食有节，惜精爱气，以防疾病的发生。如果不慎患病，用药治病也须顾及真气，不宜用过于猛烈有毒副作用的药品，以达到祛疾全真、保命益寿的目的。

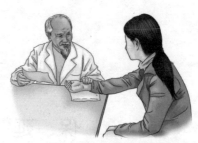

人们从青壮年开始起就应注意调理自己的身体，有病应采取及时适当的治疗方式。

3. 老年宜保

对于年至"五十岁至七十岁"的老年人，由于此时"和气如秋，精耗血衰，血气凝泣"，人体脏腑组织功能下降，机体开始衰退，"形体伤惫……百骸疏漏，风邪易乘，和之伤也，风雨晦明"，"饮食迟进"，"思虑无穷"，以致气血运行受阻，精、气、神都呈现出衰弱现象。为此，

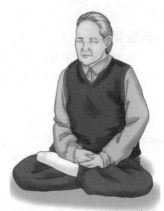

老年如秋，脏器功能下降，应该同时注重精、气、神和皮肤的保养。

刘完素提出"其治之道，顺神养精，调腑和脏，行内恤外护，宜保命之药，以全其真"。推究其意，即要在饮食起居方面注意内养精、气、神，以抚恤疲惫衰老的躯体；外护皮、肤、骨，以避免风雨晦明之邪的侵袭。对于疾病的治疗更应慎用攻伐之品，宜用养真保命之药，以求全真益寿。

4. 耄年宜延

对于"七十岁至百岁"的耄耋之人，由于脏腑空虚，精神浮散，机体对内外环境的适应能力明显下降，导致"触物易伤，衣饮厚薄，和之伤也，大寒震栗，大暑煎燔"，刘完素提出"其治之之道，餐精华，处奥庭，燮理阴阳，周流和气，宜延年之药，以全其真"。他主张高年之人，饮食要精细而富有营养，居处要幽静而安全，调息精气，酌服益寿之药，协调阴阳，则可使高岁之人尽享天年。

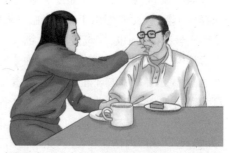

耄年如冬，脏腑空虚，应该食用精细而有营养的饮食。

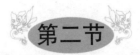

第二节

呼吸调元气，像轻舟那样自由遨游

⊙**国医智慧**

　　故曰：精有主，气有元，呼吸元气，合于自然，此之谓也。智者明乎此理，吹嘘呼吸，吐故纳新，熊经鸟伸，导引按跷，所以调其气也。平气定息，握固凝想，神宫内视，五脏昭彻，所以守其气也。法则天地，顺理阴阳，交媾坎离，济用水火，所以交其气也。

——引自《素问病机气宜保命集》

⊙**精彩解读**

　　中国的养生是以呼吸为主，以肢体运动为辅的。深长匀细地慢呼吸，可以降低人体基础代谢率和器官耗氧量，久而久之，有助于提高体质和延长寿命。刘完素在《素问病机气宜保命集》中指出：精有主，气有元，吹嘘呼吸，吐故纳新，是一种有利于健康的呼吸调气法，可以让人体中的元气得到补充，从而使精力更加充沛。

　　人的呼吸形式分为胸式呼吸和腹式呼吸两种。其中，胸式呼吸不利于肺部的健康。这是因为在胸式呼吸时只有肺的上半部肺泡在工作，占全肺 4/5 的中下肺叶的肺泡却在"休息"。这样长年累月地持续下去，中下肺叶得不到锻炼，长期废用，易使肺叶老化。腹式深呼吸弥补了胸式呼吸的缺陷，是健肺的好方法。做腹式深呼吸运动，可使机体获得充足的氧，也能满足大脑对氧的需求，使人精力充沛。

　　腹式呼吸运动对胃肠道是极好的调节。许多中老年人大腹便便，极易患心脑血管病、糖尿病等疾病，使健康受损，缩短寿命。如坚持做腹式深呼吸，既可锻炼腹肌，消除堆积在腹部的脂肪，又能防范多种代谢性疾病的发生。

　　我国古代医学家很早就认识到了腹式呼吸有祛病延年的奇功，并创造了"吐纳""龟息""气沉丹田""胎息"等健身方法。

　　现代医学也证实了正确的深腹式呼吸方法不仅对人体健康有益，而且还能治病与养颜。深腹式呼吸能够起到消除疲劳的作用。

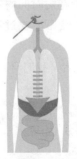
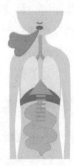

腹式呼吸法是指吸气时让腹部凸起，吐气时压缩腹部使之凹入的呼吸法。在锻炼腹式深呼吸的初期，不要过于注意自己的呼吸，以防止出现胸闷气短、呼吸不畅、憋气等不良反应。

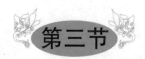

第三节

治疗糖尿病，关键在于"怎么吃"

◎国医智慧

故济众云：三消渴者，皆由久嗜咸物，恣食炙腻，饮酒过度，亦有年少服金石丸散，积久石热结于胸中，下焦虚热，血气不能制石热，燥甚于胃，故渴而引饮。

——引自《三消论》

◎精彩解读

消渴病，相当于现代医学的糖尿病，它是一个善于潜伏的杀手，很容易让人对它掉以轻心，经常悄无声息地前来袭击我们的身体。刘完素认为，糖尿病产生的根本原因在于饮食不当，如"久嗜咸物，恣食炙腻，饮酒过度"，导致"燥甚于胃"。因此，糖尿病的治疗也以饮食治疗最为重要。

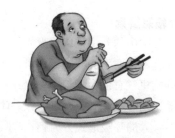

消渴病，相当于现代医学的糖尿病

人们要想远离糖尿病，必须建立合理的膳食结构，从根上保证身体的健康。比如不暴饮暴食，生活有规律，吃饭要细嚼慢咽，多吃蔬菜。尽可能不在短时间内吃含葡萄糖、蔗糖量大的食品；这样可以防止血糖在短时间内快速上升，对保护胰腺功能有帮助。更不要吃过量的抗生素，以免诱发糖尿病。

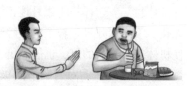

糖尿病患者必须控制进食蔗糖、果糖、葡萄糖和含糖多的糕点等食品

对于糖尿病患者，我们给大家推荐以下两种养生食谱：

1. 苦瓜烧豆腐

【原料】苦瓜150克，水豆腐100克。植物油，食盐适量。

【做法】苦瓜去子切薄片，入锅炒至八成熟，加入豆腐、食盐、烧至熟透食用。

【功效】豆腐有清热、利尿、降糖之功。

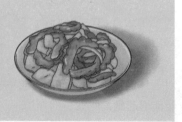

2. 香菇烧豆腐

【原料】苦嫩豆腐250克，香菇100克，盐、酱油、味精、香油适量。

【做法】豆腐洗净切成小块。在砂锅内放入豆腐、香菇、盐和清水。中火煮沸改文火炖15分钟，加入酱油、味精，淋上香油即可食用。适量服食，不宜过热。

【功效】清热益胃，活血益气。豆腐味甘性凉，益气和中，生津润燥，清热解毒；香菇有益气活血，理气化痰之功。此方对烦热、消谷善饥兼见瘀血型糖尿病患者尤为适宜。

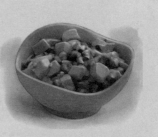

⊙**健康锦囊**

俗话说："良医治未病"，糖尿病的预防也非常关键，首先应当遵循以下原则：

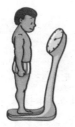

避免肥胖，维持理想且合适的体重。

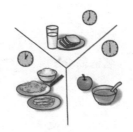

定时定量，每餐饮食按照计划分量进食，不可任意增减。

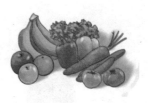

经常选用含纤维质高的食物，如未加工的蔬果等。

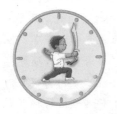

配合长期性且适当的运动、药物、饮食的控制。

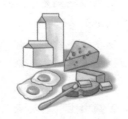

少吃糕点类或腰花等动物内脏类胆固醇含量高的食物。

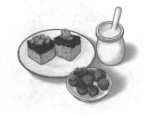

少吃精制糖类的食物，如点心、炼乳、蜜饯等。

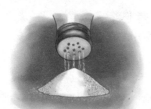

烹调不可太咸，食盐摄入量6克以下为宜。

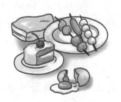

少吃油煎、炸猪皮、鸡皮、鸭皮等含油脂高的食物。

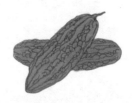

多食苦瓜或苦瓜茶，苦瓜降糖更安全、无任何副作用。

李东垣

后天之本不可伤，养胃健脾有良方

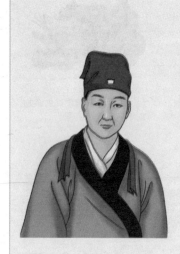

⊙名医简介

　　李杲，字明之，真定（今河北省正定）人，生于1180年，卒于1251年，晚年自号"东垣老人"，故世人多称之为"李东垣"。李杲20多岁时，母亲患病，请了许多医生前来，治疗无效，也就糊里糊涂地病死了。这件事对他的触动极大，从此他便立志学医。他听说易州的张元素的名声很大，便携重金前去拜师学医。在张元素的指点下，他对《内经》《难经》等中医经典著作深入研究，并通过长期的临床实践，最终提出"内伤脾胃，百病由生"的观点，并形成了独具一格的脾胃内伤学说，从而成为中医"脾胃学说"的创始人，并跻身"金元四大家"之列。由于在五行当中，脾胃属于土，他的学说也被称作"补土派"。著有《脾胃论》《内外伤辨惑论》《兰室秘藏》《活法机要》《医学发明》《东垣试效方》等。其中，《脾胃论》对后世医家关于脾胃病及以脾胃为主的治疗方法有着重要的影响，起到了指导作用。

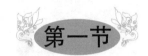

第一节

脾胃若伤，百病由生——李东垣的日常调摄养生观

⊙国医智慧

安于淡薄，少思寡欲，省语以养气，不妄作劳以养形，虚心以维神，寿夭得失，安之于数，得丧既轻，血气自然谐和，邪无所容，病安增剧？苟能持此，亦庶几于道，可谓得其真趣矣……气乃神之祖，精乃气之子。气者，精神之根蒂也。大矣哉！积气以成精，积精以全神，必清必静，御之以道，可以为天人矣。有道者能之，予何人哉，切宜省言而已。

——引自《脾胃论》

⊙精彩解读

李东垣晚年自称东垣老人，是我国金元时期四大名医之一，是著名的医学家，也是养生学家。他在所著的《脾胃论》中提出如下观点："内伤脾胃，百病由生。"

"胃主受纳，脾主运化。"即强调脾胃在人体调养中的重要性。饮食水谷全靠脾胃的作用，才能转化为人体加以利用的营养物质。因此，人的饮食必须营养合理，饮食调和，脾胃消化吸收功能正常，身体才能健壮。

"食助药力，药不妨食。"即食物与药物，应相互起到协调作用，必须有合适的食物来滋养脾胃，才能使药物发挥疗效。否则，若脾胃功能不好或伤及脾胃，即使最好的药物，也难起到应有的作用。因此，应该做到"用药时时顾及保护脾胃，治疗则处处兼顾脾胃"。

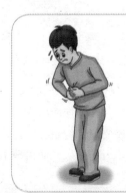

许多疾病的根源，都在于饮食不利，损伤脾胃之气，使之不能运化水谷精微来营养经脉，滋养脏腑和护身抗病。因此，避免脾胃损伤，是使人健康长寿的关键。

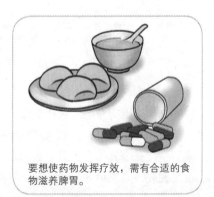

要想使药物发挥疗效，需有合适的食物滋养脾胃。

除此之外，李东垣关于日常生活诸方面的摄养方法，也是以调脾胃、养元气这一原则为中心而制定的。李东垣所提出的这些摄养方法，在内容上非常之多，而且很具体。这些方法包括：

1. 要节劳

即注意劳逸结合。李东垣提出"不妄作劳以养形"。他认为过度的劳作会伤耗元气，损害健康，因此要避免过劳。这是针对当时人们深受繁重劳役之苦这一现实情况提出来的。身体弱的人不耐劳，

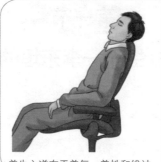
养生之道在于养气、养性和维神。

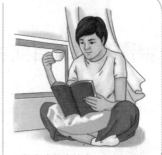
人们应该劳逸结合，保养形体。

过劳就会出现气短疲乏现象，这就是过劳伤气的一个例证。当然，现在应当辩证地看待这个问题，正确的做法是既不过劳，也不过逸。

2. 要预防外邪侵袭

李东垣认为，外来的邪气，如风、寒、暑、湿、燥、火等，都有可能对脾胃造成不同程度的损伤，导致疾病。因此，在日常生活中，一定要慎起居、适寒温，防止外邪侵袭。其具体方法有：

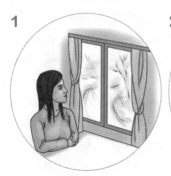
1
遇到天气突然变化，转冷或起风下雨雪等，应当避其邪气，居于暖温之地。如在外突然遇到寒流气温下降，而衣服单薄不能御寒，我们就要努力振作起来，鼓起全身的劲，就能有效地抵御寒邪。

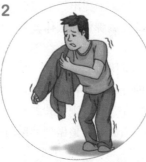
2
穿衣单薄，因而感到气短不连续的，应当赶快增加衣服，并转移到无风温暖的处所。如还气短，就需用沸水一碗，以其热蒸气熏口鼻防治。这个方法对于住处较高或天寒阴湿所引起的气短都很有效。

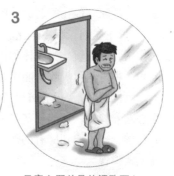
3
风寒之邪总是从汗孔而入。因此，预防风寒感冒的方法之一就是不要在出汗时当风。特别是淋浴之后，汗孔开启，津津汗出，当风最易感冒，要先摩擦汗孔使其闭合才可当风，这样就不会感冒了。

另外，如果因为穿的衣服比较厚，或自己所呆的地方通风条件欠佳而出现了气短症状，就应当减少衣服，并到通风条件好的地方去。当然，还要注意的是，要记住用手摩擦周身汗孔令其闭合，以免受风邪入侵。如果是因为大热天居处寒凉而出现了气短症状，就应该多到户外活动活动，见见阳光。

3. 要保证良好的睡眠

睡眠也是养生中很重要的一个方面。一般来说，睡眠不安稳的常见原因有两种。一是铺盖被面太厚太热，以致周身出汗。在这种情况下，要适当减少被褥，并将身上的汗擦干，才能安睡。二是被褥太薄，因为身体寒冷而无法安下心来。在这种情况下，则应当适当地加盖被褥以保证身体的温暖，这样就能安然入睡了。

另外，肚中饥饿或吃得太饱都会影响睡眠的质量。

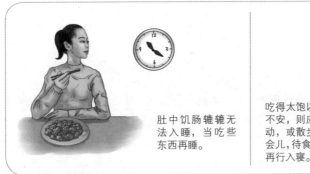

肚中饥肠辘辘无法入睡，当吃些东西再睡。

吃得太饱以致寝卧不安，则应稍事活动，或散步，或坐会儿，待食消胀除，再行入寝。

4. 省言

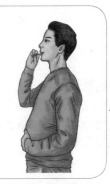

李东垣的养生方法中，还有一种比较特殊但却非常简单，操作起来也非常容易的方法，叫作"省言"，就是少说废话。李东垣根据他自身的体验认为，话说得太多了，会对人体的元气造成伤害，而少说一些话，则能对人体的元气起到一定的调养作用。李东垣一生诊务繁忙，越到老年，接诊的病人却越多。接诊的病人多了，话也就需要说得更多了，以致于常常感到中气不足。也就是说，中气不足的原因之一，便是话说得太多了而对人体的元气造成了伤害。于是，李东垣就有意识地避免多说话，以省言作为养气养生的重要手段。为了身体力行，李东垣撰写了《省言箴》一篇，作为自己的座右铭，不仅用来勉励自己，还用来告诫他人。《箴》曰："气乃神之祖，精乃气之子，气者，精神之根蒂也，大矣哉！积气以成精，必清必静，御之以道，可以为天人矣。有道者能之。予何人哉？切宜省言而已矣。"

作为一个普通的人，只要能做到少说废话，对于保气养生也就足够了。

这段话的大意是，气是人的根本，也是精和神的基础。养生之道在于养气，积气可以成精，积精可以全神，有道行之人清静虚无，才能做到这一点。

综观李东垣先生的养生之道，可见其完全建立在医学生理的基础上，从远嗜欲、节饮食，到适寒温及日常生活细节的调摄，都贯彻了重脾胃、保元气这样一种医学思想，其方法既无气功导引的深奥，也无灵丹仙药的玄虚，而是实实在在为普通人所设，因而人人都可做到，其可贵之处也正在这里。

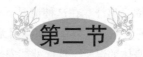

第二节

吃饭有讲究，养脾胃益健康——李东垣的护脾养胃法

⊙**国医智慧**

　　《四十九难》曰：饮食劳倦则伤脾。又云：饮食自倍，肠胃乃伤。肠为痔。夫脾者，行胃津液，磨胃中之谷，主五味也。胃既伤，则饮食不化，口不知味，四肢倦困，心腹痞满，兀兀欲吐而恶食，或为飧泄，或为肠澼，此胃伤脾亦伤明矣。大抵伤饮伤食，其治不同。伤饮者，无形之气也。宜发汗，利小便，以导其湿。伤食者，有形之物也。轻则消化，或损其谷，此最为妙也，重则方可吐下。今立数方，区分类析，以列于后。

——引自《脾胃论》

⊙**精彩解读**

　　李东垣是个养脾胃大家，认为有胃气则生，无胃气则死，自然在他的脾胃养生论中有一套饮食理论一直在影响着后来人，不管是医学界人士还是生活中的老百姓。

　　他认为饮食劳倦则伤脾，又云："饮食自倍，肠胃乃伤。"他提倡饮食不能过饱，否则会伤脾胃。现代医学研究表明：经常饮食过饱，不仅会使消化系统长期负荷过度，导致内脏器官过早衰老和免疫功能下降，而且过剩的热量还会引起体内脂肪沉积，引发"富贵病"和"文明病"。我国著名营养学家李瑞芬教授总结的秘诀是："一日多餐，餐餐不饱，饿了就吃，吃得很少。"只有这样，才能延缓衰老，延年益寿。

　　另外，李东垣特别强调人要多吃五谷杂粮，尤其是豆类，他曾说过："白粥、粳米、绿豆、小豆之类，皆淡渗利小便。"现代医学认为五谷杂粮里面含有大量的膳食纤维，可帮助肠道蠕动，排出毒素，预防便秘。在这里要提醒大家的是五谷杂粮以新鲜为好，一方面，新鲜粗粮营养物质含量较丰富，另一方面，新鲜粗粮不易被黄曲霉素所污染。久置的粗粮易霉变，不但不能防癌，其中的黄曲霉素还有可能诱发肝癌。

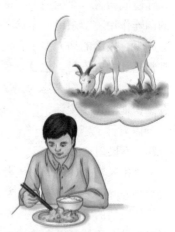

人的进食方式应该像"羊吃草"那样，饿了就吃点，每次吃不多，胃肠总保持不饥不饱的状态。

　　李东垣还告诫人们吃饭不要过咸，他说："忌大咸，助火邪而泻肾水真阴，及大辛味，蒜、五辣、醋、大料物、官桂、干姜之类，皆伤元气。"清淡饮食似乎大家都知道，但在这里要强调的是清淡饮食的前提条件是：食物应该多样化，主食以谷类为主；多吃蔬菜水果；经常吃奶类、豆类和适量的鱼、禽、蛋、瘦肉。只有这样，才能保证饮食中的蛋白质、脂肪等营养素满足人体基本的需要。在此基础上，再提倡清淡少盐，对脂肪和食盐的摄入量加以控制，才能真正地促进健康。

　　最后李东垣提倡人们不要喝太多的酒，他说："夫酒者大热有毒，气味俱阳，乃无形之物也。"现代医学认为长期嗜酒会引发多种疾病，如高血压、糖尿病、胃炎、胆囊炎，甚至导致人的智力下降，总之还是少喝为妙。

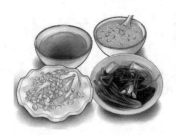 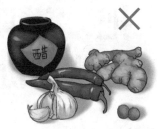 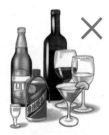

过咸的食品、蒜、五辣、醋、大料物、干姜之类对脾胃都有损害，调理脾胃应该做到荤素搭配，营养合理。另外，饮酒对肠胃、肝脏和大脑伤害极大，能不喝尽量不喝。

⊙**健康锦囊**

　　脾功能不佳者，可尝试使用以下养脾四法：

1. 醒脾法

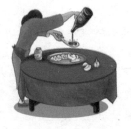

以糖醋少许拌食生蒜泥 10 克，有醒脾健胃的功效。

2. 健脾法

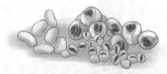

用莲子、白扁豆、薏仁米煮粥食，或用银耳、百合、糯米煮粥，服后可健脾祛湿。

3. 护脾法

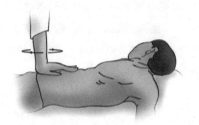

仰卧于床，以脐为中心，沿顺时针方向用手掌旋转按摩 20 次，可使食欲增加、气血畅通。

4. 暖脾法

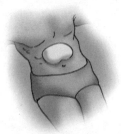

用较厚的纱布袋，装炒热的食盐 100 克，置于脐上三横指处，有温中散寒止痛的功效。

朱震亨

把"滋阴"贯穿于一生的健康计划之中

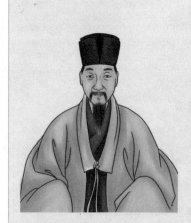

⊙名医简介

　　朱震亨，字彦修，婺州义乌人，因其家住义乌丹溪镇，故世称丹溪翁，他生于公元1281年，卒于1358年，享年77岁，早年习儒，研究理学，后弃儒学医，广泛吸收了刘完素、李东垣和张从正的学说和经验，融会自己的心得，力倡"阳常有余，阴常不足"之说，申明人体阴气、元精的重要性，用药治病以养阴为特色，成为"滋阴派"的创始人。朱震亨不仅是一位著名的医学家，而且也是一位名副其实的养生家，他医术高明、医德高尚，每治一病，必告知病后调理和养生之法，听其教诲者每能尽享天年。他在益寿方面亦倡导养阴益寿的学术思想，对中医的延缓衰老学说做出了重要贡献。著有《格致余论》《局方发挥》《丹溪心法》《金匮钩玄》等书，在中国传统养生史上占有重要地位。

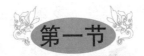

第一节

阳常有余，阴常不足——警惕"阴不足"的信号

⊙**国医智慧**

　　人受天地之气以生，天之阳气为气，地之阴气为血，故气常有余，血常不足。何以言之？天地为万物之父母。天，大也，为阳，而运于地之外；地居天之中，为阴，天之大气举之。日，实也，亦属阳，而运于月之外；月，缺也，属阴，禀日之光以为明者也。人身之阴气，其消长视月之盈缺，故人之生也，男子十六岁而精通，女子十四岁而经行。是有形之后，犹有待于乳哺水谷以养，阴气始成，而可与阳气为配，以能成人而为人之父母。古人必近三十、二十而后嫁娶，可见阴气之难于成，而古人之善于摄养也。

——引自《格致余论·阳有余阴不足论》

⊙**精彩解读**

　　"阳常有余，阴常不足"是朱震亨对人体阴阳认识的基本观点，也是朱震亨学术思想的最中心的内容。此观点是他运用"天人相应"的理论，通过分析天地、日月的状况，人体生命发生发展的过程和生理特点以及情欲无涯的一般倾向而得出的结论。

　　朱震亨认为，世界万物都有阴阳的两面，天为阳，地为阴，日为阳，月为阴。天大于地，太阳始终如一，而月亮却有阴晴圆缺，从这个自然界来说，就是"阳盛阴衰"的体现，人是自然界的一部分，当然也存在着这种状况。

　　朱震亨还认为，在人的生命过程中，只有青壮年时期阴精相对充盛，但青壮年时期在人生中十分短促，故人之一生多处于阳有余阴不足的状态。

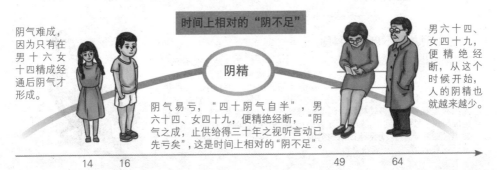

阴气难成，因为只有在男十六女十四精成经通后阴气才形成。

时间上相对的"阴不足"

阴精

阴气易亏，"四十阴气自半"，男六十四、女四十九，便精绝经断，"阴气之成，止供给得三十年之视听言动已先亏矣"，这是时间上相对的"阴不足"。

男六十四、女四十九，便精绝经断，从这个时候开始，人的阴精也就越来越少。

14　16　　　　　　　49　64

不仅如此，人还往往受到外界诸多因素的影响，如相火妄动就可引起疾病，而情欲过度，色欲过度，饮食厚味，都可引起相火妄动，损耗阴精。

以下几个症状都是阴虚的表现，我们要对其提高警惕，及时把握消耗的度。

1. 爱吃味道浓的东西

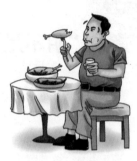

现在社会上有越来越多的"吃辣一族"，很多人没有辣椒就吃不下饭。这在中医上怎么解释呢？一般有两个原因。一是人的脾胃功能越来越弱了，对味道的感觉也越来越弱，所以要用味浓的东西来把自己的肾精调出来，帮助自己调元气上来，以助运化，说明元气已经大伤，肾精已经不足。另外一个原因就是，现代人压力太大，心情太郁闷了，因为味厚的东西有通窜力，而吃辣椒和大蒜能让人心胸里的瘀滞散开一些。总而言之，我们只要爱吃味道浓的东西，就表示身体虚了。

2. 老年人小便时头部打激灵

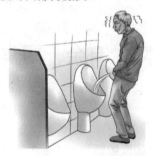

小孩和老人小便时有一个现象，就是有时头部会打一下激灵。但是老人的打激灵和小孩的打激灵是不一样的。小孩子是肾气不足以用，肾气、肾精还没有完全调出来，所以小便时气一往下走，下边一用力，上边就有点空，就会激灵一下；而老人是肾气不足了，气血虚，所以下边一使劲，上边也就空了。小便时咬住后槽牙，可以收敛住自己的肾气，不让它外泄。

3. 下午 5 ～ 7 点发低热

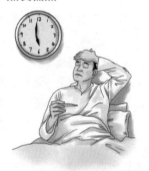

有些人认为发高热不好，实际上发高热反而是气血充足的表现，气血特别足的话，才有可能发高热。小孩子动不动身体就可以达到很高的热度，是因为小孩子的气血特别足。人到成年之后发高热的可能性就不大了，所以，发低热实际上是气血水平很低的表现，特别在下午 5 ～ 7 点的时候发低热，这实际上是肾气大伤了。

4. 成年人胸无大志，容易满足现状

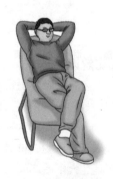

在日常生活中，有些人刚刚三四十岁就已经没有什么远大的志向了，只想多赚钱维持生计，再比别人过得好一点儿就可以了，这实际上是肾精不足的表现。中医理论认为，肾不仅可以主"仁、义、礼、智、信"中的"智"，还可以主志气的"志"，肾的神就是"志"。一个人的志气大不大，智力高不高，实际上都跟肾精足不足有关。小孩子肾精充足，所以他们的志气就特别高远。而人到老年，很多人会说，我活着就行了，什么也不求了，这其实就表明他的精气快绝了。

5. 坐着时总是不自觉地抖腿

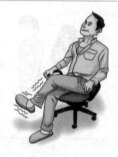

有些人坐着的时候总是不自觉地抖腿，你也许会认为这是个很不好的毛病，是没有修养的表现，其实这说明这个人的肾精不足。肝是木，肾是水，水生木，所谓肝肾同源，肾精足了肝就壮，肾精不足，肝精就不足，肝风内动，就抖。中国古代相书上说"男抖穷"，意思是男人如果坐在那儿没事就抖腿，说明他肾精不足。肾精不足就会影响到他的思维：思维有问题，做事肯定就有问题；做事有问题，就不会成功；做事总是不成功，就会导致他的穷困。所以，中国文化强调考察一个人不仅要听其言，还要观其行。

6. 迎风眼睛总是流眼泪

在中医里，肝对应泪，如果总是迎风流泪就说明肝有问题了。肝在中医里属厥阴，迎风流泪就说明厥阴不收敛，长时间下去，就会造成肝阴虚，所以遇到这种情况时，要及时调理，以免延误病情。

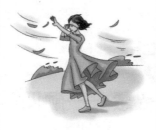

8. 睡觉时总出汗

睡觉爱出汗在医学上称为"盗汗"。中医认为，汗为心液，盗汗多由于气阴两虚，不能收敛固摄汗液而发生，若盗汗日久不愈，则更加耗伤气阴而危害身体健康。尤其是中青年人群，面临工作、家庭压力较大，体力、精力透支明显，极有可能导致人体自主神

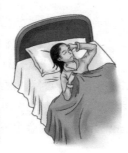

经紊乱，若在日常生活中不注意补"阴"，则必然受到盗汗症的"垂青"。

7. 春天了手脚还是冰凉的

有很多人到了春季手脚还是冰凉的，这主要是人体在冬天精气养得不足造成的。春季是万物生发的季节，人的身体也处于生发的阶段，但是人体肾经循行的路线是很长的，人的手脚又处于身体的末端，如果冬天肾藏得不够，那么供给身体生发的力量就少了，精

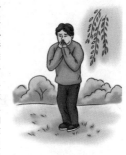

气到不了四肢，就会出现四肢冰冷的症状。这时候，我们就需要补肾了。

9. 成年人还总流口水

我们知道，很多小孩子特别爱流口水，中医认为，涎从脾来，脾液为"涎"，也就是口水。脾属于后天，小孩脾胃发育尚弱，因此爱流口水。但是如果成年人还总是流口水，那就是脾虚的征象了，需要对身体进行调养。

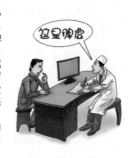

　　以上所说的现象，都是阴不足的表现，都是在警告我们要对身体状态做出改变，否则情况就会进一步恶化，疾病也就会乘虚而入了。

⊙ 健康锦囊

　　产后女性，食物补阴有着不可代替的作用，根据自己的需要进行食补，比如补肾阴，有乌鸡、鳖甲、龟板、枸杞子。还要做到生活规律、心情舒畅、积极参加户外锻炼。

　　阿胶含有丰富的动物胶、氮、明胶蛋白、钙、硫等矿物质和多种氨基酸物质，具有补血止血、滋阴润肺等功效，特别在补血方面的作用更加突出，在治疗各种原因造成的出血、贫血、眩晕、心悸等症状方面也是效果卓著的。

　　下面介绍一种"阿胶粥"，阴虚体质的人可用于日常养阴补阴。

阿胶粥

　　【材料】阿胶 30 克，糯米 30 克至 50 克。

　　【制法】将阿胶捣碎，炒，令黄炎止，然后将糯米熬成粥；临熟时将阿胶末倒入搅匀即可，晨起或晚睡前食用。

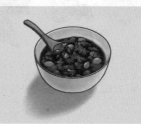

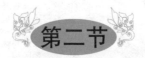

朱震亨教给我们的养阴智慧——顺四时而养阴

⊙ 国医智慧

肾水常借肺金为母，以补助其不足，故《内经》谆谆然滋其化源也。古人以夏月必独宿而淡味，兢兢业业于爱谨，保养金水二脏，正嫌火土之旺尔。《内经》又曰：藏精者，春不病温。十月属亥，十一月属子，正大气潜伏闭藏，以养其本然之真，而为来春升动发生之本。若于此时，不恣欲以自戕，至春升之际，根本壮实，气不轻浮，焉有温热之病？夫夏月火土之旺，冬月大气之伏，此论一年之虚耳。

——引自《格致余论·阳有余阴不足论》

⊙ 精彩解读

津液对人体如此重要，所以，对于极易出现阴虚的现代人来说，一定要注意随时随地养护自己的津液。一年中有春、夏、秋、冬四个季节，每个季节的气候都不一样，对人体的影响也就不一样，所以，滋阴、养阴的方法也要因时而异、顺四时而变。下面就向大家分别介绍一下春、夏、秋、冬四季的津液养生之道，供大家参考。

1. 春季

春季风多且干燥，人们很容易因此出现各种上火症状，继而出现其他健康隐患。因此，春季要注意清热养阴祛火。

具体来说，应常吞口中津液，并保证水分的足量摄入。下面为大家介绍几种春季养阴的保健食品。

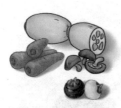

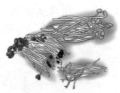
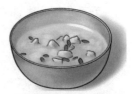

多吃一些益气养阴的食品，如胡萝卜、豆腐、莲藕、荸荠、百合、银耳、蘑菇、鸭蛋等。	多吃具有清理胃肠湿热功效的低脂肪、高纤维素、高矿物质的食物，如荠菜、韭菜、芹菜、菠菜和香椿等。	绿豆芽、黄豆芽、黑豆芽、蚕豆芽等豆类食品对肝气疏通、健脾和胃有较大的益处，日常可以坚持食用	可以熬些枸杞粥食用，用胡萝卜粥、山药粥、菊花粥、番茄鸡蛋汤同样能达到春季养肝的目的。

2. 夏季

夏季天气炎热，出汗多，所以人们最易受暑湿之邪的伤害，也就是说，人特别容易在这时候耗气伤阴，而且病程特别长，知道这点，就好理解人为什么夏季感冒或拉肚子、痢疾的时候总是时好时坏、难以痊愈了。那我们要如何养阴呢？

首先要保津，就是要养护自己的津液，如多喝一些菊花茶、黄芪茶，这些茶都有清火、明目、除烦、消暑的作用；多吃西瓜，西瓜95%是水分，中医更是把西瓜看作"天然的白虎汤"，大有清热解暑、保肝利尿的作用，也有补充电解质的效果；酸味食物的酸味能敛汗止泻祛湿，可预防流汗过多而耗气伤阴，又能生津解渴，健胃消食。若在菜肴中加点醋，醋酸还可杀菌消毒，防止胃肠道疾病发生。

其次要养阴熄火。夏季人体散热大大减少，所以要少吃高脂肪、高热量的食物，应清淡饮食、适当节食。清淡的汤菜既补充了水分、盐分和营养，还有利尿、排出废物毒物的作用。

夏季饮食养生宜忌

炎炎夏日人要学会养阴护液、避暑养生。阴不衰，阳难充，即使环境似火，体内依然阴阳平衡，脏腑调达，气血和谐，神情旺盛。

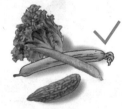

多吃含糖分少的生菜、黄瓜、苦瓜、丝瓜以及野菜等。

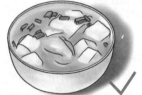

多吃清淡的汤菜，如传统豆腐汤、丝瓜汤、紫菜汤等。

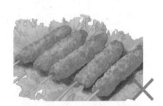

少食烹、炸、煎、炒的油腻菜

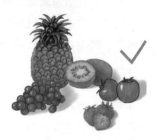

适当多吃酸味食物，如番茄、草莓、葡萄、菠萝、芒果、猕猴桃之类，可以保津。

再次要造凉。"阴"总是与冷和凉连在一起的。盛夏我们必须创造阴凉环境呵护人体的"阴"本，以维持阴平阳秘。所以，如果觉得天气太热了就开开空调、电扇，只要注意温度不太低、不长时间吹就可以了；节假日到山中、郊外避暑也很不错；有时间还可以去游泳，游泳不仅可带走体内过多的热量，有降温除暑之效，还可消耗过剩营养，降低血脂血糖，减少脂肪储存，有强身健美之功。

3. 秋季

秋季气候处于"阳消阴长"的过渡阶段。秋分之后，雨水渐少，秋燥便成为主要气候，也极容易耗损津液，所以，秋季养阴也是非常重要的。那么在秋季养阴，有哪些注意事项呢？

第一，要早睡早起，收神"蓄阴"，保持人体阴阳调和。

第二，饮食要清润。

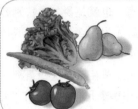

宜吃清热生津、养阴润肺的食物，如梨、番茄、时令瓜果和新鲜蔬菜以及蜂蜜、乳品等。

秋季饮食宜养阴

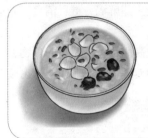

早餐多吃一些适合自己的粥，如百合红枣糯米粥滋阴养胃，扁豆粥健脾和中，生姜粥御寒止呕，胡桃粥润肺防燥，菊花粥明目养神，山楂粥化痰消食，山药粥健脾固肠，甘菊枸杞粥滋补肝肾。

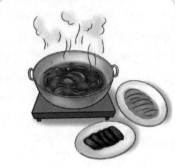

少吃辛辣、燥热之品和动物肝脏。

第三，要适量运动，以达到内敛"护阴"的效果。但切忌剧烈运动，以免过度消耗体力，耗伤阴津。所以，不论跑步、爬山、练功，都应以温和平缓的动作或中低运动量为宜，身有微热、小汗即止，只要坚持不懈，收效甚佳。

第四，要适当秋冻，以增强机体的抗寒防病能力。即使是晚秋，穿衣也要有所控制，以免过早多穿衣而导致体热多汗，汗液蒸发致阳气外泄。但秋季气候冷暖多变，因此，秋冻应根据自身情况适度掌握，如果当添衣时不添衣，勉强挨冻，就违背"秋冻"健身之本意了。

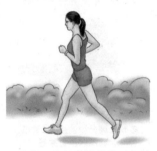

适量的运动是秋季非常适宜的养生方式。

4. 冬季

冬季阴长阳消，顺应这个趋势养阴，效果最佳。但冬季天气寒冷，当以固护阴精为本，宜少泄津液。故冬"去寒就温"，预防寒冷侵袭是必要的。但不可暴暖，尤忌厚衣重裘，向火醉酒，烘烤腹背，暴暖大汗，这样反而会损耗津液伤身。

冬天要多吃养阴之品，包括水生植物如水稻、藕等；背阴处生的植物，如冬菇、蘑菇；冬季成熟的食物，如冬梨、冬枣。冬天要多喝井水、地下水养阴。

再就是护阴。汗出过多就会损人体之"阴"，因此，防止汗过多是护阴之关键。

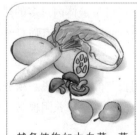

越冬植物如大白菜、萝卜，是很好的养阴之品。

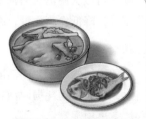

吃体温偏低的动物如水鸭和鱼，有助于养阴。

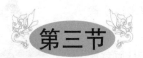

第三节

食物排毒有妙法，朱氏"倒仓"最便捷

◎**国医智慧**

　　《经》曰：肠胃为市，以其无物不有，而谷为最多，故谓之仓，若积谷之室也。倒者，倾去积旧而涤濯，使之洁净也。胃居中，属土，喜容受而不能自运者也。人之饮食，遇适口之物，宁无过量而伤积之乎？七情之偏，五味之厚，宁无伤于冲和之德乎？糟粕之余，停痰瘀血，互相纠缠，日积月深，郁结成聚，甚者如核桃之穰，诸般奇形之虫，中宫不清矣，土德不和矣。诚于中形于外，发为痈疽，为劳瘵，为蛊胀，为癞疾，为无名奇病。先哲制为万病丸、温白丸等剂，攻补兼施，寒热并用，期中病情，非不工巧，然不若倒仓之为便捷也。

——引自《格致余论·倒仓论》

◎**精彩解读**

　　有时候，我们会觉得整日疲惫不堪，还伴随着头痛、便秘、记忆衰退、抑郁、失眠、超重、面色枯黄、皱纹增多等症状，其实，造成这一切的元凶就是毒素。朱震亨早在600多年前就认识到了这一点，所以他创制了"倒仓法"。

　　我们不妨领略一下：

　　有位姓林的先生，咳嗽很长时间了，每次在咳的时候还会咳出血来，经常发热，日轻夜重，人也消瘦得很严重。为此，林先生四处求医问药，亲朋好友给的偏方也试了无数，但均不见效。后来听人说朱震亨非常厉害，林先生便抱着试试看的心情找到了朱震亨。

　　一番望闻问切后，朱震亨开出了方子：买黄牡牛肉二十斤，其中必须要有一两斤的肥肉，然后用长流水煮牛肉至糜烂，滤掉渣滓，把汁放入锅中继续熬煮至琥珀色即可；取熬成的肉汤喝，每次一碗，过一会儿再饮，连续喝上十几碗后进入一个不透风的屋子内休息，如果觉得渴就把自己的尿接一两碗喝。接着睡一两天，觉得很饿的时候就喝粥，如此清淡饮食半个月即可，以后5年忌食牛肉。

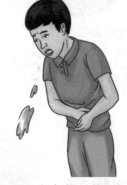

所谓"倒仓法"，就是催吐、泻下法。"仓"指人体胃、肠，"倒"是倾倒，即催上吐、促下泻。奇特的是，朱震亨不用常规有毒副作用的药物来"倒仓"，而是选用营养丰富的大量纯牛肉汁来达到排毒的目的。

开完方子后，朱震亨嘱咐林先生的家人一定要买黄牛的肉，因为黄色属土，入脾胃。林先生一家人半信半疑，但为了治好病也别无选择，便照着朱震亨教的法子一五一十地做了，上吐下泻后，林先生感觉轻松了许多，半个月后身体居然康复了，第二年还得了一子。

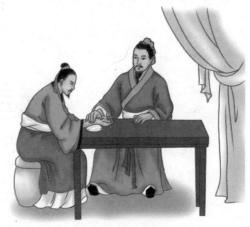

朱丹溪用"倒仓法"为林先生治病

朱震亨的倒仓排毒法，也正是我们现在所说的食物排毒，这不由得使我们惊叹、折服。但就是这么好的方法，很多人却将其遗忘，一说起排毒，就想到吃排毒的药。药物虽然可以清除体内的毒素，但同时也会给身体带来毒副作用，所以我们要尽量用食物来清除体内垃圾。

下面是朱震亨大师推荐的几种用以清除体内毒素的饮食：

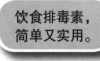

饮食排毒素，简单又实用。

1. 常饮鲜果、鲜菜汁（不经炒煮）

如芹菜汁、胡萝卜汁、黄瓜汁等，这些鲜果、鲜菜汁是体内"清洁剂"，它们能解除体内堆积的毒素和废物。多量的鲜果汁和鲜菜汁进入人体消化系统后，会使血液呈碱性，把积存在细胞中的毒素溶解，由排泄系统排出体外。

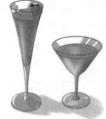

"吃"出健康身体！

2. 常吃海带

海带胶质能促进体内的放射性物质排出体外，从而减少放射物质在人体内的积聚，降低放射性疾病的发生率。

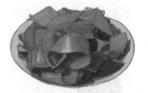

5. 常吃黑木耳等菌类植物

据研究，黑木耳等菌类植物有良好的抗癌作用，并且能清洁血液和解毒，经常食用能有效地清除体内污染物质。

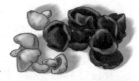

3. 常喝绿豆汤

绿豆汤能帮助排出体内的毒物，促进机体的正常代谢。

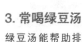

4. 常吃猪血汤

猪血汤的血浆蛋白，经过人体胃酸和消化液中的酶分解后，会产生一种具解毒和滑肠作用的物质，与侵入胃肠的粉尘、有害金属微粒发生化学反应，变为不易被人体吸收的废物。

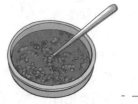

⊙健康锦囊

　　人体就有一套很好的排毒系统，只要我们懂得正确的排毒方法，一样可以达到排出毒素的效果。我们可以根据身体的不同部位采取有针对性的排毒措施。

1. 肺部排毒

肺脏是最易积存毒素的器官之一，每天的呼吸将约8000升空气送入肺中，空气中飘浮的细菌、病毒、粉尘等有害物质也随之进入到肺脏。不但肺要受到伤害，有毒物质还能潜入血液"株连全身"。

排毒措施：
可借助咳嗽清除肺部的毒素，早上在空气清新的地方或雨后练习深呼吸，深吸气时先缓缓抬起双臂，然后突然咳嗽，同时迅速垂 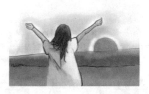 下双臂使气流从口鼻喷出，将痰液咳出。如此反复多遍，每天坚持这样做，能使肺保持清洁，这样可以帮助肺脏排毒。此外，还可以多吃黑木耳，因为黑木耳含有的植物胶质有较强的吸附力，可以清肺、清洁血液，经常食用还可以有效清除体内污染物质。

2. 肾脏排毒

肾脏是排毒的重要器官，它过滤血液中的毒素和蛋白质分解后产生的废料，并通过尿液将其排出体外。

排毒措施：
不要憋尿。尿液中毒素很多，若不及时排出，会被重新吸收，危害全身健康。充分饮水可以稀释毒素的浓度，而且促进肾脏新陈代 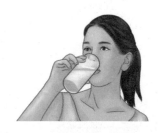 谢，将更多的毒素排出体外。但水不等于甜饮料，甜饮料喝多了会使身体摄取大量的糖分和热量，对身体没有好处。特别建议每天清晨空腹喝一杯温水。此外还要多吃黄瓜、樱桃等蔬果，有助于肾脏排毒。

3. 大肠排毒

食物残余在细菌的发酵和腐败作用下形成粪便，此过程会产生吲哚等有毒物质，再加上随食物或空气进入人体的有毒物质，需要尽快排出体外。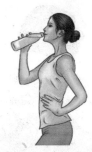

排毒措施：
饮水冲洗肠道。肠道中的粪便毒素甚多，如硫化氢、吲哚、粪臭素，若不及时排出，会被机体重新吸收，损害人体的健康。因此应保持大便通畅。清晨起床后至少要喝200毫升水，多活动活动，能起到清刷胃肠的作用，使得大小便排出，清除毒素。以天然食品取代精加工食物，新鲜水果是强力净化食物，菠萝、木瓜、奇异果、梨都是不错的选择。此外，粪便之所以会留在人体内，就是因为肠道的蠕动不够，如果平时多吃富含纤维的食物，比如糙米、蔬菜、水果等，就能增加肠道蠕动，减少便秘的发生。

4. 肝脏排毒

肝脏是人体最大的解毒器官，各种毒素经过肝脏的一系列化学反应后，变成无毒或低毒物质。

排毒措施：
体育锻炼。体育锻炼是通过把压力施加到肝脏等解毒器官上，改善器官的紧张状态，加快其血液循环，促进排毒。多吃苦瓜，苦味食品一般都有解毒功能，苦瓜中有一种蛋白质能增强免疫细胞活性，清除体内有毒物质。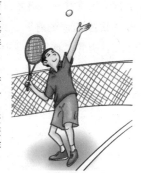

5. 皮肤排毒

皮肤是人体最大的排毒器官，皮肤上的汗腺和皮脂腺，能够通过出汗等方式排出其他器官难以排出的毒素。

排毒措施：
每周至少进行一次使身体多汗的有氧运动。每周最好还要洗一次蒸汽浴或桑拿浴，能加快新陈代谢、排毒养颜。蒸桑拿时要注意饮水，浴前喝一杯水可帮助加速排毒，浴后喝一杯水能补充水分。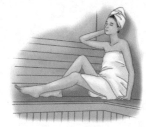

李时珍

一草一木皆良药，
健康就在本草中

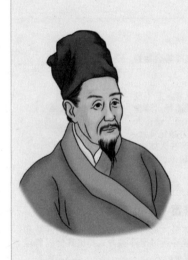

⊙**名医简介**

　　李时珍，字东璧，晚年自号濒湖山人，湖北蕲州（今湖北省黄冈市蕲春县蕲州镇）人，生于明武宗正德十三年（公元1518年），卒于神宗万历二十二年（公元1593年）。我国伟大的医学家、药物学家，参考历代有关医药及其学术书籍八百余种，结合自身经验和调查研究，历时二十七年编成《本草纲目》一书。《本草纲目》是我国明朝时代药物学的总结性巨著，蕴藏着众多抗衰老知识，收录了抗衰老方剂285首，涉及衰老性病症211种，为抗衰老开辟了一条简便、实用、安全、有效的新途径。此外，李时珍在人体生命科学方面也很有建树，著有《濒湖脉学》，首次明确提出"脑为元神之府"，经脉为"内景隧道"，命门在"两肾之间"的学说。

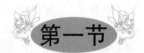

第一节

大补元气靠人参，五脏安乐定气神

⊙**国医智慧**

　　人参，亦名黄参、血参、人衔、鬼盖、神草、土精、地精、海腴、皱面还丹。味甘、微寒，无毒。能补五脏，安神定惊，除邪气，明目益智，久服可轻身长寿。

——引自《本草纲目》

⊙**精彩解读**

　　人参是举世闻名的珍贵药材，在人们心目中占有重要的地位，有"百草之王"的美誉。中医认为它是能长精力、大补元气的要药，更认为多年生的野山参药用价值最高。

　　据《本草纲目》记载，"人参，亦名黄参、血参、人衔、鬼盖、神草、土精、地精、海腴、皱面还丹。味甘、微寒，无毒。能补五脏，安神定惊，除邪气，明目益智，久服可轻身长寿"，故男女一切虚证，阴阳气血诸不足均可应用，为虚劳内伤第一要药，既能单用，又常与其他药物配伍。

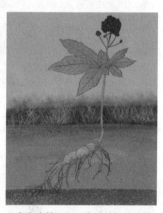

人参有大补元气、安神益智的功效

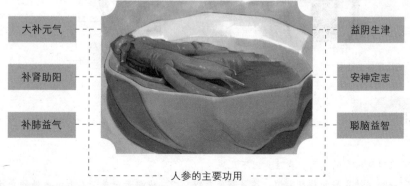

大补元气		益阴生津
补肾助阳		安神定志
补肺益气		聪脑益智

人参的主要功用

　　一味人参，煎成汤剂，就是"独参汤"。不过，这种独参汤只用在危急情况，一般情况下切勿使用。常常需要与其他药物配伍使用。如：提气需加柴胡、升麻；健脾应加茯苓、白术；止咳要加薄荷、苏叶；防痰则要加半夏、白芥子；降胃火应加石膏、知母，等等。

中国食用人参的历史悠久，具体的食用方法也很有讲究，主要包括以下几种：

1. 炖服：将人参切成2厘米薄片，放入瓷碗内，加满水，封密碗口，放置于锅内蒸炖4～5小时即可服用。

2. 嚼食：以2～3片人参含于口中细嚼，生津提神，甘凉可口，是最简单服用方法。

3. 磨粉：将人参磨成细粉，每天吞服，用量视个人体质而定，一般每次1～1.5克。

4. 冲茶：将人参切成薄片，放在碗内或杯中，用开水冲泡，闷盖5分后即可服用。

5. 泡酒：将整根人参切成薄片装入瓶内用50～60度的白酒浸泡，每日酌情服用。

6. 炖煮食品：人参在食用时常常伴有一定的苦味，如果将人参和瘦肉、小鸡、鱼等一起烹炖，可消除苦味，滋补强身。

⊙ 健康锦囊

虽然人参是一种极为珍贵的药材，但"凡药三分毒"，在使用上还是要引起注意的，具体来说，在使用人参之前，须了解以下禁忌：

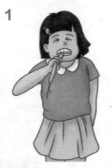

人参不可滥用。人参是一种补气药，如没有气虚的病症而随便服用，是不适宜的。体质壮实的人，并无虚弱现象，则不必进服补药，妄用本品。如误用或多用，往往反而导致闭气，而出现胸闷腹胀等症。有些人认为人参是一种补品，以为吃了对身体总有好处，这是错误的想法。无论是红参还是生晒参，在食用过程中一定要循序渐进，不可操之过急，过量服食。另外，一定要注意季节变化，一般来说，秋冬季节天气凉爽，进食比较好；而夏季天气炎热，则不宜食用。

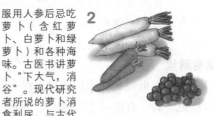

服用人参后忌吃萝卜（含红萝卜、白萝卜和绿萝卜）和各种海味。古医书讲萝卜"下大气，消谷"。现代研究者所说的萝卜消食利尿，与古代观点相同，人参大补元气是其最主要功能。这两者，一个大补气，一个大下气，正好抵消，故有此一忌。

人参忌与葡萄同吃，葡萄中含有鞣酸，极易与人参中的蛋白质结合生成沉淀，影响吸收而降低药效。

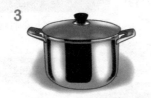

无论是煎服还是炖服，忌用五金炊具。

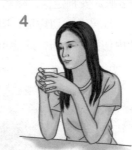

忌饮茶。服人参后，不可饮茶，免使人参的作用受损。

小贴士

在服用人参的期间，要注意以下几点：

一、保持良好的作息习惯，尽量避免熬夜。二、少吃辛辣或者具有刺激性的食物。

三、积极参加户外运动，放松心情。四、不要给自己太大的压力，学会合理减压。

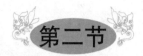

第二节

枸杞有神力，滋肝补肾去火气

◎**国医智慧**

　　枸杞，又枸忌、枸棘、苦杞、甜菜、天精、地骨、地辅、地节、地仙、却暑、羊乳、仙人杖、西王母杖。味苦、寒，无毒。补精气诸不足，易颜色，变白，明目安神，令人长寿。

——引自《本草纲目》

◎**精彩解读**

　　李时珍认为，枸杞具有滋补肝肾、益精明目的作用。他在《本草纲目》中写道："（枸杞）味苦、寒，无毒。补精气诸不足，易颜色，变白，明目安神，令人长寿。"

　　据《本草纲目》记载，枸杞还可以治"肾经虚损，眼目昏花，或云翳遮睛"，并且提出了补肾明目的"四神丸"，其制法为：枸杞子一斤，好酒润透。分作四份：一份用蜀椒一两炒，一份用小茴香一两炒，一份用芝麻一两炒，一份用川楝肉一两炒。炒后拣出枸杞，加熟地黄、白术、白茯苓各一两，共研为末，加炼蜜做成丸子，每天服适量。如今，一般的中药店都可以买到四神丸，不过你要是去买的话，注意说明一下成分，因为中药里还有破故纸、肉豆蔻、五味子、吴茱萸组成的"四神丸"，用来治肾泻脾泻。不要混淆了。下面介绍枸杞的几种简单食用方法：

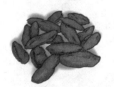

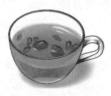

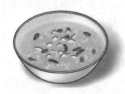

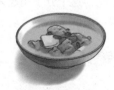

如果觉得麻烦，其实嚼食枸杞也行。我们每天晚上咀嚼十几粒，长期食用，可以养颜明目，延年益寿。	还可以泡茶喝：取枸杞15粒，泡于茶中，碧茶红果，色香俱佳，清香醇和，生津止渴，坚持饮用，益肝补肾。	煮八宝粥时放入适量枸杞，和胃补肾，滋肝活血，特别适合老人食用。	炖肉时，出锅前10分钟放入枸杞30粒，身瘦体弱，食之最宜。在做菜、煲汤时适量用枸杞，有食补之功。

　　枸杞适合各类人群服用。但是，任何滋补品都不要过量食用。一般来说，健康的成年人每天吃20克左右的枸杞比较合适，如果想起到治疗的效果，每天最好吃30克左右。

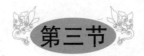

第三节
润肠通便秘，麻子仁小药建大功

⊙**国医智慧**

　　大便秘，小便数。用麻子仁二升，芍药半斤，厚朴一尺，大黄、枳实各一斤，杏仁一升，一起熬研，加炼蜜和成丸子，如梧子大。每服十丸浆水送下。一天服三次。此方名"麻仁丸"。

——引自《本草纲目》

⊙**精彩解读**

　　现在便秘已经成为越来越多人的"小毛病"，虽然小，却让人烦恼。它不仅使体内毒素无法排出，而且使得肌肤颜色灰暗，出现色斑、痘痘等，是健康的隐形杀手！

　　要治便秘，去中药店抓点麻子仁就行。据《本草纲目》记载，麻子仁可以润肠通便，滋养补虚，适用于邪热伤阴，或素体火旺、津枯肠燥所致的大便秘结、脘腹胀满、恶心欲呕等。原方是这样记述的："大便秘，小便数。用麻子仁二升，芍药半斤，厚朴一尺，大黄、枳实各一斤，杏仁一升，一起熬研，加炼蜜和成丸子，如梧子大。每服十丸浆水送下。一天服三次。此方名'麻仁丸'。"麻仁丸是我国中医用来治疗便秘的一个良方，不过你若是觉得这个方子用起来太复杂，不妨还是用食疗的方法。喝一碗麻子仁粥。其方如下：

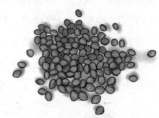

麻子仁可以治疗便秘

麻子仁粥

　　【材料】麻子仁 20 克，大米 100 克，白糖适量。

　　【制法】将麻子仁择净，放入锅中，加清水适量，浸泡 5～10 分钟后，水煎取汁，加大米煮粥，待熟时调入白糖，再煮一两沸即成。

　　【用法】每日 1 剂，连续 3～5 天。

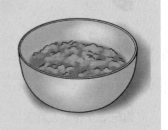

除了麻子仁，无花果、蕨菜、红薯、蜂蜜等都可以促进排便。《本草纲目》中说："无花果开胃、止泻痢、治五痔、咽喉痛……蜂蜜清热、补中、解毒、润燥、止痛。"

不过还应当提醒大家注意的是，便秘主要分为两类：热秘和虚秘，虚秘又分为气虚和血虚。热秘是由体内热毒引起的，需要润肠来通便。而气虚则是大肠传导无力，血虚津枯则不能滋润大肠。乍一看症状差不多，但病因往往不同。因此对于体内毒素，切忌不可"一泻了之"。用食物泻法来清肠就比较安全而没有副作用了。

便秘确实给人们带来了很大的痛苦，但只要我们注意生活习惯，一样可以避免。例如，不要久坐，不要吃过咸的食物，经常运动，多喝水，多吃蔬菜和水果等。

⊙ 健康锦囊

远离便秘，日常保健不可少，具体来说须做到如下几点：

1. 养成良好排便习惯

每日定时上厕所，可以养成稳定的生理时钟，并防止粪便累积变硬；如果实在解不出来，也要尝试练习催生便意，久而久之自然会成习惯。在时间上，通常早上较易排便，只要起床后喝杯水就能刺激肠胃蠕动；但若要赶着上班或只有晚上才能放松，亦可另外安排饮水及如厕时间。另外，边上厕所边看书报、有便意时还硬憋的坏习惯也要改掉。排便时，尽可能放轻松，不要用力硬挤，先做两三次深呼吸再略使劲，排便自然顺畅。

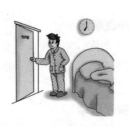

2. 每日适当活动

每天适当规律的运动，可有效防治便秘。当然，能增强身体适应能力及肌力的快走、慢跑、游泳、登山等有氧运动，是便秘患者的最佳选择；但若条件不允许，多走路或做些简单体操也有助刺激肠胃蠕动。每天早上起床后，可先做5分钟甩手、弯腰、屈膝的体操，促进便意。上班坐办公桌，可趁机做些伸展体操；回家洗澡时，可在浴缸内做1~2分钟的左右扭腰；睡觉前，则可平躺于地板上，做些仰卧起坐、抬身挺腰、屈膝压腹的运动。

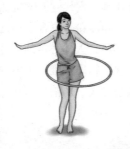

3. 生活规律

避开压力，避免熬夜，养成早睡早起、定时上床的习惯，并改善焦虑状况，像是在工作之余以嗜好来舒解压力，尽量使自己保持好心情，均有助平衡自律神经，让肠胃通畅。

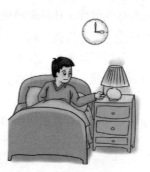

4. 饮食要清淡

平日多喝水，白开水最好，如果对白水抵触，可以泡一些清热去火的绿茶、排毒排油腻的花草茶以及养胃的茉莉花茶。平时，饮食也要注意，不要吃太油腻粘肠道的食物，例如很油腻的火锅和肥肉等。

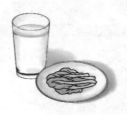

5. 进行按摩

疲累时，两手握拳轻轻敲打后腰，可缓解腰酸背痛又能刺激肠胃蠕动。洗澡时，也可以一边淋浴、一边用手在腹部按摩；如果再用莲蓬头以温水冲洗肛门约两分钟，还能舒缓肛门括约肌。睡觉前按摩腹部，则可帮助次晨排便，其方法是将双手摩擦生热，伸入衣服内，以肚脐为中心，两手掌轻轻压揉腹部，依顺时针画圆一百下。

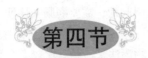

南瓜补血又排毒，高血压、糖尿病全部望风而逃

⊙**国医智慧**

南瓜，又名倭瓜、番瓜、麦瓜、饭瓜。性温味甘，入脾、胃经。具有补中益气、消炎止痛、化痰排脓、解毒杀虫功能，生肝气，益肝血，保胎。

——引自《本草纲目》

⊙**精彩解读**

据《本草纲目》记载，南瓜性温味甘，入脾、胃经，具有补中益气、消炎止痛、化痰止咳、解毒杀虫的功能。南瓜可以用于气虚乏力、肋间神经痛、疟疾、痢疾、支气管哮喘等症，还可驱蛔虫、治烫伤、解鸦片毒。现代营养学也认为，南瓜的营养成分较全，营养价值较高。不仅含有丰富的糖类和淀粉，更含有丰富的维生素，如胡萝卜素、维生素 B_1、维生素 B_2、维生素 C，矿物质，人体必需的 8 种氨基酸和组氨酸，可溶性纤维，叶黄素和铁、锌等微量元素，这些物质对维护机体的生理功能有重要作用，比如胡萝卜素和维生素 C 可以健脾，预防胃炎，防治夜盲症，护肝，使皮肤变得细嫩，并有中和致癌物质的作用。

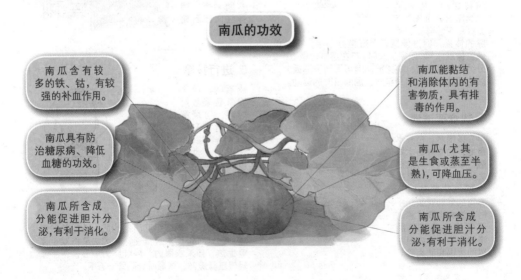

南瓜的功效

南瓜含有较多的铁、钴，有较强的补血作用。

南瓜具有防治糖尿病、降低血糖的功效。

南瓜所含成分能促进胆汁分泌，有利于消化。

南瓜能黏结和消除体内的有害物质，具有排毒的作用。

南瓜（尤其是生食或蒸至半熟），可降血压。

南瓜所含成分能促进胆汁分泌，有利于消化。

一般来说，嫩南瓜维生素含量丰富，老南瓜则糖类及微量元素含量较高；南瓜嫩茎叶和花含丰富的维生素和纤维素，用来做菜别有风味；其种子——南瓜子还能食用或榨油；南瓜还含有大量的亚麻仁油酸、软脂酸、硬脂酸等甘油酸，均为优质油脂，可以预防血管硬化。因此，南瓜的各个部分不仅能食用，还有一定的药用价值。

南瓜粥是我们日常吃的粥类，其具体的做法如下：

南瓜粥

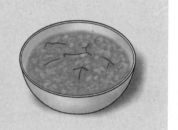

【材料】大米，南瓜，糖。

【制法】南瓜切2厘米小块，大米淘洗干净，浸泡一会儿。锅中加入适量清水，然后把南瓜和大米一同放入；烧开后转小火煮40分钟。出锅时把南瓜碾碎即可食用。

随着国内外专家对蔬菜的进一步研究，人们发现南瓜不仅营养丰富，而且长期食用还具有保健和防病治病的功能。有关资料显示，南瓜自身含有的特殊营养成分可增强机体免疫力，防止血管动脉硬化，具有防癌、美容和减肥作用，在国际上已被视为特效保健蔬菜，可有效防治高血压及肝脏病变。不过，其驱虫作用主要在瓜子，治疗糖尿病作用主要在嫩南瓜、嫩茎叶与花。防治高血压、冠心病、中风可炒南瓜子吃，每日用量以 20 ~ 30 克为宜。

下面，为大家介绍一款"南瓜盅蒸肉"，具有补益肝肾、降低血脂的作用，适合中老年人食用。其制作方法为：

南瓜盅蒸肉

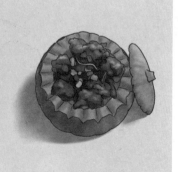

【材料】南瓜1个、冬菇300克、洋葱200克、猪肉馅200克，料酒、盐、鸡精、酱油、胡椒粉、白糖、葱、姜、蒜、豆豉、淀粉。

【制法】将南瓜洗净从顶部切开，取出瓜瓤待用。将洋葱洗净切成丁，葱、姜、蒜洗净切成末。将猪肉馅加入料酒、盐、酱油、胡椒粉、白糖、葱、姜、蒜、洋葱、豆豉、鸡精、少许淀粉拌匀，放入南瓜盅里，用瓜顶盖住，上笼蒸30分钟即可。

除了上面提到的功效之外，南瓜对于糖尿病的防治也有明显的功效。高血压是中老年人的一种常见病，患者除了应坚持药物治疗外，经常用中药泡茶饮用也能起到很好的辅助治疗作用。

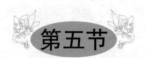

第五节

美容养颜用珍珠，珍重圆明显神奇

⊙**国医智慧**

　　珍，珍重也；珠，圆明也。生南海，采老蚌剖珠充贡。无毒。主手足皮肤逆胪，镇心坠痰止泄。为粉点目中，主肤翳障膜，用绵裹塞耳主聋，敷面令润泽好颜色。

——引自《本草纲目》

⊙**精彩解读**

　　珍珠的美容在历代人们的使用中被证明真实有效，并有众多文字记载。三国时的医书《名医别录》、梁代的《本草经集》、唐代的《海药本草》、宋代的《开宝本草》、清代的《雷公药性赋》等19种医药典籍，都对珍珠的疗效有明确的记载。从历代人们对珍珠的美容功效的重视可以看出：珍珠粉具有的独特美容功效，是其经久不衰的一个重要原因。

珍珠能够美容的原因

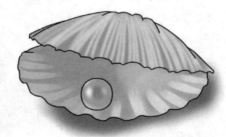

1 珍珠是由海贝或河蚌用自己分泌的有机物将偶然进入的小沙砾包裹而成的。

2 珍珠中含碳酸钙、亮氨酸、甘氨酸、蛋氨酸、丙氨酸、谷氨酸和天冬氨酸。含有的氨基酸是人体健康生长所必需的。

3 珍珠中含有微量元素铅、铜、镁、锌、锰、钠、硒等。硒有抗衰老作用；锌是多种酶的组成成分，参与体内的免疫机制和新陈代谢，直接影响人体生理活动。

4 珍珠被人体吸收以后，能促进人体内酶的活力，调节血液的酸碱度，使细胞的生命力增强，从而延缓细胞的衰老，使皮肤皱纹减少，起到延年益寿和美容的目的。

5 珍珠粉外用于美容则可缓减碱性物质的作用，使皮肤的pH值处于一个正常范围。珍珠粉有良好的抗辐射作用，可以使皮肤免于日晒的损伤。

下面介绍几种用珍珠美容的方法：

1. 敷面祛斑

首先，找个用完的美容瓶或一只小杯，先倒一些珍珠粉在容器里，再配以少量牛奶混合调匀。为了使敷在面上的珍珠粉不至于脱落，可在其中加一点蜂蜜，量不要太大。然后，用温水清洗面部，将调好的珍珠粉混合物均匀地敷在脸上，雀斑处多按摩一会儿。20分钟之后用温水洗掉，每晚临睡前做最好。

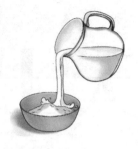

3. 珍珠营养霜

用温水清洁面部，然后倒半支珍珠粉与日常用的护肤品充分调和，均匀抹在脸上，轻轻按摩即可。这样可以在面部形成一层保护性滋润层，营养皮肤，隔离外界刺激，自然增白。

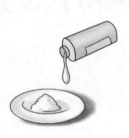

5. 珍珠芦荟面膜

将2匙芦荟汁、2匙面粉和1.5克珍珠粉搅拌成糊状，然后均匀涂于脸上、颈部，当开始干燥时，再涂第二层，20分钟后用清水洗净。能防止皮肤松弛，延缓皮肤衰老，持久焕发青春。

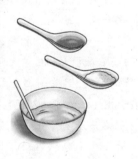

2. 治过敏、祛痘

将4克珍珠粉与鸡蛋清搅和均匀，涂在脸上，尽量涂厚一点。15 ~ 20分钟后洗掉，可治过敏，并能祛痘。

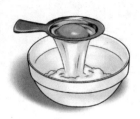

4. 珍珠香蕉面膜

将一条剥了皮的香蕉捣烂，然后加入2匙奶油、2匙浓茶水和0.3克珍珠粉，调匀后涂抹于面部，10 ~ 20分钟后用清水洗净。可消除皱纹，保持肌肤光泽。

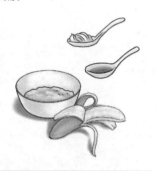

6. 珍珠茶

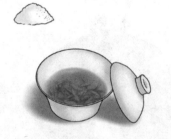

珍珠、茶叶各等量，用沸水冲泡茶叶，以茶汁送服珍珠粉。有润肤、葆青春、美容颜等功效，适用于开始老化的皮肤。

⊙健康锦囊

珍珠的成分是含有机质的碳酸钙，化学稳定性差，可溶于酸、碱中，生活中不适宜接触香水、油、盐、酒精、发乳、醋和脏物，更不能接触香蕉水等有机溶剂。夏天人体流汗多，也不宜戴珍珠项链，不用的时候用柔软微湿的干净棉布擦拭干净风干保存，不可用任何清洁剂清洗；不可在太阳下暴晒或烘烤；收藏时不能与樟脑丸放在一起，也不要长期放在银行的保险库内。珍珠的硬度较低，佩戴久了的白色珍珠会泛黄，使光泽变差，可用 1% ~ 1.5% 双氧水漂白，要注意不可漂过了头，否则会失去光泽。

叶天士

奇方妙法治杂病，调情顺时来养生

⊙**名医简介**

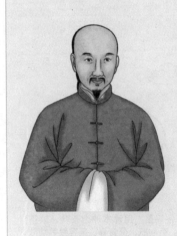

　　叶天士，名桂，号香岩，别号南阳先生，晚年又号上律老人，江苏吴县（今苏州市）人。约生于清代康熙五年（公元1666年），卒于乾隆十年（公元1745年）。在整个中国医学史上，叶天士都是一位具有巨大贡献的伟大医家。后人称其为"仲景、元化一流人也"。他首先是温病学派的奠基人物，又是一位对儿科、妇科、内科、外科、五官科无所不精、贡献很大的医学大师。他信守"三人行必有我师"的古训，只要是比自己高明的医生，他都愿意行弟子礼拜之为师。从十二岁到十八岁，他先后拜过师的名医就有十七人，后人称其"师门深广"。叶天士生前伤病盈门，日日忙于诊治病人，无暇亲笔著述。他留给后学者的宝贵医学著作，全部都是他的门人和后人搜集、整理的结果，其中包括《温热论》《临证指南医案》《医效秘传》《叶氏医衡》《叶氏名医论》《叶天士家传秘诀》《女科症治秘方》《三家医案合刻》《南阳医案》等。

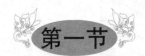

第一节

温邪上受，首先犯肺——预防流感的关键在养肺

○**国医智慧**

温邪上受，首先犯肺，逆传心包。肺主气属卫；心主血属营。辨营卫气血虽与伤寒同；若论治法，则与伤寒大异。

——引自《温热论》

○**精彩解读**

中医有温病的概念，是对感受温邪所引起的一类外感急性热病的总称，又称为温热病，以发热、热象偏盛（舌象、脉象、便溺等热的征象）、易化燥伤阴为临床主要表现，大致相当于现代医学的流行性感冒。对于此类病，叶天士认为，"温邪上受，首先犯肺"，故养肺才是首要任务。

事实上，养肺不仅防温病，而且对人整体的保健都至关重要。在古代，有一种说法叫作"悬命于天"，意思是说人必须呼吸天生的空气才能得以生存，而人体与天生的空气相连的是肺，所以"悬命于天"也可以说成是"悬命于肺"。

肺在中医里被认为是"相傅之官"，也就是宰相大人，其地位非常重要与尊贵。下面就让我们一起来认识一下肺的功能。

四步认识你的肺

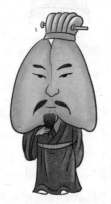

肺相当于一个王朝的宰相，一人之下，万人之上

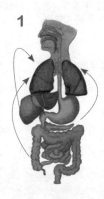

1 既然肺是人体内的宰相，那么它必然了解了五脏六腑的情况。《黄帝内经》中有"肺朝百脉"的说法，就是说全身各部位的血脉都直接或间接地汇聚于肺，然后散布全身。所以，各脏腑的盛衰情况，必然在肺经上有所反映。

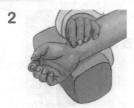

2 中医通过观察肺经上的"寸口"就能了解全身的状况。寸口在两手桡骨内侧，手太阴肺经的经渠、太渊二穴就处在这个位置，是桡动脉的搏动处，中医号脉其实就是在观察肺经。

肺外合皮毛，就是说皮毛是肺的外延。皮肤是由肺经的气机来充养的，如果肺经气机太足，血液循环就会加快，导致皮肤发红、怕热、容易过敏；如果肺经气机长期虚弱，皮肤血液循环不足，就会失去光泽，肤色就比较暗淡。这时，只用化妆品是不能达到美容目的的，首先要将肺经的气机养起来，这样内外兼修，效果一定好。

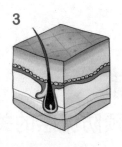

在情志方面，肺主悲，当我们悲伤过度时，会有一种喘不过气来的感觉，这就是太过悲伤使肺气受到了损害。反过来，肺气虚时，人也会变得多愁善感，而肺气太盛时，人则容易骄傲自大。所以说，过犹不及，这与我们中国人一直奉行的中庸之道是同样的道理，凡事处于平衡时，才是最好的状态，身体也是一样，只有各个器官之间、器官内部平衡、和谐，身体才是舒适的，人也才是健康的。

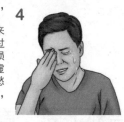

了解了肺的功能，下面再让我们一起看看肺的保养：

1. 摩鼻护肺法

将两手拇指外侧相互摩擦，有热感后，用拇指外侧沿鼻梁、鼻翼两侧上下按摩60次左右，然后按摩鼻翼两侧的迎香穴20次（迎香穴位于鼻唇沟与鼻翼交界处），每天摩鼻1～2遍。经常摩鼻能有效预防伤风感冒，对体质差、对冷空气过敏的人非常有效。

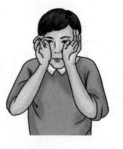

2. 摩喉护肺法

端坐，仰头，颈部伸直，用手沿咽喉部向下按摩，直到胸部。双手交替按摩30次为1遍，可连续做2～3遍。这种方法可以利咽喉，有止咳化痰的功效。

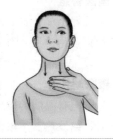

3. 深吸气护肺法

每日睡前或晨起时，平卧床上，进行腹式呼吸，深吸气，再吐气，反复做20～30次。这样做，目的是让肺部气体交换更充分，有助于锻炼肺部的生理功能。适度的深呼吸还能够起到清肺的效果。

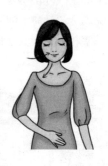

4. 捶背护肺法

端坐，腰背自然直立，双目微闭放松，两手握成空拳，反捶脊背中央及两侧，各捶3～4遍。捶背时，要闭气不息，同时叩齿5～10次，并缓缓吞咽津液数次。捶背时要从下向上，再从上到下，沿脊背捶打，如此算一遍。先捶背中央，再捶左右两侧。这种方法可以疏导肺气，通脊背经脉，预防感冒，同时有健肺养肺之功效。

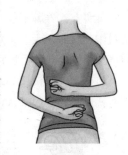

⊙**健康锦囊**

　　在夏天的时候，因为天气炎热，所以许多人都喜欢将空调或电扇开到最大，光着膀子，什么也不盖就睡觉。虽然一时凉快了，但我们的身体却受不住了。第二天一醒来，总是感觉浑身乏力，骨节酸痛。这是什么原因呢？其实就是肺受了寒。

　　我们知道，肺是人体最娇贵的脏器，因此有人又称之为"娇脏"。而在凌晨三点多的时候，肺经开始值班。我们肺部受凉的时候，就会耗费气血来抵抗，从而导致身体的整体抵抗力下降，这时，这些病菌就会长驱直入，危害身体，引发感冒、发热甚至更严重的疾病。因此，我们一定要保护好自己的肺经，不使之受到寒气侵袭。

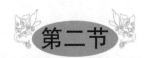

第二节

养生要顺四时之序，千万别养过了头

⊙**国医智慧**

　　夫春温、夏热、秋凉、冬寒，四时之序也。春应温而反大寒，夏应热而反凉，秋应凉而反大热，冬应寒而反大温，皆不正之乖气也。

——引自《温热论》

⊙**精彩解读**

　　叶天士认为，春温、夏热、秋凉、冬寒是自然法则，而在日常生活中很多人为了养生，反其道而行之，"春应温而反大寒，夏应热而反凉，秋应凉而反大热，冬应寒而反大温"，结果反而造出了病来。事实上，这与我们日常所说的"春捂秋冻"是一个意思。

　　我们先说一说"春捂"，用叶天士的话说就是"春应温勿大寒"。早春时，气温虽有上升，但是早晨傍晚、白天夜里温差较大，

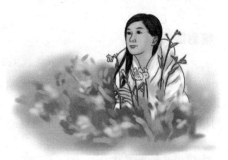

早春不宜匆忙脱下冬衣，要根据气温的上升递减。

并且春季是回暖的季节，室外的回暖速度快于室内，在室外感到热，进入室内会感到很凉。过早脱掉冬衣，寒气就会侵入人体，寒则伤肺。习惯了冬季的寒冷，人体对寒邪的抵御能力有所减弱，此时若突然受寒就易患流行性感冒、急性支气管炎、肺炎等疾病。

　　再说"秋冻"，用叶天士的话说就是"秋应凉勿大热"。这是为什么呢？秋天来时，难免秋风苦雨，寒气袭人。但不能气温稍有下降马上就增加衣服，把自己捂得严严实实，寒冷的冬天还在后面。适当少穿点衣服，冻一冻，锻炼锻炼，以提高耐寒能力，等天气真正冷时再适当地增加衣服。而且室内降温的速度跟不上室外，室外感到较冷的时候，室内还有点暖和。过早穿上冬衣，室外室内的温差让人一穿一脱，风寒感冒就有机可乘了。

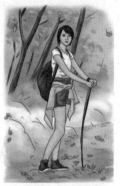

初秋时温度逐渐降低，温度变化不是很大，不添衣或适当少添衣也不至于外感风寒而患病，"薄衣"有助于人体机能逐渐适应寒冷的气候环境。

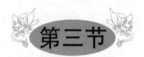

第三节

小儿生就纯阳体，推拿按摩祛内热

⊙**国医智慧**

　　按襁褓小儿，体属纯阳，所患热病最多。世俗医者固知谓六气之邪，皆从火化，饮食停留，郁蒸变热，惊恐内迫，五志动极皆阳。奈今时治法，初则发散解肌，以退表热，仍混入消导，继用清热苦降，或兼下夺，再令病家禁绝乳食，每致胃气索然，内风来乘，变见惊痫，告毙甚多。

——引自《临证指南医案》

⊙**精彩解读**

　　吴天士对于儿科非常有研究，尤其对痧痘治疗独具妙法。

　　中医认为，小儿发热的原因主要是感受外邪，邪郁卫表，邪正相争。治疗小儿外感发热，一般多采用清肺经、揉太阳、清天河水、推脊等推拿方法。通过这些手法，可以疏通经络，清热解表，从而达到退热目的。

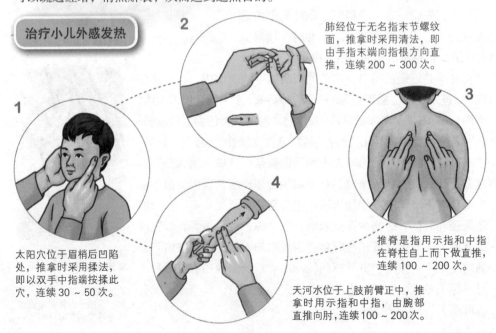

治疗小儿外感发热

2. 肺经位于无名指末节螺纹面，推拿时采用清法，即由手指末端向指根方向直推，连续200～300次。

1. 太阳穴位于眉梢后凹陷处，推拿时采用揉法，即以双手中指端按揉此穴，连续30～50次。

3. 推脊是指用示指和中指在脊柱自上而下做直推，连续100～200次。

4. 天河水位于上肢前臂正中，推拿时用示指和中指，由腕部直推向肘，连续100～200次。

对小儿长期低热，中医认为是由于久病伤阴而产生的虚热。治疗时可采用揉内劳宫、清天河水、按揉足三里、推涌泉等推拿方法。清天河水方法同上。

治疗小儿长期低热

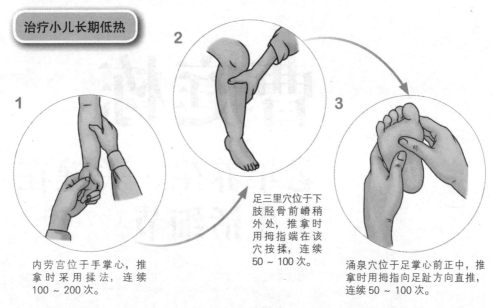

内劳宫位于手掌心，推拿时采用揉法，连续100～200次。

足三里穴位于下肢胫骨前嵴稍外处，推拿时用拇指端在该穴按揉，连续50～100次。

涌泉穴位于足掌心前正中，推拿时用拇指向足趾方向直推，连续50～100次。

这些推拿方法，可以调节脏腑功能，引热下行，清退虚热。

推拿方法简便，患儿没有痛苦，没有任何副作用，家长可以自己操作。在小儿发热时，家长不妨试一试。

⊙健康锦囊

推拿又称"按摩"，是中国医学宝库中的一个重要组成部分，是中药、针灸、推拿、气功四大临床治疗手段之一。推拿疗法以其方法简便、疗效显著、经济安全等优点，深受广大医生和患者的欢迎。

治疗小儿各种疾病的按摩推拿方法，应该根据孩子病情发展的情况来决定用哪些穴位和手法。用到推法、揉法时，次数可以多一些；而摩法时间可以较长一些；掐法则要重、快、少一些。在家自己按摩时，应该轻用力，推揉时要避免摩擦皮肤，时间适中，以孩子舒服为宜。

小儿推拿的操作程序，一般是先头面，次上肢，然后是胸腹、腰背、下肢。上肢指掌腕臂部穴位，一般均只推左手。手法要求轻快柔和、平稳着实。操作中可沾以适量葱姜汁或滑石粉等，起到保护小儿皮肤和加强治疗的作用。

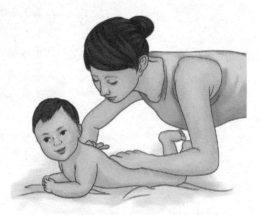

小儿推拿可替代部分化学药品，减少化学药品毒副作用，增强孩子机体的自然抗病能力，预防病毒侵蚀和滋生，达到有病治病，无病保健的目的。

曹庭栋

老年养生，关键在于生活细节

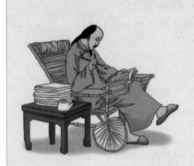

◎**名医简介**

　　曹庭栋，一作廷栋，字楷人，号六圃，又号慈山居士，浙江嘉善魏塘镇人，清代养生家，生活于清代康熙、乾隆年间（1700—1785），享年86岁。曹氏少嗜学，工诗文。中年后，绝意仕途，于居处累土为山，曰"慈山"。弹琴赋诗，写兰竹，摹篆隶以自娱。曹氏著述颇丰，自成一家，有《产鹤亭诗集》《隶通》《琴学内篇》《外篇》《魏塘纪胜、续纪》等。所著《易准》《孝经通释》等6本宏作多采入四库全书。养生专著有《老老恒言》（又名《养生随笔》）五卷，自言其养生之道，浅近易行。除主张和情志、养心神、慎起居、适寒暖外，对节饮食、调脾胃尤加重视。他认为，饮食不节，脾胃乃伤，并指出"脾胃为后天之本，老年更宜调理脾胃为要"，还认为"胃阳弱而百病生，脾阴足而万邪息"。因此，节制饮食，调理脾胃有助于饮食和精微的正常消化及转输以保证人体各部分的营养而致健康长寿。

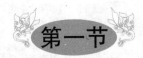

第一节

曹庭栋推荐给老年人的睡眠养生法

⊙**国医智慧**

少寐乃老年大患，《内经》谓"卫气不得入于阴"。常留于阳，则阴气虚，故目不瞑。载有方药，罕闻奏效。邵子曰："寤则神栖于心。"又曰："神统于心。"大抵以清心为切要。然心实最难把捉，必先平居静养。入寝时，将一切营为计虑，举念即除，渐除渐少，渐少渐无，自然可得安眠；若终日扰扰，七情火动，辗转牵怀，欲其一时消释得乎！

——引自《老老恒言》

⊙**精彩解读**

在《老老恒言》中，卷一首篇即论《安寝》，"少寐乃老年大患"，足见其对睡眠养生之重视。睡眠有时间、环境、方向、姿势之宜，又有昼眠与夜眠之别，睡眠还需要具备适宜的床、被、褥、枕、帐、席、便器等物品。因此对于老年人来说，讲究睡眠养生是重要而且必需的，而正确的睡眠习惯有助于老年人的身体健康。现就此书中的睡眠养生智慧简要分析如下：

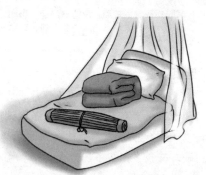

适宜的床、被、褥、枕、帐、席、便器等物品都会对人的睡眠质量产生影响。

1. 睡前清心，操纵为妙

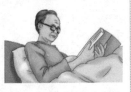

曹庭栋认为，《内经》中所说"卫气不得入于阴，常留于阳，则阴气虚，故目不瞑"及邵雍所说"寤则神栖于目，寐则神栖于心，且神统于心"，都是以清心为切要的。睡觉前将一切杂念消除，渐除渐少，渐少渐无，自然可得安眠。

2. 饱食勿卧，卧勿发声

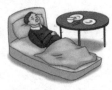

曹氏认为，脾与胃同位中州，而以膜联结胃左，故脉居于右方而气常行于左方。若食后必欲卧，则宜右侧卧，以舒缓脾脏之气。若食久，则左侧、右侧卧均可以。

曹氏还指出，睡觉前不得大声叫呼，这是因为，多言伤气，平时亦应少言，而睡眠则五脏如钟磬不悬，所以更不能发声。

3. 卧宜南首，冻首暖腹

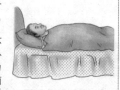

曹氏认为，睡眠一定要保持相对安定，然记所云恒东者，四时更变，反致不安。曹氏认为，卧以南首为当。头为诸阳之首，所以脑宜凉勿热。腹为五脏之总，故腹本喜暖。老年人下元虚弱，更宜加意暖之，制作一件兜肚，将薪艾拿来捶软填入，铺匀，蒙以丝绵，细针密行，勿令散乱成块。夜卧必需，居常也不可轻脱。也可把"干姜、桂皮"等中药装入，以治疗腹部冷痛。若冷，兜肚外可再加肚束。

4. 昼卧勿免，养阳遣日

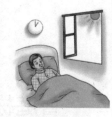

老年人气血衰弱，运动久则气道涩，故寝以节之。老年人午后坐久微倦，可以到卧室里安然舒适地睡一会儿。或醒或寐，任其自然，欲起即起，无须留恋。既起，以温热水洗面，则眼睛倍觉清爽；此时，注意要"加薄绵衣暖其背"，如此则肢体俱觉轻健。冬月昼卧，当以薄被覆体。长夏昼卧，醒后即进热饮，以助阳气，如得微汗亦妙。

5. 寝勿燃灯，醒宜转动

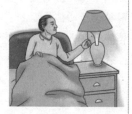

曹氏认为，一旦就寝即要灭灯，这样才会"目不外眩，神守其舍"。另外，《真西山卫生歌》曰"默寝暗眠神晏如"也。卧不安，易多反侧；卧即安，醒时亦应当多转动，使络脉流通。否则，容易使人半身板重，或腰、肋疼痛，或四肢关节酸痛。

6. 不仰卧，卧宜蜷缩

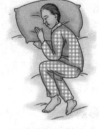

曹氏不主张仰卧，他认为《希夷安睡诀》中所述："左侧卧则屈左足，屈左臂，以手上承头，伸右足，以右手置右股间；右侧卧反是"，似乎比较稳妥、适当，但亦不可过分拘泥，只要坚持不要仰卧就可以了。醒时须手足伸舒，睡则不嫌屈缩。

⊙健康锦囊

　　一般说来，解衣而眠是最舒服的睡眠方式，除却了白日衣物的束缚，让皮肤自由地呼吸，肌肉自然放松，可以很快消除疲劳，使身体的各个器官都得到很好的休息，这也是现代很多人推崇的睡眠方式。然而，事实上解衣而眠却有很多意想不到的危害。

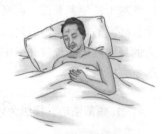

　　人在睡眠时，身体状况会发生变化，如血液循环变慢，呼吸变缓、变深等。最为重要的是，人在睡眠时，毛孔会开放，因此极易受到风寒侵袭，引发伤风、感冒、腹泻等症状，许多老人的肩周炎也与睡眠时肩部受寒有关。曹老先生也说，夜晚解衣而眠，凉气较重，而且肩部与颈部的被子很难盖严，容易受凉，所以需要穿着睡衣而眠。

老年人解衣而睡隐患较多。

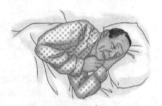

　　此外，对老年人来说，皮肤原本较干燥、脆弱，容易产生瘙痒等问题，如果没有柔软的衣物保护，直接与床上用品摩擦，容易加重皮肤疾病。从这个层面来说，无论是现代的医学技术，还是古代的养生理念，都要求人们睡眠时穿睡衣。

提倡老年人穿睡衣而眠。

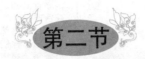

第二节

老年人盥洗得法，真的可以洗出健康

⊙**国医智慧**

　　盥洗手也。洗发曰"沐"，洗面曰"涤"，洗身曰"浴"，通谓之"洗"。养生家言"发宜多栉，不宜多洗，当风而沐，恐患头风"，至年老发稀，沐似可废。晨起先洗面，饭后午睡后，黄昏后，俱当习以为常。面为五脏之华，频洗所以发扬之……洗面水不嫌过热，热则能行血气，冷则气滞，令人面无光泽。夏月井水阴寒，洗手亦恐手战，寒透骨也。

——引自《老老恒言》

⊙**精彩解读**

　　养生中"生"的意义，与其说是生命，是一种生存状态，不如说是一种生活。因为生命是琐碎生活的积累，而人生也远不是一场盛宴那么简单。在琐碎的生活中，经营、调养细致的生命，才是真正的养生。于是，盥洗室里，也有了养生的秘密。在曹庭栋的《老老恒言》中，便有许多关于盥洗的养生智慧，下面我们一一介绍给大家。

1. 洗头的学问

曹庭栋认为，头发应该多梳理，不宜多洗，如果当着风洗头，还会受风，患上头痛；到了老年，头发逐渐稀落，便可以少洗几次。或许这种观点不符合现代的卫生观念，但却有一定的道理。古时洗浴条件不够完善，而且头发较长，洗头不当则会引起头痛、着凉等问题，所以养生家不建议多洗头。而现代不同，生活环境大大改善，洗头发已经变得非常方便，大大减少了因洗头而引起的着凉或头痛机会，所以应保持头发的清洁。

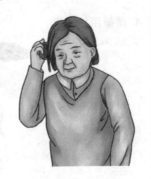

2. 如何正确洗脸

曹庭栋说，洗手不嫌频，洗脸不嫌热，热水可以刺激毛细血管，用热水洗脸能刺激面部血气运行，而冷水则使血气滞留，长期用冷水洗脸，会令人面色无光。关于这点，在现代科学上也可以找到根据，热水能使毛孔张开，有利于深层清洁。而冷水则会刺激皮下血管收缩，减缓血液循环，进而形成面色苍白的结果。

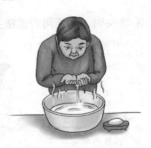

在洗脸水的选择上，曹氏建议用淘米水洗脸。淘米水中溶解了米中部分淀粉、维生素和蛋白质等养分，可以分解脸上的油污，淡化皮肤色素。长期用淘米水洗脸、洗手，会使皮肤变得光滑而有弹性，据说还可以去除脂肪粒。

3. 洗澡也有讲究

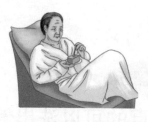

由于沐浴时，身体受热，所有的毛孔都张开，如果不注意，受风的概率将大大提高。于是，曹氏说，多梳头，少洗浴，洗浴过多会耗损人体真气，即使是盛夏，也应隔3～4天再洗澡。而且洗浴后，阳气上升，一定要洗脸以宣畅上升的阳气，再进少许食物，小睡一会儿才可。另外，洗浴的水不可过热，只要身体感觉温凉即可。

4. 洗浴后要注意防风

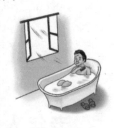

洗浴之时，最怕冷风，因此洗浴时，应注意防风。古时，人们生活条件较艰苦，无法获得现代的洗浴条件，为了保证身体的健康与清洁，他们推崇季节洗浴，提出了春秋不宜洗浴之说。如果天生爱洁净，洗浴时一定要在密室中，而且应在大瓷缸中放入一半的温水，并用丝帐笼罩其上，然后入浴。洗浴后，应立即穿上经过烘烤的衣服，稍觉寒冷，便会发生感冒。不仅洗浴时应避风，洗浴后也应防风。

健康锦囊

中医认为"肾藏精，其华在发"，头发的健康、光泽是肾气是否充盈的标准。一般说来，一头滋润的黑发，往往是身体健康的标志。要拥有一头亮泽的头发，首先则要学会正确的洗发方法：

1. 洗发前应先梳头

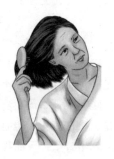

洗头最忌发乱，因此应在洗发前先将乱发梳通。在梳发时，应用齿疏的梳子把头发的凌乱处和打了结的地方梳顺，然后再从头发末端梳起，直到可以很顺地从发根梳到发尾。在梳发时，要注意最好不要一开始就从发根开始梳，以免损伤发根。

2. 要湿洗头发

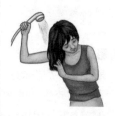

现在年轻人流行干洗头发，但这种洗发方式并不适合老年人。因为干洗头发往往用的是化学性洗发水，而且洗头时按摩头皮的动作，容易使头皮毛细血管张开，吸收洗发水中的化学物质。长期积累，容易引发脑梗死。因此，洗头时最好将头发弄湿，而且是用喷头冲淋，让水顺着头发流下，最好不要采用将头发完全放入脸盆中浸湿的方法。

3. 洗头时，不要用力揉搓头发

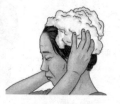

头发很少出现特别脏的情况，所以在浸湿头发后，倒适量洗发水于双手之上，搓出泡沫后放在头上轻轻揉搓，即可产生泡沫，不需过分用力搓头发，以免伤害头发毛鳞层。冲洗时，也应用手指轻轻捋直头发，切忌像拧衣服一般拧头发。

4. 适量用护发素

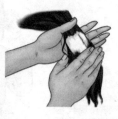

头发湿时，摩擦力大，更易揉乱，被扯伤，使用适量护发素可以有效避免这种情况。但是，由于护发素中含有少许化学物质，因此在洗头时一定要冲洗干净，以免残留在头发上，伤害头发和头皮。

另外要注意的是，擦头发时，尽量不要拉扯头发，因为，头发湿时，尽管弹性很大，也是最容易受伤的。因此，擦干头发时，应用两条毛巾。一条毛巾用于吸取头发中大部分的水，另一条再用来轻轻地擦干头发。在这里需要提醒的是，尽量不要使用粗毛巾。

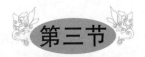

第三节

久坐络脉滞，散步可活筋骸、通络脉

⊙**国医智慧**

坐久则络脉滞，居常无所事，即于室内时时缓步，盘旋数十匝，使筋骸活动，络脉乃得流通。习之既久，步可渐至千百，兼增足力。步主筋，步则筋舒而四肢健；懒步则筋挛，筋挛日益加懒。偶展数武，便苦气乏，难免久坐伤肉之弊。欲步先起立，振衣定息，以立功诸法，徐徐行一度。然后从容展步，则精神足力，倍加爽健。《荀子》曰"安燕而气血不惰"，此之谓也。

——引自《老老恒言》

⊙**精彩解读**

人们常说"病来如山倒，病去如抽丝"，疾病来临时，就像山峰倒塌般快速而严重，但事实上，疾病的罹患却是一个日常积累的过程。往往是不经意间的小习惯，聚沙成塔，日积月累，造成了"大问题"。因此，预防疾病，要从生活中的细节做起。关于这一点，《老老恒言》给了我们许多建议。

1. 常闭目静坐以养神

《老老恒言》中说："心之神发于目，肾之精发于耳……五色令人目盲，五音令人耳聋。谓淆乱其耳目，即耗散其精神。试于观剧时验之，静默安坐，畅领声色之乐，非不甚适，至歌阑舞

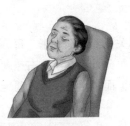

罢，未有不身疲力倦者，可恍悟此理。"大脑是人体活动的总司令，每日通过眼睛、耳朵接受大量的信息，进而分析指派身体活动，难免疲劳。如果断绝了大脑获取信息的渠道，闭目塞听，静坐养神，则大脑不会疲倦，神凝而心静，便进入了养生的最佳境界。

2. 老人养生最忌"久"

中医素有"五劳所伤"之说，即"久视伤血，久卧伤气，久坐伤肉，久立伤骨，久行伤筋"，而老人身体衰弱，长时间的坐、卧不可避免，于是曹庭栋建议，老人应用"导引诸法"，即坐有坐姿，卧有卧礼，而且还应遵循一定的方法，保证血脉流通顺畅，以避免五劳之伤。

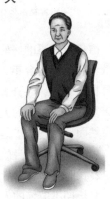

除了这些方法之外，散步起到的作用也非常大。俗话说"饭后百步走，活到九十九"，散步是最简单、最轻松的运动方式，但所起的健康作用却很多。

散步通过手、脚、躯干的协调动作，以及轻松愉快的情绪，让人周身气血畅达，给人一种轻松愉快的感觉。而在这种轻松愉悦的氛围中，身体也越来越健康。当然，散步还是要有一定方法，守一定原则的，《老老恒言》中就介绍了一些方法，在这里跟大家分享一下。

1. 散步的功效在于舒筋活络

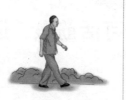

曹庭栋说："坐久则络脉滞，居常无所事，即于室内，时时缓步。盘旋数十匝，使筋骸活动，络脉乃得流通。习之既久，步可渐至千百，兼增足力。步主筋，步则筋舒而四肢健，懒步则筋挛，筋挛日益加懒，偶展数武，便苦气乏，难免久坐伤肉之弊。"人的生命在于运动，常常久坐的人，或不爱运动的人，往往会有气血运行不畅的问题，而解决这一问题最好的办法，就是站起来散步。

2. 散步也需要事先准备

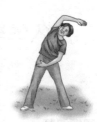

曹庭栋说："欲步先起立，振衣定息，以立功诸法，徐徐行一度。然后从容展步，则精神足力，倍加爽健。"想要散步，应先起立，然后抖平衣服，安定一下自己的气息，然后慢慢地做一些准备运动，如活动一下胳膊、脚踝等，再从容散步，则精神足力，倍加爽健。除此之外，散步应在安定心神后，先进行稍微的热身运动再开始，老年人尤其如此。

3. 散步选择时间也很关键

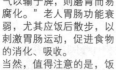

曹庭栋说："饭后食物停胃，必缓行数百步，散其气以输于脾，则磨胃而易腐化。"老人胃肠功能衰弱，尤其应饭后散步，以刺激胃肠运动，促进食物的消化、吸收。

当然，值得注意的是，饭后散步并不是指吃完饭后立即散步，而且"饭后百步走"并不适合所有的人，它只适合于平时活动较少，尤其是长时间伏案工作的人，也适合于形体较胖或胃酸过多的人。这些人如果饭后散步20分钟，则有助于促进胃肠蠕动、胃肠消化液的分泌和食物的消化吸收，是有利于身体健康的。

4. 散步的方法也非常重要

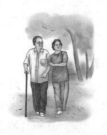

曹氏认为，饭后散步时，最好不要与人交谈。曹老先生说，散步的时候，是体内之气盛行的时候，如果此时开口说话，气则断续，进而导致失调。因此，散步的时候最好不要说话，如果想要说话，最好停下脚步。现代科学证明，缓慢的散步方式，随意的谈话语调，是不会影响健康的。而且，在饭后与亲近的人散步、聊天，已经成为一种非常时尚的交流方式了。当然，如果你正快步行走，则另当别论。

散步对健康的好处与散步的速度有密切关系。一般说来，每分钟60～70步速率的散步，比较适合年老体弱以及饭后运动；每分钟120步左右速度，较轻快，长期坚持可振奋精神、兴奋大脑，使下肢矫健有力；而走走停停的逍遥走方式，比较适合病后康复和体弱多病的人。

然而，尽管散步是随时随地可进行的运动，也仍需要注意以下事项：

1. 散步需要全身放松，从容和缓，即使内心烦闷，也应保持一颗平静的心。

2. 长时间坐、立后，最好走动一小会儿，以促进血液流通，舒筋活络。

3. 长期不锻炼的人，刚开始投入散步时可选择走走停停，且快且慢的逍遥步，待足力增加后再进行强度稍大的散步运动。

4. 饭后散步，可选择每分钟60步的慢步法；而有高血压或高血脂的患者，可选择每分钟120步的快走法。

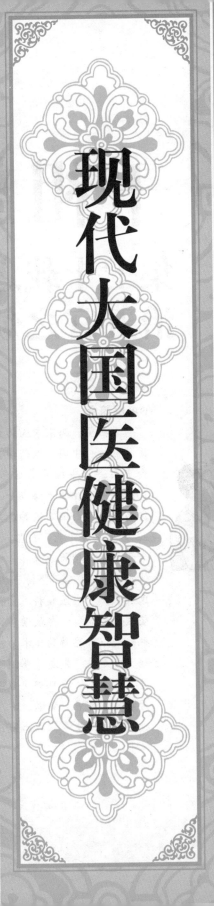

现代大国医健康智慧

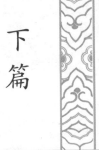
近代以来，中医命运急转直下，甚至多次被政府提议『废除』。在这种局面下，以『国医大师』为核心的一大批老中医以『师带徒』的形式，接过了祖辈传下来的中医绝学，扛起了中医复兴的重担。他们不贪名，不图利，兢兢业业把中医事业继承下来，发扬光大，经过数十年的努力，中医终于又得到了群众的广泛认可，赢来了一个新的春天。

干祖望

集七十载之良方，治五官之烦忧

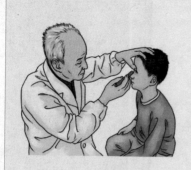

⊙名医简介

　　干祖望，南京中医药大学教授、江苏省中医院教授，中国中医药学会耳鼻喉科专业委员会委员，为中医耳鼻喉学科的创始人之一。1912年9月生于上海市金山县。18岁时师从浙江省嘉善县西塘名医钟道生学习中医内外科。22岁业成后开业，在临床第一线打滚已有70余年，尤其擅长治疗耳鼻喉科各类疑难杂症。他重视临床医案，坚持一病一案至今，著有《尤氏喉科》《中医喉科》《孙思邈评传》《干祖望医话》等。干老最崇拜孙思邈的学术思想，也处处以孙思邈的仁术为榜样，他强调医生治病，就是要"先发大慈恻隐之心，誓愿普救含灵之苦"。干老1985年获江苏省人民政府"优秀教育工作者"奖励，1991年获国务院"发展我国医疗卫生事业做出突出贡献"特殊津贴及证书。

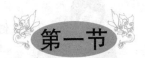

健脾治疗慢性咽炎，让你的嗓子天天舒畅

⊙**国医智慧**

慢性咽炎，主症为咽喉干涩、微疼，或如异物哽介，或如烟熏火灼，症状不一而足。咽燥者，津不能濡之故。按照常规，多投养阴之剂。家父则认为，濡润咽喉之法多端，不能全赖养阴一技，犹如花卉，若枝叶枯槁，园丁一味浇水，却不知泥土过黏，根底反为腐烂。此时只有疏土渗水，沐浴阳光，乃为上策。《素问·阴阳类论》云"咽喉干燥，病在土脾"，此之谓也。

——引自《中国百年百名中医临床家丛书：干祖望卷》

⊙**精彩解读**

慢性咽炎，在中医上被称为"虚火喉痹"，是耳鼻咽喉科的难治顽固疾病，现在还缺乏有效办法来控制它，中医历代书籍记载多认为是阴虚火旺所致，常以滋阴降火，养肺肾阴论治。

干祖望教授从医70余年，对以中医药治疗慢性咽炎有深入的研究，通过多年的临床实践及不断地学习、思考，干教授认为临床上虚火喉痹"真正属阴虚者，十无二三，出于脾虚者常有八九"，从而提出从脾论治虚火喉痹的理论，运用此法治疗慢性咽炎，治愈率非常高。

《素问·阴阳类论》里云："咽喉干燥，病在脾土。"据此，干祖望教授认为，脾的运化功能正常与否影响着津液的盛衰。

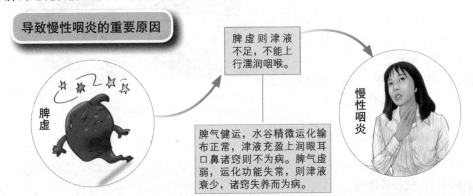

导致慢性咽炎的重要原因

脾虚则津液不足，不能上行濡润咽喉。

脾虚

脾气健运，水谷精微运化输布正常，津液充盈上润眼耳口鼻诸窍则不为病。脾气虚弱，运化功能失常，则津液衰少，诸窍失养而为病。

慢性咽炎

喉需液养，咽赖津濡，针对慢性咽炎的根源，干祖望教授独创了健脾法治疗慢性咽炎，效果明显。健脾治疗咽炎通常有以下五种方法：

健脾治疗咽炎的方法

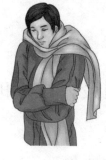

1. 健脾益气法

主治脾运不健而气虚症状明显者，症见面色无华，少气懒言，声低气怯等，患者多畏寒怕风而易感冒。方选补中益气汤或六君子汤。

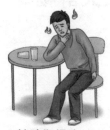

2. 健脾润燥法

主治脾虚气弱，兼用阴虚津亏者，多用于干燥性、萎缩性咽炎，或患鼻咽癌放射线治疗后产生的咽喉干燥者，证见口干咽燥，饮不能解，四肢乏力，或有低热。方用生脉散加味。

4. 补脾益气升阳法

用于治疗脾虚阴火证。症见素体禀寒、神疲乏力、少气懒言、容易感冒、咽燥微痛、口干而不太求饮、喜热饮，咽部有异物感，受凉、疲劳、多言则诸证加重，大便多偏溏。方用参苓白术散补中益气汤或益气聪明汤配合益胃汤、增液汤或沙参麦冬汤等。

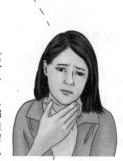

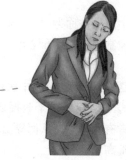

5. 抑肝扶脾法

用于治疗肝气横逆侮脾证。干教授自订支脾伐木饮治之，以疏肝健脾。药用柴胡、白芍、金铃子、橘叶、党参、白术、茯苓、山药、白扁豆、甘草。

3. 健脾渗湿法

主治脾不健运兼有湿痰不化者。症见咽部黏膜充血不明显，咽中干涩而不思饮，食后不舒，大便多溏，舌有白苔甚至较厚，甚至舌边出现齿痕等。选用参苓白术散加减。

干教授还从养生的角度提出，慢性咽炎也可以药茶治之。药茶，是中医的一个特殊的简便疗法，就是用少量的药物，来代替茶叶作饮料。既方便，又可持久，对慢性病的确是大有益处。用上述药材代替茶叶泡茶作饮料，天天常饮，利于咽炎症状的治疗。

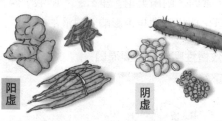

阳虚

阴虚

阴虚的人，用生地、沙参、麦冬等分三味；阳虚的人，用白扁豆、焦米仁、山药等分三味

关于咽喉疾病，民间有这样的谚语："急发一朝生死决，慢喉百帖断根难。"这说明了治疗慢性咽炎的难度。干教授认为慢性咽炎的治疗必须有信心、恒心和决心，严禁烟、酒、辛辣之品，还要戒多言，言多损气，气损致津伤。

⊙**健康锦囊**

咽炎在人群发病率高达87%以上，对于病情较重的咽喉病，最好还是去医院进行药物治疗，而轻度、慢性咽炎，或有咽炎的迹象，则可以通过食用具有生津降火、润肺止咳、防治咽喉肿痛作用的食物进行预防或者辅助治疗，下面介绍几种食疗方法：

1. 荸荠萝卜汁

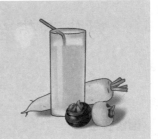

【材料】荸荠、鲜萝卜各500克。

【制法】将荸荠洗净去皮，鲜萝卜洗净切块，一起放入搅汁机内搅拌成汁。每日饮汁数小杯，连服3～5日。

【功效】清热利咽，开音化痰。适用于咽喉肿痛、声嘶、目赤等症。

2. 蜜枣甘草汤

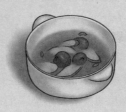

【材料】蜜枣8枚，生甘草6克。

【制法】将蜜枣、生甘草放入锅中，加清水两碗，煎至一碗，去渣即可。可以做饮料服用，每日两次。

【功效】具有补中益气、润肺止咳之功效。适用于慢性支气管炎、咳嗽、咽干喉痛等症。

3. 芝麻红糖粥

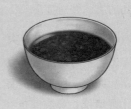

【材料】芝麻50克，粳米100克，红糖适量。

【制法】先将芝麻炒熟，研成细末。然后将粳米煮粥，待粥煮至黏稠时，拌入芝麻红糖稍煮片刻即可食用。

【功效】适用于肝肾不足、头昏目花、肺燥咳嗽、咽干等症。

4. 银耳沙参鸡蛋汤

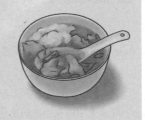

【材料】银耳10克，北沙参10克。

【制法】加水适量熬煮取汁，然后打入鸡蛋1～2个，蛋熟后加适量冰糖服用。

【功效】具有养阴清热、润肺等功效。适用于治疗阴虚肺燥引起的咽干喉痛。

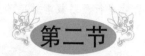

第二节

对症下药治鼻炎，还你一个清新的世界

⊙**国医智慧**

　　肺气虚弱，卫外不固，风寒或风热袭肺，停滞鼻间，使局部气血不和，结聚不通；或气虚不充，清阳不升，浊阴不降，使清窍蒙垢而蔽塞不通；或因气虚血行不畅，潴留局部，使鼻甲肥大，充盈满腔，通气不畅。

——引自《干祖望中医五官科经验集》

⊙**精彩解读**

　　鼻炎分很多种，其中慢性鼻炎是多发病，它由急性鼻炎发展而来，为鼻腔黏膜和黏膜下层的慢性炎症，与合并细菌继发感染、治疗不彻底和反复发作有关，轻者称为单纯性慢性鼻炎。鼻炎如治疗不及时，大部分可转为鼻咽癌，所以有慢性鼻炎的患者应提高警惕。

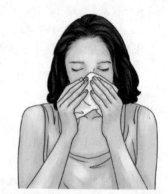

　　干祖望教授在治疗慢性单纯性鼻炎的时候，将其分为两类，并对症下药，具体方法如下：

1. 因肺气虚弱引起的鼻炎

　　患者平时易患感冒，鼻炎反复发作，鼻塞呈交替性，活动后减轻，卧躺的时候，上面的鼻孔通畅，下面的鼻孔则堵塞，鼻黏膜色淡，鼻甲肥大。对于这种症状的鼻炎，治疗时宜益气通窍，可选用益气聪明汤。

患者经常感冒、打喷嚏、流清鼻涕、通气不畅、头痛、头昏、引起咽喉肿痛，心律不齐。

益气聪明汤

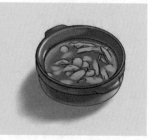

　　【材料】党参 10 克，白术 6 克，茯苓 10 克，白芷 6 克，柴胡 3 克，山药 10 克，菖蒲 3 克，辛夷 10 克，升麻 3 克。

　　【用法】水煎服。

　　【加减】鼻涕多且色黄浊的患者，可加桑白皮 10 克，薄荷 6 克；涕色白浊的患者，可加细辛 3 克，荜澄茄 10 克。

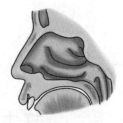

2. 气血瘀滞引起的鼻炎

鼻塞较为严重，鼻甲肥大，颜色暗红。对于这种症状的鼻炎，治疗时应该益气活血，可选用通窍活血汤合四君子汤。

干祖望教授还为我们介绍了一种独特的外治疗法：取苍术10克，白芷10克，石榴皮10克，三味药材一起浓煎，然后用硬纸做一个漏斗状的罩子，罩子的大口放在盛药器皿上，小口套住鼻孔，患者吸入药物热蒸汽，每天2次，每次10～15分钟，

气血瘀滞引起的鼻炎

对治疗慢性鼻炎有很好的疗效。另外，慢性鼻炎患者还可经常做鼻部按摩，利于鼻炎的治疗。

通窍活血汤合四君子汤

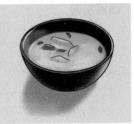

【组成】党参10克，桃仁10克，白术6克，赤芍6克，辛夷10克，红花10克，川芎10克，升麻3克，甘草3克，路路通10克。

【用法】水煎服。

⊙**健康锦囊**

除了药物和手术外，民间有不少治鼻炎的小偏方，这些偏方如果对症，还是能够起到一定治疗作用的。下面我们就来介绍一些治疗鼻炎的食疗偏方：

1. 丝瓜藤煲猪瘦肉

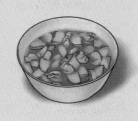

【制法】取近根部的丝瓜藤3～5克洗净，猪瘦肉60克切块，同放锅内煮汤，至熟加少许盐调味，饮汤吃肉，五次为一疗程，连用1～3个疗程自愈。

【功效】清热消炎，解毒通窍，主治慢性鼻炎急性发作、萎缩性鼻炎、鼻流脓涕、脑重头痛。

2. 黄花鱼头汤

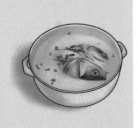

【制法】取胖头鱼100克，洗净后用热油两面稍煎待用。将大枣15克去核洗净，用黄花30克，白术15克，苍耳子10克，白芷10克，生姜3片共放砂锅内与鱼头一起煎汤，待熟吃肉饮汁。

【功效】水扶正祛邪，补中通窍。主治慢性萎缩性鼻炎、感冒频繁。

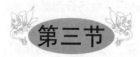

第三节

赶走嘴边口水，让宝宝笑口常开

⊙国医智慧

流涎多见于婴幼儿，原因很多，有生理和病理的因素。婴儿口腔浅，流涎多，属正常现象。随着牙齿长出，口腔深度增加，年龄增长，婴儿学会用吞咽来调节过多的唾液，流涎现象应消失，否则往往可视为病态。口、咽黏膜炎症、面神经麻痹、延髓麻痹、呆小病等引起的流涎，需治原发病。

——引自《干祖望中医五官科经验集》

⊙精彩解读

小儿流涎也就是流口水，是指口中唾液不自觉从口内流溢出的一种病症。一般来讲，1岁以内的婴幼儿因口腔容积小，唾液分泌量大，加之出牙对牙龈的刺激，大多都会流口水。随着生长发育，在1岁左右流口水的现象就会逐渐消失。如果到了2岁以后孩子还在流口水，就可能是异常现象，有可能是口腔疾病的预警。

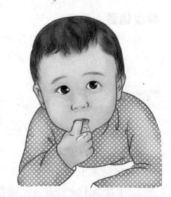

孩子流口水可能是口腔疾病的预警。

中医认为脾胃虚弱，也就会流涎不止。干祖望教授根据小儿流涎临床的表现，将其分为两个类型，即实热和虚寒，实热如《疡医大全》里说："小儿胃火盛，廉泉穴开，则口中流水不绝。"虚寒则如《寿世保元》所说："涎者脾之液，脾胃虚冷，故涎自流，不能收约。"

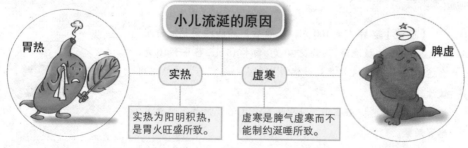

小儿流涎的原因

胃热

脾虚

实热

虚寒

实热为阳明积热，是胃火旺盛所致。

虚寒是脾气虚寒而不能制约涎唾所致。

干祖望教授根据婴儿流涎的病因及特点，提出了治疗小儿流涎的一些方法，下面给大家介绍一下：

1. 阳明积热者

患儿主要症状为口角流涎，口水较稠而黏，进食的时候尤其多，小便少，尿色黄，大便干燥，口臭。治疗的时候宜清泄阳明，方药选用白虎汤或清热泻脾散加减。药方一般由石膏、生地、黄芩、赤茯苓、姜黄连、山栀、升麻等组成，水煎服。

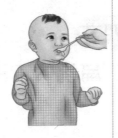

2. 脾气虚寒者

患儿常常口流清涎，颜色清亮无味，体质较差，衰弱无神，大便稀溏。治疗时宜温中健脾，方药选用温胃散或香砂六君子汤。药方由丁香、白术、干姜、内豆蔻、制半夏、党参、陈皮等组成，水煎服。

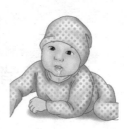

3. 泡足

每晚在宝宝临睡前，在一盆热水中加入一勺白矾，待白矾溶化后给宝宝泡洗双脚。

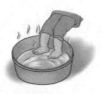

4. 药物贴穴法

将白附子捣碎，以醋为辅料，做成一块薄饼，在宝宝临睡前敷于双足涌泉穴，用绷带固定住，第二天早晨取下。

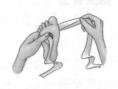

也有的婴儿因为实热和虚寒夹杂而导致口水不断，干教授认为治法应从收敛着手。常用药方为：乌药 100 克，益智仁 100 克，石榴皮 50 克，一起研为细末，再加入用酒煮烂的山药 150 克，制成梧桐子大小的药丸，让孩子每日用淡盐汤送服 3 次，每次 4 克。另外，宝宝的饮食非常重要，下面为广大家长介绍一下有效的食疗偏方：

1. 姜糖神曲茶

【原料】生姜两片，神曲半块，食糖适量。

【制法】水将生姜、神曲、食糖同放罐内，加水煮沸即可。

【用法】每日饮用 2 ~ 3 次。

【功效】健脾温中，止涎。适用于小儿流涎。

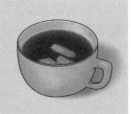

2. 益智粥

【原料】益智仁 30 ~ 50 克，白茯苓 30 ~ 50 克，大米 30 ~ 50 克。

【制法】先把益智仁和白茯苓烘干，然后一并起放入碾槽内研为细末，再将大米淘净后煮成稀薄粥，待粥将要煮熟的时候，每次调入药粉 3 ~ 5 克，稍煮即可；也可用米汤调药粉 3 ~ 5 克稍煮。

【用法】每日早晚 2 次，每次趁热服食，连用 5 ~ 7 天。

【功效】益脾，暖肾，固气。适用于小儿流涎、小儿遗尿。

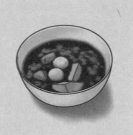

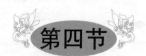

第四节

扶正消肿相结合，扁桃体不再发炎

⊙**国医智慧**

　　中医传统认为，本病为脏腑虚损，虚火上炎所致。临床证明，肺气虚怯，邪毒留恋不去，或肾阴亏损，虚火上炎咽喉，可致扁桃体长期肿胀难消；禀赋不充，气血双亏，可致痰浊凝结，而木然僵肿。至于慢性扁桃体炎急性发作，大多为风邪外袭，引动宿疾所致。

——引自《干祖望中医五官科经验集》

⊙**精彩解读**

　　慢性扁桃体炎困扰着许多人，不知该如何处理。慢性扁桃体炎是咽部常见疾病之一，其病因是急性扁桃体炎反复发作，未得到及时彻底治疗，或病人体质较弱，病菌毒力较强，隐窝内细菌不能被排出，在其中生长繁殖而致病。

　　中医认为慢性扁桃体炎与体质虚弱、脏腑虚损有关，主要与肺、肾阴虚有关，治疗时多用滋补肺肾，生津利咽的方法。干祖望教授认为，治疗慢性扁桃体炎，要将扶正与消肿相结合进行，他针对慢性扁桃体炎的不同成因，提出了以下几种治疗方法：

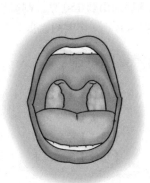

慢性扁桃体炎

1. 肾阴亏损，虚火上炎

患者症见咽干而痒，有时刺痛，伴有腰膝酸软、午后潮热、耳鸣等症状，这时的治疗应以滋阴降火为主。药方选用知柏八味丸。
【组成】知母10克，熟地10克，川柏6克，泽泻6克，丹皮6克，天竺黄6克，射干2克，山药10克，桔梗6克，甘草3克。
【用法】水煎服。

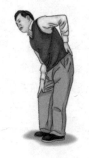

2. 肺气虚怯，邪毒留恋

患者五心烦躁，咽干咳嗽，大便干结，午后或有低热情况出现。针对这种症状，治疗应以养阴润肺为主。干教授常用百合固金汤加减来治疗此病。
【组成】生地、熟地、当归、川贝母、山药、玄参、白芍、桔梗、甘草等。
【用法】水煎服。
【加减】如果患者大便干结，需加火麻仁、柏子仁等药材。

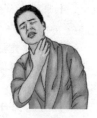

3. 禀赋不足，气血双亏

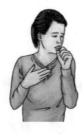

患者一般面色暗白，手足不温，全身乏力，经常感冒，易于出汗，小便清长，大便稀溏。针对这种症状，治疗应以补益气血为主，可选用八珍汤、十全大补汤。

【组成】党参、白术、黄芪、山药、甘草、茯苓、川芎、当归、桔梗等。

【用法】水煎服。

此外，挂金灯、金果榄、山豆根、毛慈姑、昆布、海藻等药材具有化痰软坚的功效，干教授建议将其中以1～3味参入上述药方中，有利于肿大扁桃体的消退。

由于慢性扁桃体炎会反复发作，干教授建议，患者应该预防感冒，及时治疗咽喉部急性炎症病变，平时要注意饮食清淡，结合食疗，多食慈姑、海蜇、海带、白木耳、荸荠、芋芳之类食物。

1. 百合炖香蕉

【原料】百合15克，去皮香蕉2个，冰糖适量。

【用法】将三种食物加水同炖，服食之。

【功效】养阴清肺，生津润燥。主治慢性扁桃体炎。

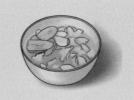

2. 百合羹

【原料】百合20克，桑叶9克。

【用法】将百合去衣，加入桑叶所煎出的汁，合煮为羹，每日食1小碗。

【功效】养阴清肺，生津润燥。主治慢性扁桃体炎。

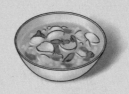

3. 枸杞炖猪肉

【原料】枸杞30克，猪肉500克。

【用法】将两种食物加入调料炖汤，佐餐食用。

【功效】滋阴降火，清利咽喉。主治慢性扁桃体炎。

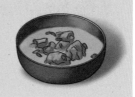

4. 五汁饮

【原料】雪梨100克，甘蔗100克，荸荠100克，藕100克，新鲜芦根100克。

【用法】将五种食物榨汁混合，每日饮用，10天为1疗程。

【功效】滋阴降火，清利咽喉。主治慢性扁桃体炎。

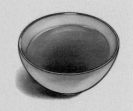

关幼波

养肝护肝，
健康与你相伴

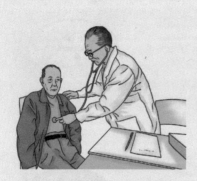

⊙**名医简介**

　　关幼波，北京中医医院教授，中国中医药学会顾问。1913年生于北京，父亲关月波是当时的著名中医。关幼波自幼受到了良好的教育，16岁起逐渐接触中医理论，自学中医经典。24岁正式从父临床学习，27岁独立行医。关幼波擅长治内科、妇科、儿科疾病，尤其擅长治疗肝胆疾病，被人们称誉为"肝病的克星"。他首先把中医学术与现代电子计算机技术相结合，编制成"关幼波肝病诊疗程序"，为中医现代化做了大胆的尝试。著有《关幼波临床经验选》《关幼波肝病杂病论》《关幼波肝病百问答》等书。曾任全国中医药学会常务理事、北京中医药学会名誉会长，被国家中医药管理局确定为全国继承老中医药专家经验师承制导师，为当代著名中医学家。

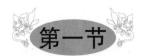

第一节

关幼波教授的肝病食养方案

⊙国医智慧

俗话说"药补不如食补"，祖国医药学的特色之一是药食同源，许多单味中药就是日常的食物，可以说药食是不分家的。很多食物，不仅含有丰富的营养，各种维生素、矿物质、微量元素，以供人体热能与新陈代谢的需要，而且具有重要的治疗疾病与养生长寿的作用。因此，合理地调摄饮食，对人体的健康是非常重要的一个因素。

——引自《关幼波肝病杂病论》

⊙精彩解读

提到养生，有些人马上与吃补品、服灵丹妙药联系起来，这是一种偏见。关幼波老先生认为：养生之道，营养只是一部分，不能代替其他方面。营养应以饮食为主，俗话说："药补不如食补。"民以食为天，说明了饮食是维护健康的根本。古代医著《黄帝内经》说"五谷为养，五果为助，五畜为益，五菜为充"，也显示了古人对饮食疗法的重视。古代名医张景岳亦称"盖气味之正者，谷食之属是也，所以养人之正气"。

关幼波作为全国著名的肝病医生，对治疗肝病有着丰富的经验，而且，他还对肝病养生饮食有着独到的见解，下面介绍一下关老先生的肝病养生饮食原则：

1. 肝病患者宜用偏凉祛湿的膳食调理

食疗是调整肝肌功能的重要手段，作为肝病患者，应该多吃含蛋白质、维生素及热量较高又易消化的食品。同时，肝病患者，尤其是急性肝炎患者，多伴有湿热症状，故宜选用偏凉且有祛湿作用的膳食调理，例如鸭架冬瓜汤、红豆薏仁粥、鲫鱼汤等，能够有效促进肝病的恢复。

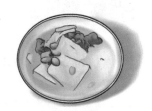

鸭架冬瓜汤。

2. 肝病患者应该限制蛋白质、脂肪、糖的摄入

肝硬化的患者在食疗原则上与一般肝炎患者不同，过多的蛋白质、糖类，助热伤肝，生湿伤脾，增加肝脏负担，易诱生肝昏迷。因此，在出现肝硬化肠道出血、消化不良或有肝昏迷征兆时，就需要严格控制蛋白质糖类的摄取。

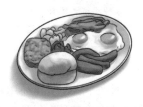

蛋白质、脂肪和糖含量高的食物。

肝硬化患者对脂肪的消化吸收能力下降，应限制过高地摄入脂肪，在饮食上应尽量选用植物性脂肪，以减轻肝脏负担，这是肝硬化患者膳食调理的重要一环。

3. 饮食有节

任何食疗保健方法，所持原则都在于以个人生理实际所需为度，要把握"饮食有节"的原则，不应该任意强加一套固定的食疗方法。各人的口味不同是出于生活的习惯的不同，或者反映出他身体需要该类食物，如果强迫他们去改变口味，反而会导致消化吸收不良症状。因此，饮食调节要因人而异，对任何食物都不可有过与不及，只要坚持饮食有节的原则，就可吃出健康来。

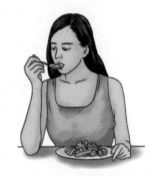

饮食调节要因人而异，切记不能暴食。

针对肝病患者的身体特点，关老先生创制了两种有效的食疗配方，广大肝病患者不妨一试：

1. 薏苡仁粥

【组成】生苡仁米、枸杞子、莲子、山药各适量。

【制法】将适量生苡仁米煮开，再放入少量的枸杞子、莲子、山药共煮粥。

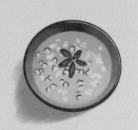

【功效】薏苡仁粥是营养极佳的保健粥品，其中，山药补中健脾固肾，为治虚劳不可缺少的要药；枸杞子补肝养血明目，补肾益精助阳；莲子养心安神，益肾固精，功专补脾，可作为脾胃正气不足之营养品；生苡仁米健脾利湿，清热利水，对包括肝癌在内的各种癌症，也有一定的预防作用。薏苡仁粥补而不腻，性味平和而不燥烈，可以保肝补虚，健身延寿。

2. 乌鸡归参汤

【组成】乌骨鸡、当归、党参或西洋参。

【制法】将乌骨鸡配合当归、党参或西洋参各适量，共煮，多喝汤少吃肉。

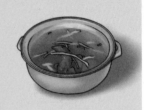

【功效】乌骨鸡营养价值很高，常吃可以镇定安神，养颜扶正；当归养血和血；人参既能大补元气，又能益血生津，为各种虚证之要药，如有阴虚内热之象者（口干舌燥，手足心热，便秘溲赤）可用西洋参以养阴清热，益胃生津。乌鸡归参汤适合在严寒冬季温补。

此外，关老先生还用百分之五十的乌骨鸡粉，加上何首乌、枸杞子等多味中药创制"十全乌鸡精"，补而不助热，可用于各种肝脾肾虚弱患者，效果显著。

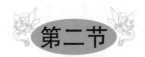

第二节

关幼波对治脂肪肝的妙方

⊙国医智慧

《丹溪心法》中说："痞块在中为痰饮，在右为食积，在左为血块。气不能作块成聚，块乃有形之物也。痰与食积死血而成也……治块当降火消食积，食积即痰也。"关老认为脂肪肝的发生，是由于肝炎后治疗不彻底，湿热未清，湿伤脾阳，运化失司，聚湿生痰；热伤阴血，灼津生痰。由于湿热互结，阻滞血脉，血液行涩，而痰瘀交阻，终成痞块。加之饮食不节，膏粱厚味，嗜酒成性，进一步促进了病情的发展。

——引自《关幼波肝病杂病论》

⊙精彩解读

脂肪肝是一种肝脏疾病中的常见病、多发病。它由于缠绵难愈和严重的并发症，影响人民群众的健康和生活质量。脂肪肝近年呈现低龄化、扩大化倾向。

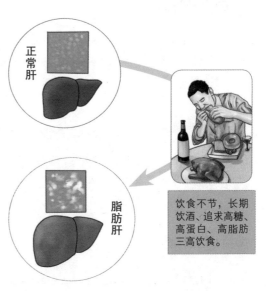

饮食不节，长期饮酒、追求高糖、高蛋白、高脂肪三高饮食。

关幼波认为罹患脂肪肝主要是因为饮食不节，或一味减肥长期饥饿，造成肝内脂蛋白合成减少及肝细胞中脂蛋白释出障碍，或素有糖尿病、肥胖症以及药物等中毒性肝损害。他指出本病的病位主要在肝脾，主要的病理变化为湿热凝痰、痰瘀阻络，应从"痰湿"论治。

脂肪肝患者的一般症状为：体重迅速增加，体胖，不厌油腻，嗜食肥甘之味，疲乏不耐劳动，右胁疼痛，或者右胁痞块，大便黏腻不爽。关老认为辨证施治应以祛湿化痰、舒肝利肌、活血化瘀为主，并给出如下药方：青黛10克（包），明矾3克，草决明15克，生山楂15克，醋柴胡10克，郁金10克，丹参10克，泽兰15克，六一散15克（包）。

如果患者血压升高，伴有头痛症状，应加入生石膏；患者大便枯滞不畅，应加入川军、瓜蒌、白头翁、秦皮、焦四仙；患者乏力气短，应加入葛根、党参；患者面肢水肿，应加入苍术、泽泻、玉米须；患者腰酸失眠，加何首乌、黄精、枸杞子。

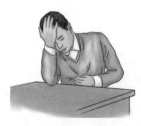

如果患者有肝热、头晕目眩的症状，应加入苦丁茶、生槐米。

⊙**健康锦囊**

脂肪肝患者应该制定并坚持执行合理的饮食方案，瘦肉、鱼类、蛋清及新鲜蔬菜等富含亲脂性物质的膳食，有助于促进肝内脂肪消退，高纤维类的食物有助于增加饱腹感及控制血糖和血脂，这对于因营养过剩引起的脂肪肝尤其重要。

脂肪肝病人可辅以下列食疗方法：

1. 何首乌粥

【材料】首乌 20 克，粳米 50 克，大枣 2 枚。

【制法】将何首乌洗净晒干、打碎，然后再将粳米、红枣加清水 600 毫升，放入锅内煮成稀粥，兑入何首乌末搅匀，文火煮数沸，早晨空腹温热服食。

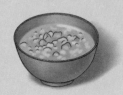

2. 赤小豆鲤鱼汤

【材料】赤小豆 150 克，鲤鱼 1 条（约 500 克），玫瑰花 6 克。

【制法】将鲤鱼活杀去肠杂，与赤小豆和玫瑰花加水适量，共煮至烂熟。去花调味，分 2～3 次服食。

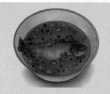

3. 菠菜蛋汤

【材料】菠菜 200 克，鸡蛋 2 只。

【制法】将菠菜洗净，入锅内煸炒，加水适量，煮沸后，打入鸡蛋，加盐、味精调味，佐餐。

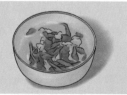

4. 红白鱼丸汤

【材料】西红柿 250 克，鱼肉 250 克，嫩豆腐 250 克，葱花、姜片、鸡精、香油适量。

【制法】将西红柿洗净、切块。豆腐切块待用。将鱼肉洗净，沥干水分，剁成泥，调味，放入葱花搅匀，做成鱼丸子，待用。把豆腐、西红柿一起放入锅中煮沸后放入鱼丸子，加姜片、鸡精、淋入香油，煮熟即可，选吃数量个人可随意。

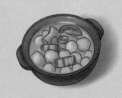

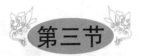

肝源性糖尿病，养好肝脏是关键

⊙**国医智慧**

本病主要是素体阴虚，饮食不节，情志失调，劳逸过度等所致。以阴虚为本，燥热为标，肺燥而致上消，胃热而致中消，肾虚而致下消。阴虚燥热，日久阴损及阳，可见气阴两伤或阴阳惧损，并可变证百出。关老认为，一般消渴的病因为阴虚燥热，而肝病合并消渴是湿热所致，不但有热，而且有湿，主要是因为脾为湿困，中州失运，湿从热化，湿热阳滞三焦，热重于湿而引起的变证。

——引自《关幼波肝病杂病论》

⊙**精彩解读**

提起糖尿病，人们大多把它与胰腺病变联系在一起。其实，除了胰腺以外，肝脏也是一个非常重要的糖代谢调节器官。肝脏病变很容易引起糖代谢障碍，导致葡萄糖耐量减低，严重者可发展为糖尿病。这种继发于慢性肝实质损害的糖尿病称为肝源性糖尿病。临床上，20%～40%的肝硬化患者合并有糖尿病。

糖尿病属于祖国医学"消渴"范畴。消者消谷、消水、消瘦、消耗之意；渴者口渴引，饮不解渴之意。肝源性糖尿病与胰岛病变而致糖尿病迥然不同。关老认为本病与典型的消渴不尽相同，有的患者口渴多饮，但不善饥，形体不瘦反而肥胖；有的患者善饥，口渴但不欲饮，反而尿多，特别是夜尿多；有的患者多食善饥，但食后胸胁胀满不舒，有的患者饥饿时易出现低血糖，而见心慌、极度乏力、自汗，甚至肢颤等症状。

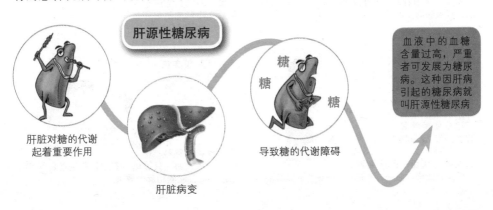

肝脏对糖的代谢
起着重要作用

肝脏病变

导致糖的代谢障碍

血液中的血糖含量过高，严重者可发展为糖尿病。这种因肝病引起的糖尿病就叫肝源性糖尿病

关老在治疗肝源性糖尿病时，以治疗肝病为主，根据所出现的消渴症见而加减用药，辨证与辨症相结合。

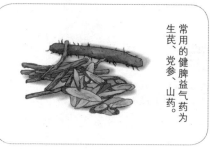

常用的健脾益气药为生芪、党参、山药。

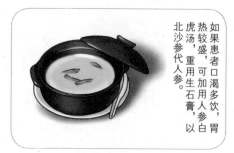

如果患者口渴多饮，胃热较盛，可加用生石膏，重用生石膏，以北沙参代人参。以白虎汤，重用人参。

常用的养阴生津药为天花粉、石斛、生地、玉竹。如果患者肝肾阴虚，常配合乌梅、白芍、甘草，有降血糖的功效，也可以加葛根以生津液。

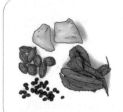

如果患者肾虚，常用五味子、诃子肉、仙灵脾、鹿角霜来达到固肾敛阴的目的，以调补阴阳，且有助益脾肾功能，有降尿糖的功效。

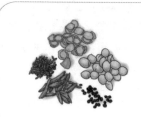

如果患者心慌自汗明显，常用北沙参、麦冬、五味子、浮小麦、芡实等。

⊙健康锦囊

肝源性糖尿病与因胰岛病变而致的糖尿病不同，因此在治疗方法上也有所不同。针对肝源性糖尿病的治疗，主要原则包括：

饮食控制是最为重要的基础治疗，轻症患者通过饮食控制即可使得血糖恢复正常。饮食控制的重点是低脂、低糖和增加蛋白质、维生素和纤维素的摄入，即强调少量多餐、少吃高糖、高脂食物，可多吃一些新鲜蔬菜和低糖水果，达到保护肝脏、减轻胰岛 B 细胞负担、降低血糖的目的。

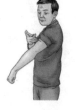

适宜的运动锻炼可改善机体组织对血糖的利用和转化，有利于更好地控制血糖。一般选择轻体力的有氧运动作为主要锻炼项目，如步行、太极拳，每次运动 30 分钟左右，每日一次，且应在餐后 2 小时后进行。餐后 2 小时内最好保持相对安静，以免因活动过多加重肝脏负担和对肝功能构成不利影响。

轻度糖尿病无须药物治疗，主要依靠饮食控制，辅以运动疗法来促使血糖恢复正常。中度以上的肝源性糖尿病需予以药物治疗，可尽早使用胰岛素，但不宜使用口服降糖药。因为口服降糖药大都存在着肝细胞损害作用，而胰岛素不但能有效降低血糖，还有利于肝细胞的修复。

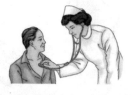

肝源性糖尿病患者不可忽视肝病本身的治疗，随着肝病的好转、肝功能的恢复，血糖可随之降低或恢复正常，肝源性糖尿病往往相应好转。如果只顾糖尿病的治疗而忽略肝病治疗，就会起到相反的效果。

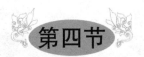

第四节

心体双养，形神俱备——关幼波的养生之道

⊙国医智慧

七情是指"喜、怒、忧、思、悲、恐、惊"七种情绪变化，是人体对外界客观事物的反映。如果这些情绪长期或过度地兴奋或被抑制，就会损害人体而发生疾病，称为"内伤七情"。中医认为：暴怒伤肝，怒则气上；过喜伤心，喜则气缓；忧思伤脾，思则气结；过悲伤肺，悲则气消；大恐伤肾，恐则气下。

——引自《关幼波肝病杂病论》

⊙精彩解读

我国中医学十分重视养生，通过各种措施达到增强体质、防治疾病、防止衰老，延长生命的目的。现在很多人都谈养生，那么究竟如何养生呢？关幼波先生作为著名的医家，给我们提出了一些养生的方法，下面简单介绍一下：

1. 养生先养神，不能随便消耗精神

精是物质基础，神是外在表现。《内经》中说："精神内守，病安从来？"那么，如何才能做到不随便消耗精神呢？具体应做到饮食有节，合理调摄，根据季节气候的变化，调节饮食，冷热、软硬适宜，富于营养和易于消化。

人的生活要有规律，起居有常，不能贪图安逸或过于劳累，这样精神才能充沛。《内经》还提到："久视伤血，久卧伤气，久坐伤肉，久立伤骨，久行伤筋。"劳逸过度，都会使人的气血、肌肉、筋骨受到损害，造成人体脏腑功能失调和抵抗能力下降。在患病之后，如果四处奔波，生活极不规律，不仅于病无利，反而伤及形神。

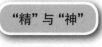

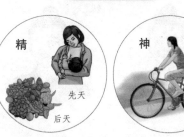

"精"，包括来自父母的"先天之精"和来自饮食消化的"后天之精"。精是富有生命力的，它不但有生长发育的能力、繁衍后代的能力，而且具有抵抗疾病的能力；"神"，就是人体的机能状态，生于先天，滋养于后天，又称为"水谷之精气"。

下面介绍几种消耗精神的例子：

一味追求高蛋白、高糖、高脂肪的三高饮食，不仅无益，且可导致脂肪肝、糖尿病等病的发生。

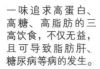

酒为大辛大热之品，必当节制，过量饮酒不仅损伤脾胃，还会造成肝脏损害，易导致肝硬化和肝癌，故肝病患者应当戒酒。

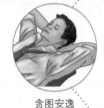

精神过度消耗会使人的气血、肌肉、筋骨受到损害，造成人体脏腑功能失调和抵抗能力下降。

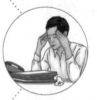

贪图安逸

过于劳累

切忌乱服药品，以免造成损害，加重病情的发展。

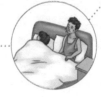

性生活要有节制，房劳过度则耗伤人体的精血，加速人体的衰老，降低人体的抗病能力。

2. 心养生要养心，心情舒畅，不为七情所伤

七情是指"喜、怒、忧、思、悲、恐、惊"七种情绪变化，中医认为：暴怒伤肝，怒则气上；过喜伤心，喜则气缓；忧思伤脾，思则气结；过悲伤肺，悲则气消；大恐伤肾，恐则气下。

人在生活中，总会遇到各种矛盾和问题，总会有不顺心的时候，这时的养生就是要心情舒畅，不为七情所伤。知足常乐是非常重要的。在患上疾病后，更要树立信心，积极地密切配合医生的治疗。坚定信心，就能战胜疾病，延年益寿。

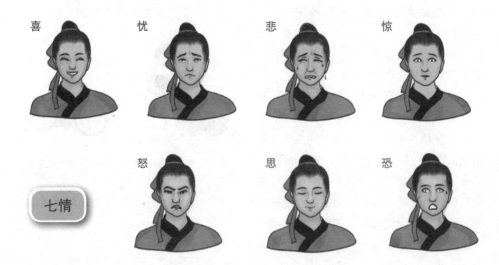

喜　忧　悲　惊　怒　思　恐

七情

3. 养生要养体，坚持户外活动，调养情操

户外活动可使紧张的精神得以松弛，身体得以调养。脑力劳动者进行户外活动可以锻炼身体，体力劳动者进行户外活动可以调养情志。老年人的精神要有所寄托，如下棋、书法、绘画、养花、养鱼、养鸟、练气功等，不但可以调节情操，而且能够健康长寿。

在养生方面，更重要的是要有非凡的气度，心情开阔，胸襟坦然，则能看淡一切。在为人处事上，要严于律己，宽以待人。此外，还要有"松柏的精神"，在困境中能够傲立，有坚韧挺拔克服困难的毅力。

如果能做到以上几点养生之道，并且持之以恒，则可形与神聚，而安享天年。

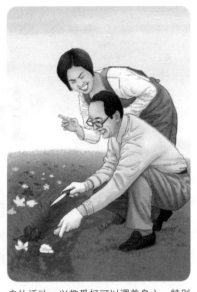

户外活动、兴趣爱好可以调养身心，特别是对于老年人的健康极有好处。

⊙ 健康锦囊

关幼波老先生自创了"床上八段锦"，可以在床上做调身运动，如果能够持之以恒地进行锻炼，能够达到强身健体的功效。"床上八段锦"的具体步骤如下：

床上八段锦

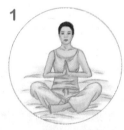

1 早晨起床后盘腿坐在床头，首先双手搓三十次。

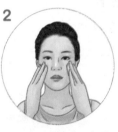

2 双手由眼角往耳际打圈子按摩三十次。

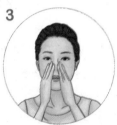

3 双手搓热后，沿鼻梁由上往下来回搓三十次。

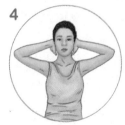

4 闭眼捂耳朵做一紧一松的压放动作三十次。然后叩齿一百次，将积聚在口腔的唾液咽下。

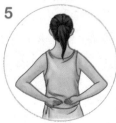

5 双手搓热后，放在背后两肾部位揉搓三十下。

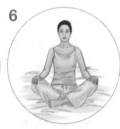

6 盘腿静坐，双手握两膝盖，以尾椎为轴心从左至右，再由右至左打转各三十次。

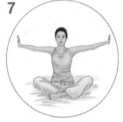

7 双手自胸前后两侧平伸，做一百次扩胸运动。然后再澄心息虑静坐二十分钟，以腹式呼吸法调息。

邱茂良

针灸名家治胃病，针针见效好

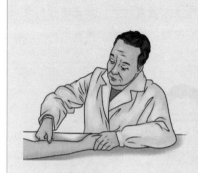

⊙**名医简介**

　　邱茂良，男，汉族，1913 年 9 月出生于浙江省龙游县寺下村，2002 年 2 月辞世。他幼习古文，及长，立志于医，于 1928 年求学于浙江兰溪中医专门学校，并从师张山雷学习内、妇等科，遂得其传。1932 年毕业后，返里开业。翌年，为继续深造，乃远游江苏无锡，就学于针灸名家承澹盦，成绩斐然。卒业后，经承热情挽留，乃执教于针灸研究社，旋助承澹盦举办中国针灸学校于无锡。先后招收学员 300 多名。同时设有函授班，学员数逾万，遍及国内，且远达海外，当时的学员中，不少人现已成为针灸界的名家。其主要著作有《针灸与科学》《内科针灸治疗学》《针灸学》《中国针灸荟萃·治疗学分册》等 10 几部专著，尤其是总结了 50 年的临床经验，完成了百万言的《中国针灸治疗学》巨著，为中国针灸医学的传播和推广做出了很大的贡献。

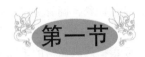

治疗胃脘痛，五大主穴之外有辅穴

⊙**国医智慧**

选择中脘、气海、足三里、内关、公孙为住穴，建里、上脘、梁门、关元、上廉等为辅穴，并根据病理机转的不同，取背部的膈俞、肝俞、脾俞、胃俞及腹部的巨阙、关元等穴位……进行针灸，确有宽中和胃、理气开郁结的作用，对治疗胃脘疼痛效果很为满意。

——引自《中国百年百名中医临床家丛书——邱茂良》

⊙**精彩解读**

胃脘痛就是胃痛，是指脾胃受损，气血不调所引起的胃脘部疼痛的病证。胃脘痛的病因很多，因为胃为水谷之海，主受盛饮食，人吃了水谷都要在胃里贮存，慢慢由脾来运化，所得精气与水液传于脏腑经络。

胃脘痛主要的四种病因："经常忧思恚怒，而致肝气郁结横逆无制；饮食不节，平素喜食生冷，纵恣口腹，饥饱失常，或好饮酒，误食不洁之食物伤于脾胃者；起居不适，过度疲倦，或久受风霜雨露等均能发生此病。"但要注意的是，胃脘痛多为多种病因并存所导致，单一因素致病的情况较少。

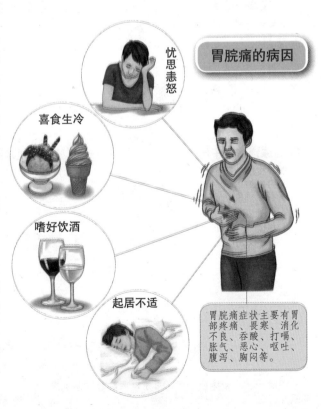

忧思恚怒

胃脘痛的病因

喜食生冷

嗜好饮酒

起居不适

胃脘痛症状主要有胃部疼痛、畏寒、消化不良、吞酸、打嗝、胀气、恶心、呕吐、腹泻、胸闷等。

针对胃脘痛，我国针灸名师邱茂良医师在研读古代医学文献的基础上总结出了专门的针灸治疗方法：选择中脘、气海、足三里、内关、公孙为主穴，建里、上脘、梁门、关元、上廉等为辅穴，并根据病理机转的不同，取背部的膈俞、肝俞、脾俞、胃俞及腹部的巨阙、关元等穴位，进行针灸，确有宽中和胃、理气开郁结的作用，对治疗胃脘疼痛有较好的效果。

但要注意的是，辅穴的选定要根据病因病情的不同来定，不可一概而论，主要分为以下几个情况：

（1）兼有胸胁刺痛、吞酸嘈杂、胃气上逆等症属肝胃不和、肝气郁结者，应在主穴的基础上配以针灸膈俞、肝俞、巨阙穴，用以疏肝理气。

（2）脘腹饱胀、食则更甚、身体瘦削劳倦等症属于肝脾不和、传化失司者，应在主穴的基础上配以针灸脾俞、胃俞穴，用以扶土建运。

（3）大便干燥者，要在主穴的基础上配以针灸大肠俞，用以疏导通利。

（4）大便溏薄者，要在主穴的基础上配以针灸天枢、关元穴，用以收涩。

总之，在治疗胃脘痛时要认真地掌握病因，辨证取穴针灸，并采取适当的补泻手法，才能最终获得最好最快的疗效。

⊙**健康锦囊**

脾胃虚弱者可采用以下按摩方法增强脾胃功能。

1. 按揉背腰镇痛法

在单掌推背部膀胱经路线的基础上，叠掌揉，双掌根或双拇指交替按压膈俞至三焦俞一段膀胱经内侧线，注意局部重点取穴。

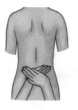

2. 捏拿背腰肌理气法

在肩胛内移的基础上，拇、示指捏拿骶棘肌上段（肩胛间区段，轻拿轻放），亦可加用中指作捻转动作。

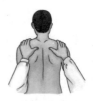

3. 搓擦胃俞温中法

单掌根或小鱼际肌快搓两侧胃俞穴，搓后缓缓揉动，使热感渗透。

4. 推揉腹部和中法

两拇指开三门，运三脘，单掌或双掌于左胁肋部快速推抚，称之推胃法；掌推腹部任脉路线；掌根轮状顺时针推脘腹；叠掌揉上腹部，以左上腹为主。

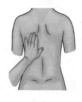

小贴士

高峰期乘车时的恶心反胃症状，可选用一些精油来缓解。主要分吸嗅和涂抹两种方法。比如，可将薄荷1滴、柠檬1滴，滴在手帕上直接吸嗅；也可将丁香2滴、甜杏仁油5毫升调和一下，涂抹在胃部，用手以顺时针方向按摩。

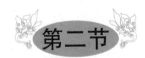

第二节

消化性溃疡，同时针灸肝、脾、胃

⊙**国医智慧**

我们曾对胃及十二指肠溃疡单用针灸治疗百余例进行了观察，已经发现，针灸对溃疡病有一定的疗效，除有严重并发症应配合药物和其他治法以外，一般都可单用针灸治疗。

——引自《中国百年百名中医临床家丛书——邱茂良》

⊙**精彩解读**

中医认为，溃疡病与肝有着密切联系。高鼓峰《医家心传·吞酸》里说："凡是吞酸尽是肝木，曲直作酸也。"薛立斋也认为："吞酸多属脾虚木旺。"由此可见，肝气不舒确实与溃疡病联系紧密。此外，饮食无节、暴饮暴食、饥饱无常、嗜烟酗酒、过食辛辣炙烤食物，也容易损伤脾胃，导致消化性溃疡。

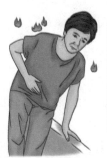

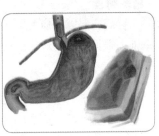

消化性溃疡病因在于原本消化食物的胃酸（盐酸）和胃蛋白酶（酶的一种）消化了自身的胃壁和十二指肠壁，从而损伤黏膜组织，这是引发消化性溃疡的主要原因。人们一般将胃溃疡和十二指肠溃疡总称为消化性溃疡。溃疡病与情志不舒和饮食所伤关系密切，人的情绪不佳可引起胃酸过多和消化功能紊乱。

在前人经验的基础上，邱老根据消化性溃疡的四种主要病症总结了相对应的针灸疗法，分析如下：

1.肝胃气滞

对于肝胃气滞的患者，在中脘、梁门、肝俞、胃俞、气海、足三里等六大主穴的基础上，加以针灸期门、行间两穴。

2.脾胃阳虚

对于脾胃阳虚的患者，在中脘、梁门、肝俞、胃俞、气海、足三里等六大主穴的基础上，在背腹部各穴先针后灸。

3.脾胃阴虚

对于脾胃阴虚的患者，在中脘、梁门、肝俞、胃俞、气海、足三里等六大主穴的基础上，加以针灸三阴交、太溪穴。

4.气滞血瘀

对于气滞血瘀的患者，在中脘、梁门、肝俞、胃俞、气海、足三里等六大主穴的基础上，加以针灸膈俞、三阴交穴。

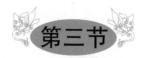

第三节

胃病常见症状的针灸治疗

⊙**国医智慧**

　　胃部疾病一般以胃痛为主要症状，还可见呃逆、呕吐、吞酸等其他多种症状……内关也治呃逆（男左女右），吸气时进针，大指向前进5分，退出3分，然后再令患者吸气，进针5分，如此反复3次，留针10～15分钟……故治吞酸，重者调肝气，取鸠尾、期门、内庭、太冲，以提插捻转泻法，留针15分钟……

——引自《中国百年百名中医临床家丛书——邱茂良》

⊙**精彩解读**

　　胃病主要以胃痛为主，伴随呃逆、呕吐、吞酸等其他多种症状。邱老就在前人的基础上根据胃病的这些症状提出了相应的针灸治疗法，具体分析如下：

1.呃逆

　　呃逆其实就是人们常说的"打嗝"，主要是因为胃气上逆所致。正如《万病回春》所说："发呃者，气逆上冲而作声也，一名咳逆，若胃火上冲而逆，随口应起于上膈，病者知之，易止也；自脐下上冲，直出于口者，阴火上冲，难治。"也就是说，呃逆分为胃气虚寒者和肝气犯胃者。

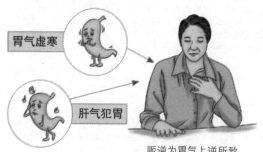

胃气虚寒

肝气犯胃

呃逆为胃气上逆所致。

> 肝气犯胃者，用膈俞、太冲穴；胃气虚寒者，用内关、足三里、中脘、膈俞穴。此外，可在平承山穴开外，腓肠肌边缘，一侧取穴，左右均可，用毫针捻转进针，直刺1.5寸，使有酸麻胀感后停针，出针，可有效治疗呃逆，对于轻度的呃逆只需进针一次即可治愈。
> 但要注意的是，对于久病元气衰弱而后出现呃逆的患者，不宜选用针灸治疗。

2.呕吐

　　呕吐也是胃病的一种常见症状。呕吐是指胃内容物或一部分小肠内容物通过食管逆流出口腔的一种复杂的反射动作，呕吐可将有害物质从胃排出，从而起到保护作用，但持久而剧烈的呕吐可引起脱水、电解质紊乱。正如《罗氏会约医镜·论呕吐》中所说："凡呕家皆以胃气为言，使果胃强脾健，则所食皆化，何至呕吐！"邱老总结了如下一些针对呕吐的针灸治疗方：

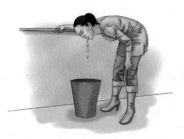

呕吐是胃病的常见症状，可以保护胃部，但持久呕吐会引起脱水。

（1）针灸手厥阴经穴
内关与阴维相通，主治胃心胸疾病，尤其对呕吐有较好的效果。当呕吐时，可选用间使（双）、劳宫、大陵、内关等穴。比如，可用毫针刺间使穴，向上斜方进针1寸，中脘穴直刺进针1寸，足三里穴向下方斜刺1寸，留针40分钟。
（2）针灸口部穴位
呕吐时，也可通过针灸口部穴位来止呕。因为脾气通于口，胃有邪，则脘中泛恶，口中津生，可取口周穴来治疗。比如，可用三棱针刺金津、玉液两穴，对于妊娠期间的剧烈呕吐尤为有效；也可选用针刺承浆穴，也有较好的止呕效果。

3. 吞酸

吞酸又称吐酸、噫醋。《医林绳墨·吞酸吐酸》记载："吞酸者，胃口酸水攻激于上，以致咽溢之间，不及吐出而咽下，酸味刺心，有若吞酸之状也。"至于吞酸的病因，《素问·至真要大论》记载："诸

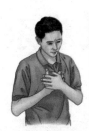

对于吞酸的针灸治疗，邱老认为：可选鸠尾、期门、内庭、太冲等穴，以提插捻转泻法，留针15分钟。时间较长者，可用脾俞、公孙等穴，以提插捻转泻法，留针30分钟。对于体寒者，可选鸠尾、期门加以艾灸。对于体热者，可选公孙、璇玑等穴补灸。

呕吐酸者，暴注下迫，皆属于热。"《丹溪心法》记载："吞酸者，湿热郁积于肝而出，伏于肺胃之间。"由此可知，中医认为吞酸与肝气不畅有关，因此治吞酸重在调肝气。

4. 胀满

胀满主要指的是脘腹部痞胀、胃脘壅塞、满闷不通不痛、外无急胀之形的症状。关于胀满的病因，《内经》记载："脏寒生满病。"《景岳全书·痞满》进一步解释道："凡有邪有滞而痞者，实痞也，无

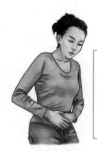

针对胀满症状，邱老总结了这样的针灸疗法：用内关、中庭耳穴，平补平泻，适当留针，须臾见效。如果患者为虚痞，则应选胃俞、脾俞、足三里穴先针后灸，病情严重者还要选肝俞、脾俞、胃俞、肾俞等背俞穴辅灸。

物无滞而痞者，虚痞也。有胀有痛而满者，实满也，无胀无痛而满者，虚满也。实痞、实满，可散可消，虚痞、虚满非大加温补不可。"

⊙健康锦囊

人在情绪不好的时候会分泌过多的胃酸，对胃壁造成伤害，因而引发胃炎，患者表现出"严重症状"其实是心理原因。中医认为，肝主气，如果一个人长时间情绪抑郁，就会"气不顺"。一旦气不顺了，肝气郁积，就会影响到慢性胃炎的严重程度。

要避免患慢性胃炎，就要调理好心态，克服不良生活习惯。另外，嗜食刺激性食物或药物、酗酒、吸烟、着凉等都可能导致慢性胃炎，因此平时要注意避免。

邓铁涛

养生保健谱新篇，
疑难杂病第一人

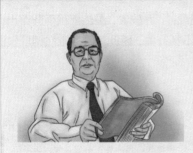

◎**名医简介**

邓铁涛，男，汉族，1916年10月生于广东省开平县，自幼受父亲熏陶，走上医药学之路。1932年，他考入广东中医药专门学校，系统学习中医理论，期间先后跟随陈月樵、郭耀卿、谢赓平等诸多名家实习，获得了宝贵的临床经验。毕业之时，正值抗日战争爆发，他辗转各地，以行医来谋生。新中国成立之后，他积极投入祖国医学的恢复当中，在中医教学、医疗、科研等领域相继取得极高成就。1956年，进入广州中医药大学工作。邓老善于运用中医脾胃学说论治各种疑难杂症，研制了中成药"冠心丸""五灵止痛散"等；同时，他还倡导"不治已病治未病"，对中医传统养生方法进行了整理与升华。主要著作有《学说探讨与临证》《耕耘集》《邓铁涛医话集》《实用中医内科学》《中医诊断学》等。2009年6月，被授予"国医大师"称号。

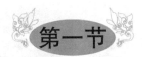

第一节

日出而作，日落而息——向古人学习生活节律

◎**国医智慧**

科学健康的作息节律很重要，应该成为日常养生保健的基础工作。合理恰当地安排好每天的工作、学习、活动和休息，可以使我们保持旺盛的精力，维护身心的和谐与健康。

——引自《寿而康：邓铁涛谈养生》

◎**精彩解读**

人类的作息是有一定规律的，远古人类顺应自然形成了"日出而作，日落而息"的生活模式，后经长期衍化发展，生活模式基本固定为一日三餐、昼出夜寝。我们的身体也适应了这种作息节律，一旦打乱，就会对身心造成不好的影响。

《管子》有云："起居不时……则形累而寿命损。"长期生活起居缺乏规律，或虽有规律却是不健康的"坏规律"，比如经常开夜车、不吃早餐、饭后倒头便睡、不爱运动等，都会打乱人体内环境的平衡，引起气血失和、阴阳失调。

健康的生活节律

古代

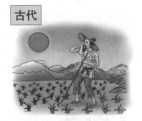
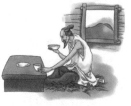

日出而作，日落而息

现代

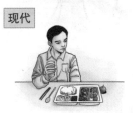
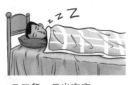

一日三餐，昼出夜寝

无论是古代还是现代，健康的作息和生活节律并没有发生过多改变，要想身体健康，就要遵循它们

以睡眠为例，中医认为，"夜卧则血归于肝"，经常熬夜容易耗损人体的阴津，导致阴阳失和，这也是熬夜之后容易上火的原因。一夜未睡之后，次日脸上就多出几个痘痘，嗓子也变得干痛起来，一些爱好足球的球迷朋友们，你们是不是有过这样的体会呢？

因此，邓老建议我们安排好每天的学习、工作、运动、饮食、起居等日常活动，形成规律，让生活变得健康、有规律起来。

下面是邓老每天的起居安排，很少打乱，这一点非常值得我们学习。

邓老的起居安排

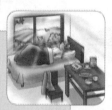
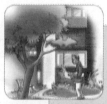
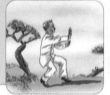
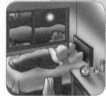

1. 早晨起床
2. 床上静坐，呼吸吐纳
3. 自我保健按摩（从头开始，渐及全身）
4. 饮茶
5. 打八段锦
6. 早餐
7. 早餐后练气功
8. 读书、看报、写文章等
9. 中午绕楼散步10圈
10. 午餐

11. 午餐后看会儿报纸
12. 午睡
13. 读书、写文章等
14. 打太极拳
15. 晚餐
16. 看会儿电视
17. 21：00 洗澡（冷热水交替）
18. 练30分钟气功，然后看书读报
19. 23：00 之前准时就寝

⊙**健康锦囊**

《黄帝内经》中很多养生智慧值得我们现代人学习，其中有一段提到："今时之人不然也，以酒为浆，以妄为常，醉以入房，以欲竭其精，以耗散其真，不知持满，不时御神，务快其心，逆于生乐，起居无节，故半百而衰也。"这段话表明，人动不动就会生病，都是因为人的生活习惯、生活习性严重违背了身体内部的运行规律和自然的一种正常的状态而造成的。

1. "以酒为浆"

现在的人，嗜酒如命，其实酒很容易让人丧失理性，而且大量或经常饮酒，还会使肝脏发生酒精中毒而致发炎、肿大，影响生殖、泌尿系统。

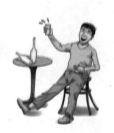

2. "以妄为常"

现在的人，想怎么做就怎么做，胡乱地作息和生活，完全不按照自然规律行事，该睡觉的时候不睡觉，该吃饭的时候不吃饭，该结婚的时候不结婚，非要等到困极了再睡，饿极了再吃，年岁大了再结婚，其实所有这些违背人体、自然规律的做法都是非常损耗人体能源的，极易导致疾病和过早地衰老。

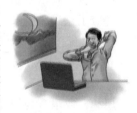

3. "醉以入房"

人要控制好自己，不能纵欲，因为人的精液是"阴精"的最高浓缩，而阴精是难成易亏的，所以如果不节制房事，精液输出太多，就要导致精气短缺，"肾阴虚"便由此而至。总之，房事养生要点在于得其节宣之和，既不能过度纵欲，也不能禁欲，一定要做到"静心节欲以养阴，顺天时避虚而保精"。

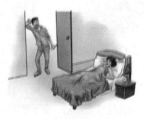

4. "不知持满，不时御神"

用现代的话来说就是人不知足，总是追求身外之物，而且穷追不舍，最后闹得身心疲惫、烦恼多多。其实人体是很自足的，人的幸福也很简单，只要吃的喝的住的满足人体的需要，人就会获得健康和快乐，何必苦苦追求身外之物？

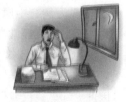

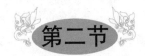

第二节

运动筋骨，调理脏腑，就练邓氏八段锦

⊙**国医智慧**

　　运动有刚有柔，我认为柔性的运动对于体弱、年老及妇女儿童都更为合适，所以我主张柔性的运动。一讲柔性的运动，自然会想到太极拳。但我除了太极拳之外，更喜欢八段锦……八段锦简单易学，经常锻炼，对增强体质，调节人体各脏腑经络气血的运行，均有显著的功效。

——引自《八段锦：邓铁涛健康长寿之道》

⊙**精彩解读**

　　邓老认为，运动分为外功与内功两大类，其中体操、跑步、外家拳术之类，重在使用外功，属于外功；而五禽戏、太极拳、八段锦之类属内功。其中，内功用意不用力，以意为主，以意为引，以气运肢体，不偏不倚，不会伤气耗血，比较适合中老年人。

　　邓老健身，以八段锦为主，每天早上一套八段锦，没有特殊情况，是不会落下的。他说："八段锦作为我国古代导引术，其健身效果显著，是中华传统养生文化中的瑰宝。我每天都坚持做八段锦，不但运动了筋骨，而且起到了调理脏腑功能的作用。"

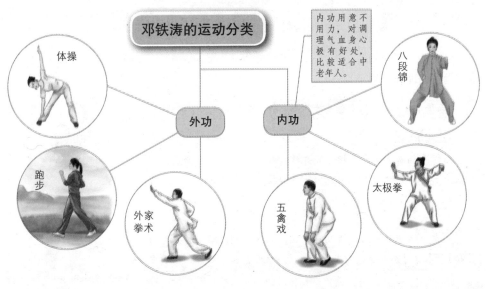

下面，我们就介绍邓氏八段锦的具体锻炼方法。

第一段：双手托天理三焦

【起势】直立，两臂自然下垂，手掌向内，两眼平视前方，舌尖轻抵硬腭，自然呼吸，周身关节放松，足趾抓地，意守丹田，以求精神集中片刻，两臂微曲，两手从体侧移至身前，十指交叉，掌心向上。

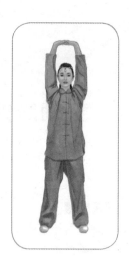

【动作】

1. 两臂徐徐上举，至头前时，翻掌向上，肘关节伸直，头往后仰，两眼看手背，两腿伸直，同时脚跟上提，挺胸吸气。

2. 两臂放下，至头前时，掌心由前翻转向下，脚跟下落，臂肘放松，同时呼气。

3. 如此反复16～20遍，使呼气吸气均匀。

十指松开，两臂由身前移垂于两侧。

第二段：左右开弓似射雕

【起势】自然站立，左脚向左侧跨一步，两腿屈膝成马步，上体直，同时两臂平屈于两肩前，左手示指略伸直，左拇指外展微伸直，右手示指和中指弯曲，余下手指紧握。

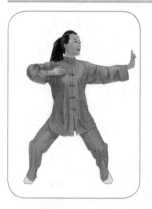

【动作】

1. 左手向左侧平伸，同时右手向右侧猛拉，肘弯曲与肩平，眼看左手示指，同时扩胸吸气，模仿拉弓射箭的姿势。

2. 两手回收，屈于胸前，恢复起势，但左右手指姿势相反，同时呼气。

3. 右手向右侧平伸，同时左手向左侧猛拉，肘屈与肩平，眼看右手示指，同时扩胸吸气。

4. 如此左右轮流进行开弓16～20次。

【收势】还原预备姿势。

第三段：调理脾胃须单举

【起势】立直，两臂自然垂于体侧，脚尖向前，双眼平视前方。

【动作】

1. 右手翻掌上举，五指伸直并拢，掌心向上，指尖向左，同时左手下按，掌心向下，指尖向前，拇指展开，头向后仰，眼看右指尖，同时吸气。

2. 复原，同时呼气。

3. 左手翻掌上举，五指伸直并拢，掌心向上，指尖向右，同时右手下按，掌心向下，指尖向前，拇指展开，头向后仰，眼看左

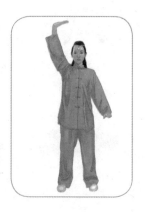

指尖，同时吸气。

    4. 复原，再呼气。

    5. 如此反复16～20遍，运动时宜注意配合呼吸均匀。

【**收势**】还原预备姿势。

第四段：五劳七伤往后瞧

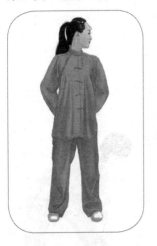

【**起势**】直立，两臂自然伸直下垂，手掌紧贴腿侧，挺胸收腹。

【**动作**】

    1. 双臂后伸于臀部，手掌向后，躯干不动，头慢慢向左旋转，眼向左后方看，同时深吸气，稍停片刻，头复归原位，眼平视前方，呼气。

    2. 头再慢慢向身体右侧旋转，眼睛向身体右后方看，吸气，稍微停留片刻，再旋转复归原位，眼睛以平视角度看着前方，呼气。

    3. 如此反复16～20遍。

【**收势**】恢复起势状态。

第五段：攒拳怒目增气力

【**起势**】自然站立，两腿分开屈膝成马步，两侧屈肘握拳，拳心向上，两脚尖向前或外旋转，怒视前方。

【**动作**】

    1. 右拳向前猛冲击，拳与肩平，拳心向下，两眼睁大，向前虎视。

    2. 右拳收回至腰旁，同时左拳向前猛冲，拳与肩平，拳心向下，两眼睁大，向前虎视。

    3. 左拳收回至腰旁，随即右拳向右侧冲击，拳与肩平，拳心向下，两眼睁大，向右虎视。

    4. 右拳收回至腰旁，随即左拳向左侧冲击，拳与肩平，拳心向下，两眼睁大，向左虎视。

    5. 如此反复进行16～20遍。

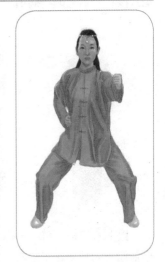

【**收势**】注意配合呼吸，拳出击时呼气，回收时吸气。最后两手下垂，身体直立。

第六段：两手攀足固肾腰

【**起势**】两腿挺直站立，两手呈自然姿势垂放于身体两侧，成立正姿势。

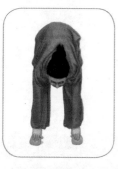

【动作】

1. 两臂高举，掌心相对，上体背伸，头向后仰。

2. 上体尽量向前弯曲，两膝保持正直，同时两臂下垂，两手指尖尽量向下，头略抬高。

3. 如此反复16～20遍。（注：此段可用自然呼吸。）

【收势】恢复起势状态。

第七段：摇头摆尾去心火

【起势】自两腿分开，屈膝下蹲成马步，两手按在膝上，虎口向内。

【动作】

1. 上体及头向前深俯，随即在左前方尽量作弧形环转，头尽量向左后旋转，同时臀则相应右摆，左膝伸直，右膝弯曲。

2. 复原成起势姿势。

3. 上体及头向前深俯，随即在右前方尽量作弧形环转，头尽量向右后旋转，同时臀部相应左摆，右膝伸直，左膝弯曲。

4. 复原成起势姿势。

5. 如此反复16～20遍，可配合呼吸，头向左后（或右后）旋转时吸气，复原时呼气。

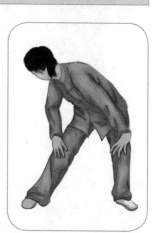

【收势】最后直立而收势。

第八段：背后七颠把病消

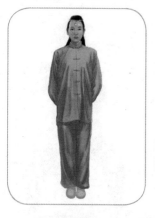

【起势】立正，两手置于臀后，掌心向后，挺胸，两膝伸直。

【动作】

1. 脚跟尽量向上提，头向上顶，同时吸气。

2. 脚跟放下，着地时有弹跳感，同时呼气。

3. 如此反复进行16～20次。

【收势】恢复成起势姿势。

以上八段锦，每一动作都能对某一局部起到应有的效果，通过局部调节整体。其中前四段的功用在于治病，后四段的功用在于强身。正如邓老所说："八段锦简单易学，经常锻炼，对增强体质，调节人体各脏腑经络气血的运行，均有显著的功效。"此八段动作，运动量不大不小，老弱咸宜，既可以强身防病，又能医疾治病，特别是一些久治不愈的慢性病患者，通过锻炼确能收到效果。

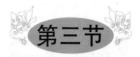

第三节

白癜风，皮肤病，邓铁涛内服外涂力挽回

⊙**国医智慧**

　　白癜风是一种局限性色素代谢失调的皮肤病，中医学又称它为白驳风。本病多认为是湿郁于皮肤腠理，血不荣肤而致。目前对此病治疗中西医均感棘手。笔者采取中西医综合治疗，取得一定疗效。

——引自《奇难杂证新编》

⊙**精彩解读**

　　白癜风是一种较为常见的皮肤病，以局部皮肤呈白斑样为主要特征。邓铁涛教授采用中西医结合的疗法，治疗本病取得了显著的疗效。其方如下：

1. 内服药

　　【组成】何首乌 30 克，桑葚子 30 克，白蒺藜 18 克，僵蚕 12 克，赤芍 12 克，川芎 12 克，三棱 15 克，莪术 15 克，防风 15 克。

　　【用法】水煎服，每日 1 剂，2 个月为一个疗程。

　　【加减】如出现患部轻微痒感、咽干舌燥等症，当为血虚生风所致，上方去川芎，加露蜂房 16 克、牡蛎 1 克。

　　【功效】活血祛风，调和气血。

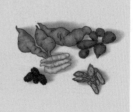

2. 外搽药

　　【组成】补骨脂 200 克，白藓皮 100 克，白蒺藜 50 克，骨碎补 100 克，斑蝥 10 克，菟丝子 150 克，赤霉素 1 克，二甲基亚砜 430 毫升。

　　【用法】前六味粉碎后入适量 95% 酒精中浸泡 7 天，得滤液 750 毫升，加赤霉素和二甲基亚砜混匀。

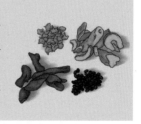

　　外搽药可以居家自制，也可以用成药。用白斑酊擦患处，每天 4～6 次。夜间患处外擦氟轻松软膏（市售）一次。每天照晒阳光一次，每次 15～20 分钟。

朱良春

动可延年，乐则长寿，养生增寿的秘方

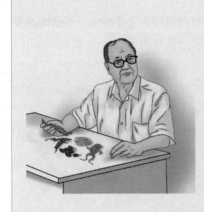

⊙**名医简介**

朱良春，男，汉族，1917 年出生于江苏镇江，18 岁跟随孟河马派传人马惠卿先生学医，次年考入苏州国医专科学校，抗战开始后转学到上海中国医学院，师承章次公先生，深得真传。曾任南通市中医院院长、主任中医师，南京中医药大学教授等职，先后成立了南通良春中医药临床研究所、南通良春风湿病医院。朱老治学严谨，医术精湛，最早提出了"先发制病"的论点，大大提高了疑难病的疗效。另外，他还对虫类药进行了悉心研究，创制了"益肾蠲痹丸""复肝丸""仙橘汤""痛风冲剂""金龙胶囊"等诸多新药，对癌症、风湿性关节炎、类风湿关节炎等疑难重症的治疗获得突破性的进展。朱老主要著作有《虫类药的应用》《医学微言》《朱良春用药经验集》等。2009 年 6 月，朱教授荣获"国医大师"称号。

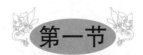

第一节

以鼻饲药，祛病无痕——朱良春推荐的鼻药良方

⊙国医智慧

鼻药疗法，就是用药物塞置或嗅入鼻腔而达到治愈疾病目的的一种方法，它不仅能治愈局部病变，如鼻渊、鼻内息肉等疾患，而且能治疗多种周身性或远离脏器的疾病，这是祖国医学范畴内的一种独特的治疗方法。

——引自《医学微言》

⊙精彩解读

鼻药疗法是指将药物制成一定的剂型（如散、丸、锭、糊、膏、吸入剂等）作用于鼻腔以激发经气，疏通经络，促进气血运行，调节脏腑功能，从而治疗疾病的方法。朱良春教授对这种疗法有着广泛而深入的研究，早在20世纪60年代初，便广泛搜集古今医家的鼻药疗法，结合自己临床经验，写成了《鼻药疗法初探》一文，从而奠定了鼻药疗法在中医学上的理论基础。

朱老在文章中指出："气血紊乱，营卫失调，脏气不平，固能影响及鼻，而鼻为呼吸出入之道，纳药鼻内，亦可借其内在之联系，以调其气血，和其营卫，平其偏胜，开其闭塞，使病邪得以解除。"这是鼻药疗法的中医学原理。从现代医学理论来看，朱老认为可能是远距离刺激的作用，由于药物在鼻腔内所形成的局部刺激点，而产生远距离的传导，使相应的病变脏器得到调整，从而趋于正常。

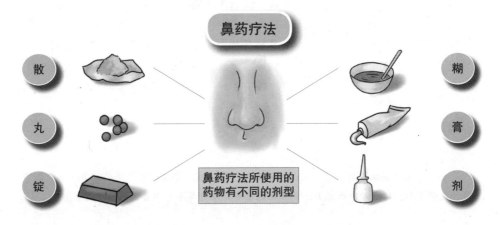

鼻药疗法

散　丸　锭　糊　膏　剂

鼻药疗法所使用的药物有不同的剂型

朱老对鼻药疗法的研究并没有停留在理论上，他将其应用于临床上的各类疾病，总是能够收到意想不到的效果。多年来，他不仅收集了许多鼻药疗法的验文，并且自己也创制了许多奇效方，现在一并介绍给大家。

1. 鼻渊粉

【主治】鼻渊，症见鼻流浊涕，量多不止，伴有头痛、鼻塞、嗅觉减退，鼻窦区疼痛，久则虚眩不已等。

【处方】辛夷 12 克，黄连 6 克，鹅不食草 9 克，冰片 0.6 克，鱼脑石 3 克。

【用法】上药研极细末，瓶贮，用时取少许吸入鼻内，每日 4 次。

【功效】用药后，鼻塞即渐通，分泌逐步减少，连续使用，可痊愈。

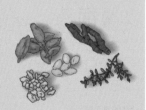

2. 鼻息肉粉

【主治】鼻内息肉。

【处方】生白矾 1.6 克，筒轻粉 0.16 克。

【用法】共研极细末，用时吸入鼻中，每日用 3 次。

【功效】个别病例用一次后即气通息落，但一般须连续吸药至 5 天以上或半月以后，症状方能消失。

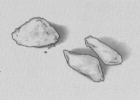

⊙**健康锦囊**

鼻药疗法的用药方法分为三种，包括塞鼻法、鼻吸法、鼻嗅法。塞鼻法亦称纳鼻法，是将药物研细，加赋形剂或做成栓子，或将药末以纱布或薄棉包裹，或将药物制成药液，以棉球蘸湿，塞入鼻腔，以治疗疾病的方法。药物塞鼻有祛邪杀虫、化痰散结、止血消肿的功效，主要应用于头部、鼻部疾患，亦可治疗疟疾、黄疸等病变。鼻吸法是将一定的药物制成粉末吸入鼻内，使药末直接作用于鼻黏膜，以治疗疾病的方法。由于本法所使用的药物多为芳香走窜之品，吸入鼻腔中，对黏膜产生强烈的刺激作用，因而多伴有喷嚏反应。鼻嗅法是将药物制成粉末，煎取药汁，或鲜品捣烂，或点燃药物，以鼻闻其气味而治疗疾病的一种方法。与鼻吸法相比，鼻嗅法仅限于吸入药物的气味，一般不会发生喷嚏反应。鼻嗅法对于婴幼儿及难于服药者尤为适合。

小贴士

黄芪，豆科植物，有保肝、利尿、抗衰老、抗应激、降压和较广泛的抗菌作用，能消除肾炎蛋白尿，增强心肌收缩力，调节血糖含量。中老年人应用黄芪的机会较多。

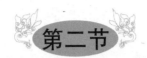

第二节

动静养生，饮食有节——朱良春教授健康六法

⊙**国医智慧**

自改革开放以来，百姓的物质生活和文化生活逐年提高，老同志退休后，都希望健康长寿，欢度晚年。我年过九旬，前来寻求长寿之道的人越来越多，我每以"动可延年，乐则长寿"八字赠之。

——引自《国医大师谈养生》

⊙**精彩解读**

朱良春教授将养生之道概括为八个字："动可延年，乐则长寿。"他认为，一个人要想健康长寿，最基本的是要做到两点：一是适度运动，二是保持乐观。

首先，要适度运动。俗话说"要活就要动"，运动可以促进血液循环，增强体力，提高抗病防御力。同时，运动还会让浑身发热、出汗，促进新陈代谢，对养生有很大的好处。但值得注意的是，运动一定要适度，不可超量。朱老每天生活节奏比较紧凑，没有时间去练气功、打太极拳，为了保持适度的运动量，他坚持每天骑自行车上下班，有时候外出活动也骑，他说这是一种不占时间的锻炼方法。后来，由于客观条件不具备了，朱老又开始每天早晨或晚上做 5 ~ 10 分钟四肢活动的自由操，即左右摆动四肢，用手指梳头发，然后两手擦面部、按摩耳翼，左右缓慢转动头颈，这样能使头目清爽、两腿轻健，减少面部皱纹，控制颈椎病。

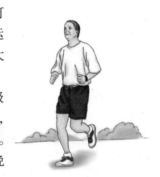

动可延年

其次，要有乐观的生活态度。古人有句卫生歌，是这样说的："世人欲知卫生道，喜乐有常嗔怒少，心诚意正思虑除，顺理修身去烦恼。"朱老说，人是处在矛盾之中的，不顺心的事经常遇到，但他从不懊恼、耿耿于怀，对名利之争一笑置之，泰然自若，真正做到了《黄帝内经》中所说的"恬淡虚无，真气从之"。

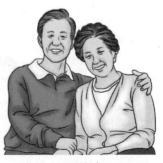

乐则长寿

除此之外，朱老的养生秘诀还包括以下几个方面：

1. 少睡多用脑，健脑抗衰老

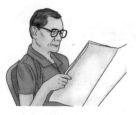

长期以来，朱老每天只睡六七个小时。他认为，睡得太多，人的精力易于懒散。而关于失眠，朱老说："失眠时不要急躁，全身放松，听之任之，恍恍惚惚，也可起到一定的睡眠效果。"另外，他还长期坚持"每日必有一得"的习惯，常常要翻阅书报、杂志，有了新的所得便能酣然入睡。他先后写了6部书、140多篇医学论文，绝大多数都是挤时间写的。

2. 食补养生，益寿延年

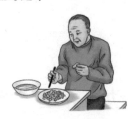

"药补不如食补"，朱老说他从不吃补品，只吃一种自制的食物，一吃就是50年。有一次，他接受于丹的电视专访，公开了他的食疗方：用半斤黄芪煮水，除去药渣后，加薏苡仁、绿豆、扁豆熬煮，熟了之后放入冰箱冷藏。每天早晚取出少量，用微波炉加热后食用，不仅有营养，而且可以预防疾病，特别能降血脂、预防肿瘤。方子的成本低，普通百姓都可以承受。

3. 生活有规律

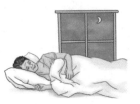

朱老指出，白天是阳，晚上是阴，古人日出而作，日落而息，符合阴阳之道；现代人则有的晨昏颠倒，晚上两三点钟才睡，第二天早上不知几点起来，这样就把生理规律打乱了，容易生病。

4. 注意饮食

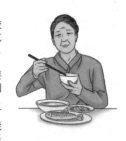

朱老平时吃得就比较清淡，而且每次都吃七成饱，以素食为主，适当吃点鱼和瘦肉。他的经验就是，不要暴饮暴食。关于抽烟喝酒的习惯，他认为，烟一定不要抽，酒可以少喝，但一定不能贪杯，现在发现很多肿瘤，如肝癌、消化道肿瘤都和喝酒有关系。

⊙健康锦囊

虽然朱良春教授睡眠时间并不长，但睡眠质量却很高，他为什么会躺下就着呢？原来，他有一套睡眠保健功，可以让自己迅速进入睡眠状态，具体方法如下：

1. 甲端摩头

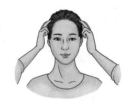

即两手示指、中指、无名指弯曲成45度，用指甲端以每秒钟八次的速度往返按摩头皮1～2分钟，可增强血液循环，有助于快速入眠。

2. 双掌搓耳

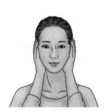

即两掌拇指侧紧贴前耳下端，自下而上，由前向后，用力搓摩双耳1～2分钟。具有疏通经脉、清热安神之功效，还能保护听力。

3. 双掌搓面

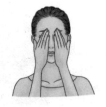

即两手掌面紧贴面部，以每秒钟两次的速度用力缓缓搓面部所有部位，1～2分钟，可疏通头面经脉，促睡防皱。

4. 搓摩颈肩

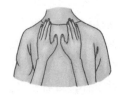

即两手掌以每分钟两次的速度用力交替搓摩颈肩肌肉群，重点在颈后脊两侧，1～2分钟，可缓解疲劳并预防颈肩病变。

5. 推摩胸腰

即两手掌面拇指侧，以每秒钟两次的速度，自上而下用力推摩后腰和前胸，重点在前胸和后腰部，共2～3分钟，可强心，健腰，疏通脏腑经脉。

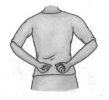

6. 掌推双腿

即两手相对，紧贴下肢上端，以每秒钟1次的频率，由上而下顺推下肢1分钟，再以此方法顺推另一下肢1分钟，可解除下肢疲劳，疏通足六经脉。

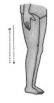

7. 交换搓脚

即右脚掌心搓摩左脚背所有部位，再用左脚掌心搓摩右脚背所有部位。然后用右脚跟搓摩左脚心，再用左脚跟搓摩右脚心。共2～3分钟。可消除双足疲劳、贯通气血经脉。

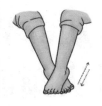

8. 叠掌摩腹

即两掌重叠紧贴腹部以每秒1～2次的速度，持续环摩腹部所有部位，重点为脐部及周围，共2～3分钟，可强健脾胃。

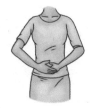

运用上述方法进行保健时需闭目静脑，心绪宁静，舌尖轻顶上腭，肢体充分放松，前七法可采用坐位操作，第八法可仰卧操作。施用八法应紧贴皮肤操作，渗透力越强效果越好。八法操作时间共12～18分钟，年老体弱者可施法12分钟，年轻体壮者连续施法18分钟。

小贴士

风湿性关节炎，又称为"风寒湿型关节痛"，易在潮湿、寒冷的环境下或劳累过度时发作，所以，迅速缓解疼痛的关键在于驱寒、除湿、放松关节。要想达到这种效果，外治法不可忽视，下面我们就为大家介绍几种简单的外治法。

1. 热水泡澡或泡脚

风湿性关节炎患者，在40℃左右的热水中泡澡，会感觉身体完全放松，压迫随之减少，疼痛也可获得缓解。也可以在晚上用热水泡个脚，水温同样在40℃左右即可，但热水应能浸至踝关节以上，时间在15分钟左右，以促进下肢血液循环。

2. 药酒浴

饮辣椒酒，并用清洁棉球蘸酒擦抹患病关节，至发红、发热为止，每日2次。

3. 关节保健操

放松颈部，头向上下运动；慢慢向左右转动；向两侧屈，耳朵尽量贴向肩部。肩关节向前后、左右、上下各方向活动一次，做圆形运动；双手握在一起放在头后，双肘尽量向后拉。手腕上下、左右活动。双腿自然站立，分别向前、后、左、右活动髋关节、膝关节、踝关节、趾关节。

李玉奇

养生先从养胃起，
美丽须从颜面生

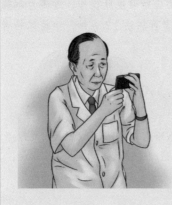

⊙**名医简介**

　　李玉奇，男，汉族，辽宁中医药大学附属医院主任医师，为全国老中医药专家学术经验继承工作指导老师，新中国首届"国医大师"。1917年8月出生于辽北银州城（今铁岭市），从小拜著名老中医明星垣先生为师，于1939年开始从事中医临床工作。李老自幼家道中落，少年立志发愤读书，后因见许多穷苦百姓备受沉疴痼疾折磨，决定学医济世，拜著名老中医明星垣先生为师。李老在中医理论和临床实践方面均有高深造诣，临床上擅长内科，尤精胃疾，在国内首先提出"以痈论治"的学术论点，打破历代医家多以"胃脘痛""胃痞"辨证施治的模式。主要著作有《中医验方》《医门心境》《荨麻疹治则探究》《脑中风论治》《脾胃病与胃癌前期病变研究》等。2009年6月，被授予"国医大师"称号。

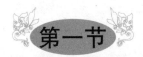

第一节

天赋加养生，让李玉奇年逾九旬体安泰

⊙**国医智慧**

本人已年逾九旬，然体态康健，脏腑无疾，脑力充盛，反应机敏，记忆力强，所以然者何？天赋与养生之道使然也。

——引自《长寿有道：名老中医谈养生》

⊙**精彩解读**

已九旬高龄的李老正如他自己所说，耳聪目明，言谈利落，各项身体指标均正常。为什么他健康活到天年呢？作为一位中医大师，他坚持最符合规律的生活方式，主要有四：

1. 饮食起居有规律

李老曾说："吾起居有矩，寝食有规。每日卯时随日出而起，缓带宽服漫步于庭。刻钟之后，夏日则信步林荫，冬月则踏雪户外。伸臂摇颈，活动筋骨，摧动血脉，缓步百米而返。晚餐之后，或头戴明月或肩掮北斗，缓步漫行半个时辰。每日如此，归舍时自感身轻目明……戌亥之时宽衣入榻。凡是日复一日，年复一年，至今已有半个世纪。"

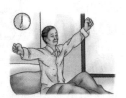

2. 调节情志，豁达面对人生

李老说："凡人皆有七情六欲，情绪变化过激最能影响人的身心健康。所以必须竭尽一切之可能，施用最佳之法，抑制过度喜怒哀乐。如某时某地因某事欲发盛怒之时，我的办法是即刻离开到别处走走，避开致怒之事。"

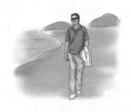

3. 脑常用，烟酒适量

李老深信大脑用进废退，愈用愈灵，所以他经常处于思考状态，至今头脑清楚，灵性不减。同时对于烟酒，李老并不禁绝，但会适量，烟一日两三支，酒则每逢兴趣神怡时常饮一杯。

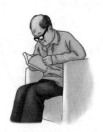

4. 适时补益脾胃

若想延缓衰老，延长寿命，就要像李玉奇先生所说："补之于脾，益之于胃，使之有序地化生水谷之精微。"

那么，如何补好脾胃呢？李玉奇先生给出了三个建议：

（1）要保护好牙齿。（2）要经常保持轻松、乐观的情绪，这样才能使胃口大开。（3）要力戒饱食，不可多贪佳肴，以防损及脾气

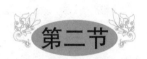

第二节

驻颜除皱保青春，李玉奇教授有良药"益寿方"

⊙**国医智慧**

　　人到中年以后，由脾肾渐虚，肾不纳气，脾失健运，影响消化，牙齿脱落，齿龈萎缩，颜面变形而失去光泽，皮肤松弛出现皱纹。女性尤感戒备和苦于面容。余以滋肾水以壮阳光之理，研究出一大方脉，由于临床多年，有益于延缓衰老。自先注意起居有节，保养肾气，调理脾胃，控制发胖。

——引自《医门心镜》

⊙**精彩解读**

　　皱纹是指皮肤受到外界环境影响，形成游离自由基，自由基破坏正常细胞膜组织内的胶原蛋白、活性物质，氧化细胞而形成的小细纹、皱纹。皱纹渐渐出现，顺序一般是前额、上下眼睑、眼外眦、耳前区、颊、颈部、下颔、口周。一般来说，25岁左右眼角可能出现浅小皱纹、眼袋等；30岁左右额部皱纹加深增多、外眼角出现鱼尾纹上下睑皮出现不同程度的皱纹；40岁则出现鼻唇沟加深，口角出现细小皱纹，颈部皱纹也跟着显现出来；50岁则眼袋加深并出现下睑纹，上下唇也出现皱纹；到60岁则全颜面弹力下降，皱纹加深。

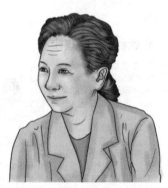

皱纹的生长无法避免，却可以延缓和淡化。

面部皱纹的类型

萎缩皱纹

萎缩皱纹是指出现在稀薄、易折裂和干燥皮肤上的皱纹，如眼部周围那些无数细小的皱纹。

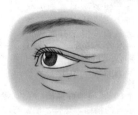

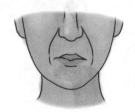

肥大皱纹

肥大皱纹是指出现在油性皮肤上的皱纹，数量不多，纹理密而深，如前额、唇周围、下颌处的皱纹形成的最新发现。

除此之外，人们还把面部皱纹分为体位性皱纹、动力性皱纹和重力性皱纹三大类型。

1. 体位性皱纹：大都是颈阔肌长期伸缩的结果，主要出现在颈部。体位性皱纹的出现并非全因皮肤老化，但随着增龄，横纹会变得越来越深，而出现皮肤老化性皱纹。

2. 动力性皱纹：是表情肌长期收缩的结果，主要表现在额肌的抬眉纹、皱眉肌的眉间纹、眼轮匝肌的鱼尾纹、口轮匝肌的口角纹和唇部竖纹、颧大肌和上唇方肌的颊部斜纹等。

3. 重力性皱纹：主要是由于皮下组织脂肪、肌肉和骨骼萎缩，皮肤老化后，加上地球引力及重力的长期作用逐渐产生的。不过，也有人按照皱纹形成的病因分为生理性皱纹、病理性皱纹和光照性皱纹及老化性皱纹，等等。

事实上，无论对于哪种类型的皱纹，李玉奇教授皆认为是人到中年以后，脾肾渐虚，肾不纳气，脾失健运而导致的。因此，他以滋肾水以壮阳光之理，研究出一个方剂，临床应用颇有效，这个方剂他命名为"益寿方"，其组成如下：

益寿方

【组成】灵芝20克，桑寄生20克，女贞子15克，何首乌15克，黄精20克，黑芝麻20克，核桃仁20克，白蔹20克，熟地20克，枸杞子20克，甘草20克。

【用法】上药共为细末，蜜丸二钱重，每服一丸，一日两次。可作为常备保健药，可延缓衰老。

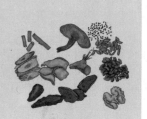

⊙健康锦囊

皱纹是最泄露年龄秘密的大敌，除了李玉奇教授的药方之外，下面我们再根据不同部位的皱纹给出一些简便的抹平方法，仅供参考：

不同部位皱纹的抹平方法

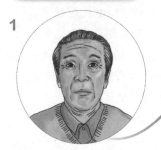

1 首先尽量睁大眼睛，持续3～5秒钟，然后慢慢闭上双眼，到上下眼皮快要接触时再睁开，动作要缓和，连续重复5次。这个动作早、中、晚各做1次。

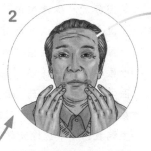

2 用西红柿汁涂擦嘴部皮肤可以很好地改善嘴角皱纹。涂抹的方式是用中指指腹，由下往上地画圆的方式按摩，做3～5次。依照嘴角皱纹垂直方向按摩，当皱纹呈横态时，就要纵向按摩；皱纹呈纵态时，就要横向按摩。

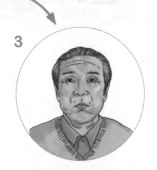

3 先深吸一口气，闭紧嘴巴做漱口状鼓张面颊，就像在嘴里含了一大口水一样；然后用舌头在口内移动并推抵两颊。每天重复这些动作，坚持早、中、晚各做1次。

丁光迪

集诸家所长，
扬行气导引之术

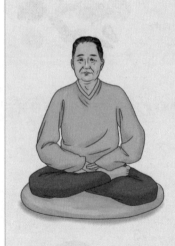

⊙**名医简介**

　　丁光迪，男，汉族，1918年4月出生于江苏的一个中医世家，2003年3月辞世。1935年，丁光迪开始跟从父亲学习中医。1938年起，在家乡独立开业，后又从恽铁樵、陆渊雷函授学习中医。1955年3月，进入江苏省中医进修学校学习，一年后留校任教，从此投身于高等中医教育事业，成为南京中医药大学教授、博士生导师，首批享受国务院特殊津贴的专家，并负责筹建中医各家学说教研室，创立和建设这门新学科，先后主讲中医诊断学、金匮要略、方剂学、中医内科学、中医各家学说等多门课程。其主要著作有《金元医学评析》《中药的配伍与应用》《诸病源候论养生方导引法研究》《东垣学说论文集》等6部；主编教材《中医诊断学》《简明中医内科学》《金匮要略学习参考资料》《中医方剂学讲义》《中医各家学说》等6部；整理校注古医籍《太清导引养生经》《养性延命录》等9部。

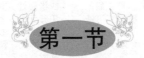

第一节

吐纳呼吸间，掌握行气养生术

⊙**国医智慧**

不用食生菜及鱼、肥肉，大饱食后，喜怒忧恚，悉不得辄行气，惟须向晓清静时行气，大佳，能愈万病。

——引自《诸病源候论养生导引法研究》

⊙**精彩解读**

行气又称"服气""食气""炼气"，是一种以呼吸吐纳为主，辅以导引、按摩的养生内修方法。也就是说，在修炼导引养生术时，首先要学会行气。行气，即吐故纳新，引纳清气，吐出浊气，则一身太和，而正气存内，邪不可干，又防治兼擅其功，可以延年益寿。所以，"老子曰：长生之道，惟在行气养身，吐故纳新"《墨子闭气行气法》。

《养性延命录·服气疗病篇》引刘君安亦说："食生吐死，可以长存。"也就是说，以鼻纳气为生，以口吐气为死，因此，人们每天从早到晚都要吸气、吐气，以吐故纳新，保证生命的正常运行。

注重内养治病的医学大师丁光迪则在各家学说的基础上，对行气做出了更为具体的规定：

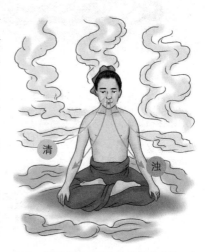

行气，是以练习呼吸为主的气功功法，也指以意识引导内气在体内运行。此法可用以运气攻病。

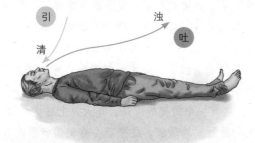

"法取正身仰卧，两手握固，安心定意，调和气息，莫思余事。专意念气，徐徐漱醴泉，然后咽唾。徐徐以口吐气，鼻引气入喉，须微微缓作，不可卒急强作。待好调和，引气吐气，勿令自闻出入之声。每引气，心心念送之，从脚趾头使气出。引气五息六息一出之为一息。一息数至十息，渐渐增益，得至百息，二百息，病即除愈。"

具体来说，丁老的行气法包括以下几个要点：

1. 行气的姿势

丁老认为，行气的姿势首选卧仰位，当然，如果病情需要坐位或站位也可。姿势选定之后，要宽解衣带，将身上项链、手链、腰带等可能铬伤身体或妨碍行动的物品去除。然后全身放松，使气易行，同时舒展四肢，使气能遍行全身，处处充满阳气。

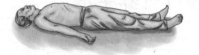

2. 闭守元气

当全身放松之后，应该两手握固，就是以两手四指握住大拇指，像婴儿握拳那样，用意在于闭守元气，不使内气从手掌逸出；同时也意在闭固关防，抵挡邪气百毒的入侵。此外，两脚自然伸直，脚趾向上竖起，两脚间相距亦五寸，并以意念守住，引气使能下流。

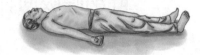

3. 专心

丁老认为，人们在修炼行气养生功的时候要"神虚心，专意念气"，就是要人们调整姿势后，进一步调神，安定心意，处于入静状态，不想杂事，调和气息，专心存念行气。

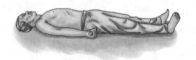

4. 咽唾

同时慢慢漱醴泉：以舌头舔略唇门和牙齿，从内至外，从左到右，从上往下，来回数次。待唾液满口，然后分三次慢慢咽下。连漱三次或五次、九次，愈多愈佳，目的在于滋养人体上部器官，尤其是五脏。

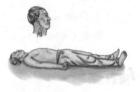

5. 行气

然后行气，慢慢以口吐气，先吐去身中浊气，以鼻引气，引清气入于喉中，这时气息的出入，必须微微缓作，不可突然或勉强动作。每次引气入鼻，注意力要集中，心心相印，出入默契，以意念送气下行，从胸中至胃至腹至下丹田，最后从脚趾头使气散出，是为一遍。

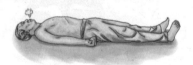

6. 行气次数

这样行气多少次才对身体有益呢？丁老认为，人们在行气时宜从少到多，渐渐增加。引气五息六息，方一吐出，是为一息。从一息数到十息逐渐增加，能增加到一百息、二百息，而后放松收功。如此，则正气充足，邪气被除，其病就能痊愈。

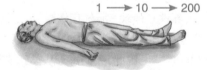

$$1 \longrightarrow 10 \longrightarrow 200$$

⊙健康锦囊

当今气郁的人并不少见，他们常莫名其妙地叹气，容易失眠、便秘。女性月经前会有比较明显的乳房胀痛和小腹胀痛，甚至不小心碰到那里的皮肤都感觉疼。

这类气郁之人，平时要多吃些行气活气的食物，如佛手、橙子、柑皮、香橼、荞麦、韭菜、大蒜、高粱、豌豆、桃仁、油菜、黑大豆等；也要多吃些补肝血的食物，如何首乌、阿胶、白芍、当归、枸杞子、香附子、佛手、柴胡、枳壳等；可以适当出去旅游，多听听欢快的音乐，使自己身心愉悦，就不会钻牛角尖，更不会郁闷；多交些性格开朗的朋友，保持心情愉悦。此外，还有一个简便的方法，每天晚上睡觉之前，把两手搓热，然后搓胁肋。胁肋部是肝脏功能行驶的通道，搓搓就会感觉很舒服。

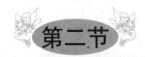

第二节
丁氏按摩五法，让你筋舒血活、百病不生

⊙ **国医智慧**

　　卧起，先以手巾或厚帛拭项中四面及耳后使圆匝，热温温然也。顺发摩项，若理栉之无数也，良久，摩两手以治面目，久之，使人目明，而邪气不干，形体不垢腻生秽。都毕，乃咽液二十过，以导内液。

——引自《诸病源候论养生导引法研究》

⊙ **精彩解读**

　　按摩是一种行之有效的保健延年术，常与导引联称。在《养性延命录》中，导引、按摩已合为一篇，由此可见二者在养生上确实联系紧密。

　　在中医多年的导引按摩经验基础上，丁老根据人体部位的不同，总结出了如下几点按摩的方法：

1. 按摩面部

《登真隐诀》记载："一面之上，常欲得两手摩拭之，使热，高下随形，皆使极力匝。先当摩切两掌令热，然后以拭面目，毕，又顺手摩发，如理栉之状。两臂亦更互以手摩之。令人面有光泽，皱斑不生，发不白，行之五年，色如少女。"

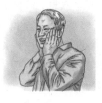

2. 按摩身体

将两手搓热，再摩擦全身，是一种干浴的摩擦方法，能有效防治感冒伤寒，有助于对寒热头痛等症的治疗。在晚上入睡前使用此按摩手法最佳。

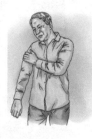

3. 按摩耳鼻

每日初起，以两手叉两耳极，上下热按之，二七止，令人耳不聋。次又啄齿，漱玉泉，三咽，缩鼻闭气，右手从头上引左耳二七，复以左手从头上引右耳二七止，令人延年不聋。

4. 按摩腹部

如果腹部胀气，则应该泡脚暖足，并按摩肚脐上下和气海穴，次数不限，多为佳。如果腹痛，则可正面卧床，将两手搓热，再用手掌摩擦腹部，使气泻下。如果腹胀、肚急闷、食不消化，如可蹲坐，低头向肚，两手按摩冲脉至脐下，来去三七，多做几次，即可消去这些症状。

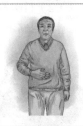

5. 按摩腰腹

《病源》记载："双手搦腰，上下相对，与气下尽势，来去三七，能去腰咃腋血气闭塞。"还可以在每天进食前后，两手撩摩两膝，左右欹身，肚腹向前，努腰就肚，左右三七，转身，按摩腰脊，极势。能去太仓腹内宿气不化，消腹胀满。

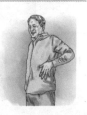

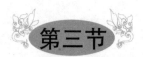

第三节

导引养生也治病，五官不适就练丁氏保健功

⊙**国医智慧**

　　手指捏颈动脉，导引法中多次运用此法，而且都是治头面五官病，并赞赏其功效，值得注意。

——引自《诸病源候论养生导引法研究》

⊙**精彩解读**

　　丁老认为，一些普通的五官科疾病根本不需要药物治疗，用简单的导引养生法也可以治疗，还没有副作用。下面，就介绍几种五官科疾病的导引治疗法。

1.眼疾

　　（1）目风泪出

　　针对目风泪出的病症，主要采取这样的导引功治疗法：身体下蹲，虚坐于两足跟上，放松腰部，闭上双目，两手握固，而后徐徐以鼻纳气，五息六息，口鼻俱闭，不使息出，并以左手捉住鼻子，助其闭住气息；同时意念引起，往攻病所，至得气感时，才徐徐吐气。日次纳气闭气，引气攻病，10次、20次、30次……直到患处出现热、潮湿的症状，全身都出汗时才为见效。

　　（2）目暗不明

　　针对目暗不明的导引法主要有三种：

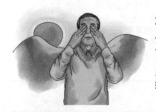

凌晨鸡鸣时分，将两手搓热，用热手掌熨双目，如此重复三次。再以手指轻轻按揉双目，在眼睛左右看到有神光，此法可使眼目清明，不生病痛。此法姿势不限。

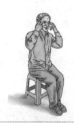

正坐，面向东方，行不息式吐纳法两次，再以两手中指，沾口中唾液，摩拭双目，连续二七一十四次，能使人眼目明洁。

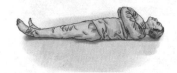

身体正直，放松仰卧，头顶后仰往下，而颈向上抬举，以鼻长引气三次，再用手指按捏颈动脉五次。只要长久坚持，明目效果渐佳，甚至能让你黑夜中辨五色，久行路不间断，还能治疗青光眼、白内障等视物不清的眼疾。

2. 鼻疾

关于鼻疾，可用以下导引疗法：

（1）鼻息肉

面向东方，引东方生发生长之气。交叉两脚，两膝岔坐下，形似簸箕，进行不息式吐纳法三次，使清气充满于身中又能开合肾气，使肺肾相通，肾气充，则肺气亦自宣畅，还能闭气攻邪。而后用手轻轻揉捻鼻子两孔五七次，通利鼻道。长期坚持此法能通泄肺中痈疮，去掉涕唾，使鼻道通畅，能闻香臭之气，还能治疗鼻中宿痈、鼻息肉等症。

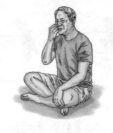

（2）鼻口热疮

身体下蹲，足底和臀部着地而坐，头目平视，安心宁神，舌抵上腭，闭口微息。而后合拢两膝头，张开两足，进行不息式吐纳法五次，此法能治疗鼻口热疮及五种痔病。

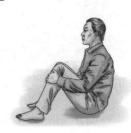

3. 耳疾

丁老认为，耳聋是肾脏精气下脱，劳伤血气，兼受风邪所致。耳聋可采取这样的导引法治疗：坐地（具有引气下沉，实下补肾的意义），低头叉手项上，进一步还脚着项上，于是引宗脉之气，上归于耳，下引肾精，上入于脑，通于耳，此谓"还精补脑"法；再加以不息式吐纳法十二通（意取闭气攻病）。如此导引行气相结合，对耳聋等耳疾有较好的疗效。

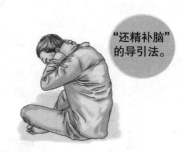

"还精补脑"的导引法。

4. 齿疾

齿痛和风齿是常见的牙齿疾病，齿痛是指外界的冷风进入人体，伤及骨髓，则冷气侵入齿根，或者是牙虫啃噬所致。风齿，是指牙龈微肿，且感觉牙齿漏风，压根浮动的症状。丁老建议大家使用如下导引法来治疗：

（1）齿痛

身体下蹲，虚坐于两足跟上，面向东方，安心宁神，舌抵上腭，进行不息式吐纳法四次，又叩齿二七一十四次。注意，叩齿时要大张其口，叩齿才能有力，而每进行不息式吐纳法一次，就要叩齿二七一十四次。也可身体正坐，面向东方，进行不息式吐纳法四次，再上下齿相叩 36 次，也能治疗齿痛。当然，叩齿的次数也可以改变。只有当牙齿鲜明洁白，并不发黑，亦不疏松脱落，才算齿痛完全解除。只要长期坚持锻炼此法，便能使牙齿坚固有力。

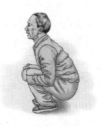

（2）风齿

风齿主要是阳明脉虚，从而导致外界风邪入侵，随脉流入牙齿所致，多为因齿龈慢性炎症而产生的敏感症状。导引治疗法如下：站立，缩咽下移，仰面抬肩向上，形成缩颈抬肩之状，头部向左右两侧移动，反复几次，直到感觉症状有所缓解为止。这种方法主要通过活动头项胸部的经脉气血来调和阳明经脉，使血脉流通，濡养牙齿，有效缓解牙龈肿痛、齿根浮动的症状。

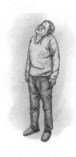

李辅仁

老年常保健，
轻松度百年

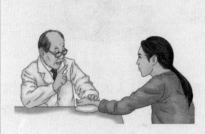

⊙**名医简介**

　　李辅仁，男，汉族，1919年出生于北京，1939年拜近代四大名医之一施今墨为师，1941年起从事中医临床工作，1944年在北京建立辅仁诊所。1954年之后，在卫生部北京医院中医科从事保健医疗和老年病中医防治工作。李老以"医生应以病人为本，以仁者之心待之"作为自己的座右铭，行医坚持以培元养身为主，治病以治本为目标，在养身、护心、保心、延年、益寿、抗衰老、老年骨关节病等方面有独特见解。另外，李老还多次当选为全国政协委员，是中央保健委员会保健专家组唯一一个中医专家，担任党和国家领导人的专职中医保健医师，曾于1990年、1993年、1996年和2000年荣获中央保健委员会表彰，被誉为"当代御医"。其主要著作有《胃肠病诊断治疗》《呼吸系病治疗》《李辅仁治疗老年病经验》等。2009年6月，李老荣获"国医大师"称号。

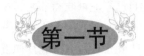

第一节

李辅仁教授给老年人的五点养生建议

◎国医智慧

人体的衰老是一个必然过程，盛极而衰是无法抗拒的自然规律。因此老年人的生理特点就是正气渐衰，维持生命活动的各种物质与功能都在全面衰退，五脏功能日益低下，生命状态处于较低水平的、很不稳定的平衡中……（老年人）无论从事体力活动还是脑力劳动，均不宜过劳。否则可导致抵抗力下降，易罹患各种疾病，尤其是重度的脑力活动会严重地损耗气血精津，引发头晕、耳鸣、失眠、健忘等症。

——引自《中国中医药报》

◎精彩解读

李辅仁教授是近代四大名医之一施今墨的嫡传弟子，同时也是中央保健委员会保健专家小组中唯一的中医专家，被称为"现代御医"。他长期负责党和国家领导人的医疗保健工作，总结了独特的诊治老年顽症的规律，屡起沉疴，被称赞"用药得当，可以通神"。因此，对于老年人养生保健，他的观点代表了当代中医的最高水平。在此，我们搜集了李教授大量演讲、专访，乃至专著等资料，将其老年养生观总结为以下几点：

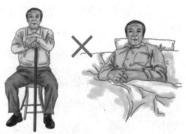

老年人不可久坐久卧，但也要注意量力而行，不宜剧烈运动。

1. 适量运动，不可过劳

形不动则精不流，精不流则气郁。适当的体力活动或体育锻炼，可以调畅气机，疏通血脉，增强体质，从而保证灵活、协调的肢体功能。故李教授常鼓励老年患者进行适当的体力活动，

李教授还告诫老年人，无论从事体力活动还是脑力劳动，均不宜过劳。否则可导致抵抗力下降，易罹患各种疾病，尤其是重度的脑力活动会严重地损耗气血精津，引发头晕、耳鸣、失眠、健忘等症。

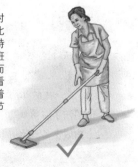

运动可随时随地做，比如每天坚持买菜；上班时舍电梯而走楼梯；看电视时站着看，让关节多活动等。

2. 饮食素淡，少食甜品

李老指出，老年人饮食当以素淡为主，少吃甜食，少吃脂肪类，多食水果及蔬菜，他自己平时就吃得非常简单，也不吃什么特别贵重的补品。他认为，中国人传统饮食中带糖的食品很多，比如农历正月十五吃元宵，五月初五吃粽子，八月十五吃月饼，所以他有意识地不吃糖，长期坚持下来，至今和高血压、糖尿病这类富贵病不沾边。

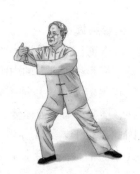
老年人饮食应以素淡为主。

3. 行事真，得心安

李教授把保持坦然心安、少留遗憾作为养生的重要原则。作为医生，他推崇"医者，仁者之术，人之痛，己之痛"之说。他虽然身为中央领导人的保健专家，但每天坚持在北京医院为普通百姓看病。为病人着想，他开出的药方以简单、方便、有效著称，对贵药他用得非常谨慎。

多做实事、好事、助人之事，心情自然安定坦然。

4. 老年患者注意顾护正气

老教授认为，治疗老年病用药补勿过偏，攻勿过猛，用药要平和。老年人正气匮乏，五脏俱虚，故应时刻注意顾护正气，即使要攻邪，也要攻补兼顾兼施。他反复强调，只要正气尚存，生机就在，因此顾护正气为老年保健的根本大法，尤其是病情危重时，应以扶正为当务之急，以求正气有所复，留人治病。因此，他在抢救危重症时，尤重扶助正气，固本培元，临证常用独参汤、生脉饮、十全大补汤等方剂。

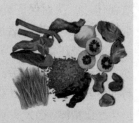
老年人保健重在顾护正气。

5. 以通润法治老年便秘

便秘为老年健康的一大障碍，可引发肛裂、直肠癌、脑卒中、心绞痛、急性心梗等危病，进而导致死亡。为此，他以"通润"之法，拟出了治老年便秘的经验方"滋肾通幽汤"，处方如下：

滋肾通幽汤

【组成】肉苁蓉30克，全瓜蒌30～50克，草决明30克，玄参30克，生地30克，火麻仁10克，酒军5～10克，白术15克，党参15克，牛膝10克，生首乌20克，枳实10克，甘草3克。

【用法】水煎服。

【功效】滋肾水，增津液，行气滞，润肠道。

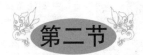

第二节

谨遵李辅仁"饮食十宜"，活到九十不显老

⊙**国医智慧**

我国有神农尝百草的传说，说明我国历史上早就开始了对饮食与健康，与防病、治病的研究……《黄帝内经》中提出"五谷为养，五果为助，五畜为益，五菜为充"这十六字原则。老年人不但要合理营养，更重要的是科学的饮食规律，这对老年人健康长寿至关重要。

——引自《李辅仁治疗老年病经验》

⊙**精彩解读**

在一篇阐释老年人日常保健的文章中，李辅仁教授这样写道：老年人的饮食与情绪，直接影响到健康与长寿。在《养生颂》中指出："已饥方食，未饱先止，散步逍遥，务令腹空。当腹空时，即便入室，不拘昼夜，坐卧自便。"说明了老年人每餐不能吃得过饱，食后要适当运动，尤其忌饭后即睡的不良习惯。《养生杂录》中指出："怒后勿食，食后勿怒，饮食勿便卧。"说明饮食与情绪的调养很重要。许多疾病发生在饭后或进餐当中，大怒后易发生脑瘀血，长期受不良精神刺激易患胃及食道癌变，应引起老年朋友的注意，最好要在进餐当中和餐后保持清静舒畅的气氛和环境。

如今，李教授自己也已经年逾九十，他不仅整理古人经验，同时也结合自身的养生实践，总结出了一整套老年人科学的饮食规律，共包括十大要素，称之为"饮食十宜"，对老年人的健康长寿至关重要。具体如下：

1. 饮食宜广食

李教授认为，老年人在日常饮食中要尽量做到不偏食，荤素搭配，精粗粮兼备，品种多样化。患病的老年人，例如患冠心病、高血压病的人，不宜吃过多的荤食，如肥肉、蛋黄、肥鸭等荤食，但应在其他饮食中补充营养，以蛋白羹、豆类及脱脂牛奶、豆浆、鱼等补充蛋白质，这样就不至造成营养不良，保持营养平衡。

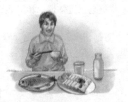

2. 饮食宜少吃多餐

李教授指出，老年人消化功能减弱，不可暴饮暴食，饮食要有度，要少吃多餐，应在三餐之间增加少量滋补食品，例如银耳羹、银耳冰糖枸杞子羹、蛋白羹、莲子羹等。

有慢性消化系统疾病的老人，宜每日五餐，要有调理地合理安排营养食物。

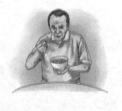

3. 饮食宜软、宜烂

李教授指出，老年人消化功能差，牙齿大多又脱落了，所以食物要软、烂，例如主食米饭、馒头要煮烂蒸软，肉食要炖烂、要松软，即使煮菜粥也要煮熟煮软。

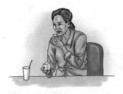

4. 饮食宜细嚼慢咽

李教授告诉老年朋友，进餐进食过程中要注意细嚼慢咽，这样可以使唾液多分泌，帮助消化，减轻胃肠功能负担，正常分泌消化液还能杀菌。

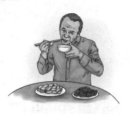

5. 饮食宜温

李教授还指出，老年人饮食不宜过热，灼伤食道及胃，易诱发食道及胃癌变；但同时，过冷又极易损伤脾胃，影响消化和营养吸收，所以宜温，宜暖。

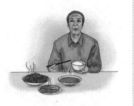

6. 饮食宜新鲜清洁

李教授认为，老年人最好不要吃隔夜食物，或在冰箱存放过久的食物。另外，对熟肉食品，要蒸后晾凉再食用；最好吃新鲜蔬菜，水果要洗净食用，避免消化道疾病。

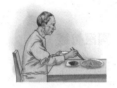

7. 饮食宜清淡

李教授指出，老年人一定要少食盐，多吃清淡食物有易于健康，减少对脑血管刺激，尤其患高血压的病人更宜少吃盐，少吃或不吃油炸食物，以免影响消化。

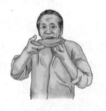

8. 饮食宜早

李教授还指出，老年人消化功能差，三餐均宜早。尤其晚餐，不可多食，宜食软烂食物，如粥、羹之类，晚食最重要的是不宜太晚进餐，宜早些时间进晚餐，保持胃肠消化。老年人晚餐后最好在两小时后再入睡。

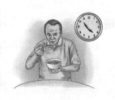

9. 饮食宜怡静

李教授认为，老年进餐要有怡静环境和气氛，最好进餐时和进餐后不交谈，不生气，避免不良刺激影响肠胃蠕动和消化，避免出现脑病。

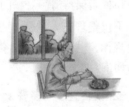

10. 饮食宜有所忌

李教授此处所说，主要针对老年人饮食与疾病的禁忌。胃热病人，生疮疖病人，禁食辛辣食物如生葱、生蒜、辣椒等；高血脂病人应禁食动物内脏，动物脂肪，少食肥肉……每个人要根据自己身体情况和需要灵活掌握。

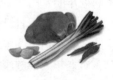

小贴士

　　有些老年人喜欢背着手走路，据说是为了纠正驼背，其实这是一种误解。老年人背着手走路，于驼背无益，反而有害，同时还会增加不安全因素。这是因为，老年人背转双手时，手臂向内向后旋转，上臂的肩端就会向前旋出，肩关节相应向前向内抠出，上身重心前移，使本已伛偻的上身更加向前倾斜。为保持平衡，头颈及下巴亦向前伸出，于是更显伛偻。

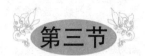

第三节

"醒脑复聪汤"，李辅仁治疗老年痴呆独家秘方

◎国医智慧

　　老年性痴呆是由于肝肾虚损，久之髓海不足，脑失濡养以致神志呆滞，脑力不足；肝肾精亏，水不涵木则肝阳上亢，肝风内动则出现眩晕，手颤或肢颤，失眠或嗜睡；心主神明，脑力不足，思维衰退，而见神呆，表情淡漠。"醒脑复聪汤"治疗老年性痴呆、帕金森氏综合征及震颤麻痹等症均有良效。

——引自《李辅仁治疗老年病经验》

◎精彩解读

　　老年痴呆是老年人大脑功能失调的一种表现，其病程大致可分为三个阶段。

　　李辅仁教授对老年性痴呆很有研究，他认为本病的根源在于肝肾虚损，造成髓海不足，进而脑失濡养以致神志呆滞，脑力不足。他指出："肝肾精亏，水不涵木则肝阳上亢，肝风内动则出现眩晕，手颤或肢颤，失眠或嗜睡；心主神明，脑力不足，思维衰退，而见神呆，表情淡漠。"李老根据自己多年的临床经验，研制出一则专治老年痴呆的验方，临床效果极为显著。

老年痴呆的三个阶段

早期	中期	晚期
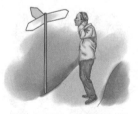	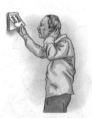	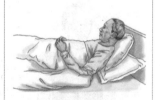
记忆力下降，工作能力下降，丢三落四，刚刚走过的路就记不住，情绪不稳，易发怒，攻击性增强，对日常活动丧失兴趣，但还保持着独立生活的能力。	记忆力下降严重，无法胜任工作，近期发生的事情几乎记不住，判断力、理解力、计算力都明显下降，严重时甚至不认识亲人，或无目的地东西逛或捡拾废物，肢体活动不灵活。病人除吃饭、穿衣及大小便还可以自理外，其余生活均靠别人帮助。	极度明显的痴呆状态，表情呆滞、淡漠，多卧床，无法进行正常谈话，语言支离破碎，有时走路不稳，东倒西歪或肢体挛缩。病人生活完全不能自理。

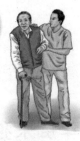

初诊

1989 年 4 月 20 日，李老接诊了一位姓苏的男性痴呆患者

该患者当年已经81岁了，就诊时神情呆滞，言语不清，烦躁不安，下肢无力行走，走小碎步，大便不通，均由家属诉症状，并搀扶行走，手抖颤，舌质暗苔厚腻，脉弦滑。脑电图检查：可见弥漫性节律紊乱，两半球散见漫波。瞳孔对光反应迟钝，皮肤见老年斑。

针对患者的症状，李老投以"醒脑复聪汤"治疗。

二诊

连服 21 剂"醒脑复聪汤"后就诊，精神渐复，并能主动诉说病情，能正确回答医者问话，手不抖颤，大便通畅，舌腻减退，脉弦细，夜间口干。

原方加元参 15 克，减去肉苁蓉，连服 14 剂。

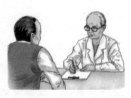

三诊

每天家人陪同，不用搀扶，自行慢走散步1000 步，面有笑容，主动请家人读报，关心周围事情，纳食觉香，心情愉快，夜寐安宁，病向好处有转机。

原方配制成丸药，每次 1 丸，温开水送服。

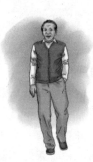

醒脑复聪汤

【组成】当归 10 克，制首乌 20 克，炒远志 10 克，珍珠母（先煎）30 克，桑葚子 10 克，天麻 10 克，茺蔚子 10 克，菖蒲 10 克，钩藤（后下）10 克，白蒺藜 15 克，炒枣仁 20 克，瓜蒌 30 克，肉苁蓉 30 克，川芎 10 克，菊花 10 克。

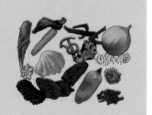

⊙健康锦囊

俗话说："治病不如防病"，预防老年痴呆的点穴推拿，主要作用于头面、五官及腧穴 3 个部分。具体操作方法：

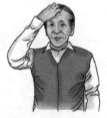

1.头面按摩时以双手揉脸、用手指梳头、用巴掌拍后颈及轻摩前额等，都可以收到按摩效果。每次以指代梳梳头 32 下，能够直接刺激脑部神经

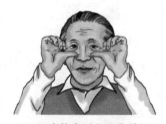

2.五官按摩则主要是利用双手的拇指或示指，挤压或点按五官上的迎香及眼睑等穴位，促进面部血液的循环，刺激脑神经

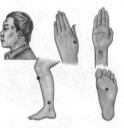

3.腧穴点按主要是刺激全身的数个大穴，包括：百会、太阳、内关、合谷、足三里、三阴交及涌泉等穴位

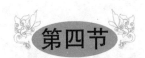

第四节
李辅仁给老年骨质疏松患者的几点忠告

⊙**国医智慧**

　　中国传统医学文献中无"原发性骨质疏松症"的病名，便根据该病多有全身四肢关节、腰背疼痛的特征，辨证当属"骨痹"的范畴……原发性骨质疏松症诊断多依据骨密度值与当地同性别的峰值骨密度相比减少，多有负重性疼痛或自发性周身痛以及腰背部叩击痛；逐渐出现圆背、鱼背、身高变矮。大多数病人有轻微外伤导致的骨折史。

——引自《现代中医颈肩腰腿痛治疗绝技》

⊙**精彩解读**

　　《黄帝内经》认为，五六十岁的人肾气开始虚弱，骨髓也就相对减弱，周围的骨质养分不足，就退化了，疏松了。尽管骨质疏松是人体一种正常的生理过程，但并不是说它是不可避免的。如果我们每天坚持身体锻炼，并至少坚持饮用1200克的牛奶或食用富含钙质的乳制品，那么当我们步入老年后，骨质疏松大多是能够预防的。

　　当然，那些已经出现骨质疏松的老年人，也并非不能挽救。下面，国医大师李辅仁教授给出了一些患者自我调理的建议，以供参考：

1. 多喝骨头汤，注重养肾

平时多喝点骨头汤，最好是牛骨汤，因牛骨中含大量的类黏朊。熬汤时，要把骨头砸碎，以一份骨头五份水的比例用文火煮1～2小时。另外，坚果，像核桃仁、花生仁、腰果也有很强的补肾作用。

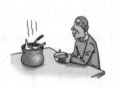

2. 多参加体育活动，以走路为主

运动减少也是老年人易患骨质疏松症的重要原因。到了老年，最好的锻炼是每天走路，走到身上微微有汗，气血开始运动起来就行了，这时内在的废弃物已经排出了，这就达到目的了，不要大汗淋漓。

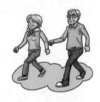

3. 按摩选穴

骨质疏松症患者可选择内关、太渊、合谷三大穴位进行按摩，每个穴位按摩50～100次，每天1次，不要间断。

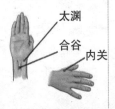

4. 补钙要科学

口服是大家主要的补钙方式。依据我国营养学会的推荐标准，成年人每日补钙要达到800毫克，50岁以上的人最好能达到1000毫克。最佳服用时间是晚上临睡前。

颜正华

识中药，辨五谷，治百病

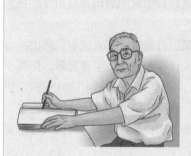

◎名医简介

颜正华，男，汉族，北京中医药大学主任医师、教授，国家级非物质文化遗产传统医药项目代表性传承人。1920年2月出生于江苏省丹阳市，14岁随同邑儒医戴雨三学习经典医著，17岁拜江苏名医杨博良为师，20岁学成归家，悬壶应诊。1955年，考入南京中医进修学校师资进修班深造，毕业后留校任教，兼及临床。1957年调入北京中医药大学，从事中药教学、科研及临床工作。颜老推崇理论实践紧密结合，中医西医相互学习，主张全面考虑，巧用多效药；扶正祛邪，多用平和药；扬长避短，慎用毒烈药；重视炮制，别用生制品；澄清混乱，分用同名药；力求在平淡中求奇效。此外，他还十分重视生活卫生、科学合理。他推崇未病先防、已病防变，主张患者在药治的同时，调饮食、畅情志、慎起居，以巩固或提高疗效。主要著作有《临床实用中药学》《颜正华中药学讲稿》等。2009年6月，被评为"国医大师"。

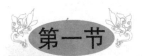

第一节

肾阳亏虚，颜正华推荐您多吃点韭菜子

⊙**国医智慧**

（韭菜子）味辛、甘，性温。归肝、肾经。本品功能补益肝肾，壮阳固精。适用于肝肾不足、肾阳虚衰、肾气不固引起的阳痿遗精、腰膝冷痛、小便频数、遗尿、白带过多等症。

——引自《颜正华中药学讲稿》

⊙**精彩解读**

据现代医学分析，干燥成熟的韭菜子具有如下保健功效：

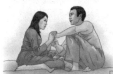

韭菜子性温，味辛，具有补肾温阳作用，故可用于治疗阳痿、遗精、早泄等病症。

韭菜子的功效

韭菜子的辛辣气味有散瘀活血、行气导滞作用，适用于跌打损伤、反胃、肠炎、吐血、胸痛等症。

补肾温阳

行气理血

益肝健胃

润肠通便

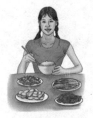

韭菜子含有挥发性精油及硫化物等特殊成分，散发出独特的辛香气味，有助于疏调肝气，增强消化功能。

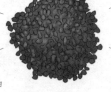

韭菜子，即我们日常食用的韭菜种子

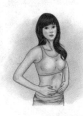

韭菜子含有大量维生素和粗纤维，能增进胃肠蠕动，治疗便秘，预防肠癌。

韭菜子可以单独服用，也可以研末蜜丸服，每次5～10克为宜。但要注意，阴虚火旺者忌服。这里，再向大家介绍一种以韭菜子为主的药膳——韭菜粥。

韭菜粥

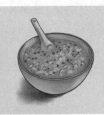

【材料】韭菜子10克，粳米50克，盐少许。

【做法】将韭菜子用文火烧熟，与粳米、细盐少许，同放砂锅内加水500毫升，米开粥熟即可。

【用法】每日温服2次。

事实上，不仅韭菜子能够补益肝肾，韭菜本身也具有同等的功效，因而被现代人称为蔬菜中的"伟哥"，肾虚阳痿的患者可以适当多吃。这里，我们为大家总结了几条韭菜的食用建议，以供参考。

韭菜的食用建议

韭菜可以炒、拌、做配料、做馅等。

韭菜与虾仁配菜，能提供优质蛋白质，同时韭菜中的粗纤维可促进胃肠蠕动，保持大便通畅。

隔夜的熟韭菜不宜再吃。

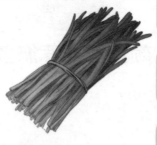

韭菜具健胃、提神、止汗固涩、补肾助阳、固精等功效，有"壮阳草""洗肠草"之称。

便秘者建议多吃，因为韭菜含有大量的膳食纤维，能改善肠道，润肠通便。

春天食用有益于肝。初春时节的韭菜品质最佳，晚秋的次之，夏季的最差，有"春食则香，夏食则臭"之说。

食疗若用鲜韭汁，则因其辛辣刺激呛口，难以下咽，需用牛奶1杯冲入韭汁20～30克，放白糖调味，方可咽下，胃热炽盛者则不宜多食。

⊙健康锦囊

下面，为大家介绍几则与韭菜有关的食疗古方，仅供养生爱好者参考：

1. 韭汁牛乳汤

【材料】韭菜250克，生姜30克，牛乳250克。

【制法】韭菜、生姜切段或捣碎，纱布包，绞取汁液；兑入牛乳250克，加热煮沸，慢慢温服。

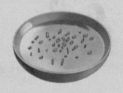

【功效】本方用牛乳补养胃气，生姜温中化痰止呕，韭菜开胃降逆、散瘀。用于脾胃虚寒，呕吐少食，或噎膈反胃，胸膈作痛，胃有痰浊瘀血者。现代可用于食管癌，胃癌与胃与十二指肠溃疡，慢性胃炎。

【加减】方加梨汁、藕汁，为五汁安中饮。能增液润燥，化痰开结。用于噎膈，痰气交阻，吞咽哽塞，口干便涩等。

【方源】《丹溪心法》。

2. 鲜韭汁

【材料】韭菜500克。

【做法】韭菜捣碎，绞取汁液。每次服50～100毫升，每日3次。可加适量红糖调味。

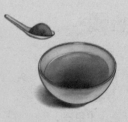

【用法】本方取生韭散瘀止痛。用于"胸痹，心中急痛如锥刺，不得俯仰……或痛彻背上"，亦可用于噎膈，胃脘作痛。

【方源】《食疗本草》。

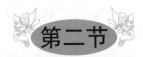

第二节

气虚血弱，颜正华建议您多吃几枚大枣

⊙ **国医智慧**

（大枣）味甘，性温。归脾、胃经。本品为补中益气、养血安神之药，常用于脾胃虚弱、食少便溏，或气血亏损、体倦无力、面黄肌瘦，以及妇女血虚脏躁、精神恍惚、睡眠不安之证。本品又有缓和药性作用，与峻烈药同用，可使药力缓和，且不伤脾胃。

——引自《颜正华中药学讲稿》

⊙ **精彩解读**

大枣，又名红枣、干枣、枣子，起源于中国，自古以来就被列为"五果"（桃、李、梅、杏、枣）之一。中医中药理论认为，大枣具有补虚益气、养血安神、健脾和胃等作用，是脾胃虚弱、

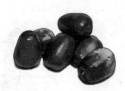
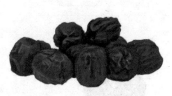

鲜枣甜脆多汁，营养丰富，但不好保存。为了方便保存，可以将鲜枣晒干制成干枣，就是我们所说的大枣、红枣。

气血不足、倦怠无力、失眠多梦等症患者良好的保健营养品。

现代科学证明，大枣富含蛋白质、脂肪、糖类、胡萝卜素、B族维生素、维生素C、维生素P以及钙、磷、铁和环磷酸腺苷等营养成分。国外的一项临床研究显示：连续吃大枣的病人，健康恢复得比单纯吃维生素药剂快3倍以上。另外，大枣所含的环磷

大枣的食用搭配及药效

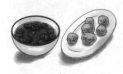

大枣的食用方法多种多样，单独服用时既可以生食，又可以劈开煎汤，或者去皮核捣烂为丸。

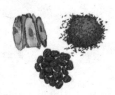

大枣与甘草、小麦同用，可治妇女血虚脏躁、精神恍惚、睡眠不安。

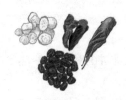

大枣与熟地、当归、白芍等药同用，可治血虚失养、面黄肌瘦、头晕眼花。

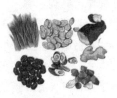

大枣与党参、白术、茯苓、炙甘草、陈皮、生姜等药同用，可治脾胃虚弱、中气不足、食少便溏。

酸腺苷，是人体细胞能量代谢的必需成分，能够增强肌力，消除疲劳，扩张血管，增加心肌收缩力，改善心肌营养，对防治心血管系统疾病有良好的作用。

枣不仅仅可以作为新鲜水果单独食用，也可以用来制作风味各异的菜肴。如果要使干枣再度充满水分，只需将它们浸泡在水里数小时直到完全浸透即可。由于枣所含糖分较高，本身的味道已经很甜，因此制作菜肴的时候需要考虑少加或完全不加白糖。大枣虽然营养丰富，是很好的保健品，但食用过程中也应注意，否则不仅没有效果，还会带来危害。在大枣的食用上，我们应注意以下几点：

食用大枣的注意事项

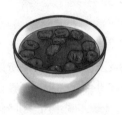

1. 枣皮中含有丰富的营养成分，炖汤时应连皮一起烹调。

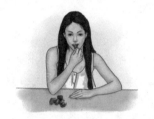

2. 生吃时，枣皮容易滞留在肠道中不易排出，因此在吃枣时应细细咀嚼。

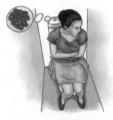

3. 大枣虽然可以经常食用，但一次最好别超过20枚，吃得过量会影响消化功能，导致便秘。

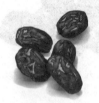

4. 腐烂的大枣在微生物的作用下会产生果酸和甲醇，人吃过之后会出现头晕、视力障碍等中毒反应，重者可危及生命，所以要特别注意。

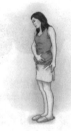

5. 红枣具有补血的效果，一般适合女性食用，但有时并非如此，比如月经期间有眼肿或脚肿、腹胀现象的女性不适合吃红枣，否则水肿的情况会更严重；体质燥热的妇女不适合在月经期吃红枣，否则会造成月经量过多。

⊙健康锦囊

以下与大枣有关的食疗方为民间常用良方，选录于此，仅供参考：

1. 高血压：大枣10枚，洋葱30克，芹菜根20克，糯米适量，煮粥食用。

2. 失眠：大枣20枚，葱白7根，煎汤，睡前服。

3. 食欲不振、消化不良：大枣10枚（炒焦），橘皮10克（或陈皮4克），共放保温杯内，沸水冲泡10分钟，饭前饭后代茶饮。

4. 腹泻：大枣10枚，薏米20克，干姜3片，山药30克，糯米30克，红糖15克，共煮粥服食。

5. 神经衰弱：大枣10枚，枸杞15克，水煎半小时，再将鸡蛋两只打入同煎，至熟食用，每日两次。

6. 贫血：大枣50克，绿豆50克，同煮，加红糖适量服用，每日一次，15天为一疗程。

7. 月经不调：大枣20枚，益母草、红糖各10克，水煎服，每日两次；或大枣5枚，生姜2片，桂圆肉适量，同煮食，每日一次，连服数日。

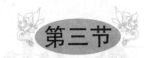

第三节

治水肿、脚气，赤小豆是良药

⊙国医智慧

（赤小豆）味甘、酸，性平。归心、小肠经。本品甘酸偏凉，性善下行，能通利水道，使水湿下出而消肿，湿热外泄而退黄，且可入心经，降火行血，清热解毒，故有利水消肿、利湿退黄、清热解毒之功。适用于水肿、脚气、小便不利、黄疸、疮毒等症。

——引自《颜正华中药学讲稿》

⊙精彩解读

赤小豆又名"红豆"，由于富含淀粉，所以有些人又称之为"饭豆"，是人们生活中不可缺少的高营养、多功能的杂粮。颜正华教授认为，赤小豆"味甘、酸，性平。归心、小肠经……甘酸偏凉，性善下行，能通利水道，使水湿下出而消肿，湿热外泄而退黄，且可入心经，降火行血，清热解毒，故有利水消肿、利湿退黄、清热解毒之功"。

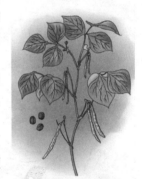

赤小豆富含淀粉，是高营养、多功能的杂粮。

赤小豆具有"津津液、利小便、消胀、除肿、止吐"的功能，适宜各类型水肿之人，包括肾脏性水肿、心脏性水肿、肝硬化腹水、营养不良性水肿等，如能配合乌鱼、鲤鱼或黄母鸡同食，消肿力更好。但是赤小豆能通利水道，故尿多之人忌食；蛇咬伤者，忌食百日。不过，买赤小豆的时候得注意的是，由于赤小豆与相思豆两者外形相似，均有红豆之别名。而相思豆产于广东，外形特征是半粒红半粒黑，过去曾有人误把相思子当作赤小豆服用而引起中毒的，食用时不可混淆。

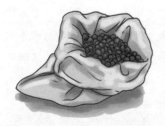

如果是平时睡觉手足冰冷，可以用毛巾做一个口袋，将生赤小豆倒入袋里，再将袋子缝起来。在睡觉前，将做好的袋子放入微波炉里温两分钟，放到被窝内，温度可以保持约3小时。因为红豆是豆类中含水量最少的，加热以后温度不容易下降，而且可以重复使用，很经济实惠。除了睡觉时用，也可用于肩膀或关节等地方，可疏解疲劳。

李仲愚

杵针、指针、气功，内外合治，百病不生

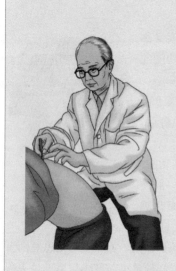

⊙名医简介

　　李仲愚，男，汉族，曾任成都中医药大学教授、主任医师，1920年2月21日出生于四川省彭县九尺乡仁凤里，2003年辞世。李氏祖辈业医习儒十五代，对其熏陶甚深。他5岁入私塾，13岁入医门，师从堂叔晚清秀才李培生，后又从师天彭名医刘国南、刘锐仁。17岁即悬壶于县医馆，针药并用。19岁考取四川省注册中医师资格，次年入四川国医学院学习。新中国成立后，李老主要在成都中医药大学从事中医、针灸教学和临床工作，在长期的医疗实践中常用多种传统医疗方法，精于方脉，善用针灸，尤擅长用祖传绝技杵针、指针、气功，内外合治，针药配合治疗奇难杂症。其著作有《气功灵源发微》《杵针治疗学》等专著。1991年被国务院授予有突出贡献专家称号，享受政府特殊津贴。1994年4月任世界医学气功学会理事，并成为国家人事部、卫生部首批500名继承名老中医。

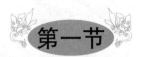

第一节

李氏指针疗法，给畏针的患者带来福音

⊙国医智慧

　　该疗法是以指代针，病人不觉痛苦，但指针疗法要有一定的气功功夫和指力才能达到治疗的效果，李氏自练字气功，功底敦厚，指力能直达腧穴深部，李氏在这方面确实已进入高深的境界。指针疗法对头部及五官疾病效果较好，如头痛、眼疾、耳鸣耳聋等。

——引自《名中医经验集：李仲愚卷》

⊙精彩解读

　　指针疗法，是指以指代针，对腧穴进行按压以治疗疾病的方法。此法在民间流传很久。晋代葛洪《肘后备急方》中有"令爪病人人中，取醒"的救厥之法。明代《针灸大成》提出"指针术"，即"性畏针，遂以手指……行补泻之法"。清代对指针已有较具体的论述。指针法通过术者徒手操作，以点、按、揉、掐、拍等手法直接施治于患者的腧穴、经络等部位，疏通经络、调理气血，以达到治疗疾病、防病保健的目的。

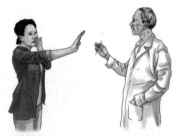

指针疗法是针对患者适于针灸治疗而怕针者发展出的疗法。

　　李老在多年的针灸临床工作中，发现一些老弱妇孺病应该用针灸治疗，因畏针而失去了治疗的机会。李氏将自己祖传的指针疗法，应用于临床。该疗法是以指代针，因此病人不会有被金属刺入身体的痛苦感，但要想指针疗法见效，施用者必须有一定的气功功夫和指力。而李老自练字气功，功底敦厚，指力能直达腧穴深部，因此施行指针疗法得心应手。指针疗法对头部及五官疾病效果较好，如头痛、眼疾、耳鸣耳聋等。李氏赴北京给中央首长治病时，多用指针疗法，效果颇佳。鉴于李氏指针疗法的显著，卫生部还批准了成都中医学院附属医院成立针灸指针研究室，以推广李氏的指针疗法。

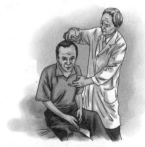

指针疗法具有疼痛小的特点，因此广泛适用于年老体弱者。

李氏指针疗法的手法一般以轻快的手法为补法，重而慢的手法为泻法。主要有以下几种：

指针疗法

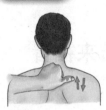

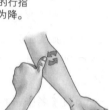

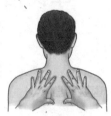

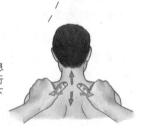

1. 开阖法
医者用拇指少商侧（或示指指腹），按在患者一定的腧穴上，一下一放的指针行指手法。

2. 升降法
医生用拇指指腹，按在患者的一定腧穴上，一上一下的行指手法，上推为升，下退为降。

3. 点叩法
医者用一只或双手的一个或五指指腹，在患者一定的腧穴上，或经络循行部位，或脏腑分野部位、天应穴等处施行点叩指针行指手法，以叩至皮肤潮红，局部皮肤充血为度。

4. 运转法
医者用拇指指腹，按在患者的一定腧穴上，从左到右或从右到左的太极运转指针行指手法。

5. 分理法
医者用两手拇指指腹，在患者一定的腧穴上或经络循行部位上左右分推为分，上下推退为理的指针行指手法，分理至皮肤潮红为度。

⊙**健康锦囊**

一般来说，指针疗法的基本手法可分为点、揉、扪、切、捏 5 种。

1. 点法
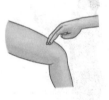

用一指或二、三指点在痛点或穴位上，先轻后重。逐渐深透。本法常用于肩部、背部、臀部和大腿等部位的穴位。

2. 揉法
用手指的尖端，轻按选下的穴位，做环形平揉的一种方法。揉动时手指的尖端不能离开所接触的皮肤，手指连同皮肤及皮下组织，以穴位为中心，做一小圆形转动，不要使手指与皮肤呈摩擦状态。每次揉一小圆周为 1 次，每穴位一般以 120 ~ 180 次为标准，2 ~ 3 分钟。次数的多少亦可视病情的轻重而定。常用拇指和中指做揉法。本法在指针中应用较广。施术时需要根据病人体质强弱和病情轻重施以轻重不同的指力。本法可与扪法配合应用。

3. 扪法
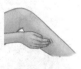

用手指扪按腧穴或身体一定部位的手法。将手指端深深按压皮肤及皮下组织深部，同时根据病人体质强弱，施以轻重不同的指力，以感到酸麻胀痛为止。当指端按入时，应逐渐减轻指力，最后停止。每穴一般扪按 3 分钟左右。

4. 捏法
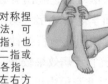

用两个手指对称捏压穴位的手法，可用拇、示二指，也可用拇、中二指或拇指与其他各指，在上下方或左右方对称相向用力。可捏压一个或两个穴位上。如果捏压一个穴位，拇指在这个穴位上，另一指或其他各指则在对称地方，此法常用于四肢、肩颈部等部位的穴位。

5. 切法

用拇指指甲切按腧穴。操作时可用脱脂棉少许，覆于指甲，防止切伤皮肤。指切时用力需要轻而缓慢，特别是压痛处时，更应注意，尽量避免切处剧烈疼痛。

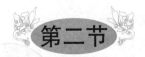

第二节

独创杵针疗法常用奇穴，让疗效更上一层楼

⊙**国医智慧**

　　以易学思想同中医学、针灸学的传统相结合，形成了以临床验证实效的李氏奇穴，这是李氏倡导的"医道溯源，取效临床，证之实验，古今汇通"的学术思想。李氏独创的奇穴有：北辰穴、八荒穴、八阵穴、河车路、十鬼祟穴等，其取穴独特，针法操作各具特色，治疗奇难杂证有奇效。

　　　　　　　　　　　　　　　　　　——引自《名中医经验集：李仲愚卷》

⊙**精彩解读**

　　奇穴是指未能归属于十四经脉的腧穴，对某些病证具有特殊的治疗作用，它既有固定的穴名，又有明确的位置，因此被称为"经外奇穴"。奇穴因其所居人体部位的不同，分布也不尽相同。有些位于经脉线外，如中泉、中魁；有些在经脉线内，如印堂、肘尖；有些有穴位组合之奇穴，如四神聪、四缝、四花等穴。

　　李氏在长期的针灸临床实践中，集诸师之长，提出了"经外奇穴是在人体经络轨道网络上的腧穴"的论点，以易学思想同中医学、针灸学的传统相结合，形成了以临床验证实效的李氏奇穴，这是李氏倡导的"医道溯源，取效临床，证之实验，古今汇通"的学术思想。

易学思想

中医学

针灸学

李仲愚在易学思想的影响下，结合中医学和针灸学，形成了李氏奇穴。

李氏独创的奇穴有：北辰穴、八荒穴、八阵穴、河车路、十鬼祟穴等，其取穴独特，针法操作各具特色，治疗奇难杂证有奇效。

1. 北辰穴

北辰穴是李氏以易学天人相合相应于太极一气流行的经络学说为指导，以二十八宿朝拱北斗而寓寄于人体之北辰（二十八）奇穴，其穴位居于头，络属脑髓，寄寓元神，具有调节脏腑经络、气血阴阳的作用。北辰穴分为四组（段）穴，每组七穴，随辨证辨病而取穴，以捻转和提插行针相结合的复式针刺手法。进针则以针刺方向朝百会穴进行为针法特色。北辰穴主治中风瘫痪，口眼歪斜，语言謇涩，手足痿软等病证。

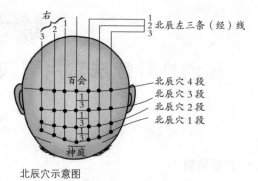

北辰穴示意图

2. 八荒穴

八荒穴是李氏常用的头部奇穴。八荒穴是以易学八卦原理，以八卦相应的乾、坤、坎、离、震、巽、艮、兑八方而定位在头部的奇穴。其取穴以百会穴为中宫而形成相应的内、中、外八荒，统称八荒穴。八荒穴属络于脑，本"脑为元神之府"，而有调节十二经及脏腑的"阴阳平衡"的作用。李氏谓"凡阴阳之气，其消长盈虚，皆有始气、中气，及终气，故八荒奇穴又分别有内、中、外之八荒"。八荒穴主治偏正头痛、眩晕、失眠、健忘、痴呆等病证。

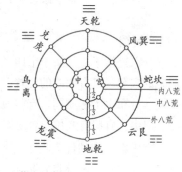

八荒穴示意图

3. 八阵穴

八阵穴是以一个腧穴为中宫，把从中宫到一定距离作为半径，画一个圆圈，把这个圆圈分为八个等分，即天、地、风、云、龙、虎、鸟、蛇，与八卦相应为乾、坤、坎、离、震、巽、艮、兑，形成八个穴位，即为外八阵。再把中宫到外八阵的距离分为三等分，画成两个圆圈，即为中八阵和内八阵。内、中、外八阵上的穴位就形成了八阵穴。

八阵穴的布阵是灵活多变的，不仅在头面，背部督脉，腹部任脉上布阵，而且还可在俞募穴、原络穴、阿是穴上布阵。总之，临床上要根据病情辨证选用。李氏常用的八阵穴多为泥丸（百会）八阵、风府八阵、大椎八阵、身柱八阵、神道八阵、至阳八阵、筋缩八阵、脊中八阵、命门八阵、腰阳关八阵、腰俞八阵。

4. 河车路

人体气血是通过经络的运行，周而复始，如环无端不停地升降运转的。杵针疗法就是用杵针在人体河车路上，通过施行各种手法，促进人体气血运行，畅通经脉，从而达到治病的目的。人体河车路可分为头部河车路、腰背部河车路、胸腹部河车路。各部河车路根据所属脏腑和主治不同，又可分为若干段。

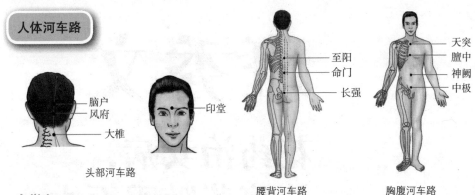

人体河车路

头部河车路：脑户、风府、大椎、印堂

腰背河车路：至阳、命门、长强

胸腹河车路：天突、膻中、神阙、中极

5. 鬼祟穴

李氏十鬼祟穴不同于古籍记载的"十三鬼穴"等，但自古以来针灸临床学家，以奇穴鬼穴治疗七情所致的精神及神经性病变有其特殊的治疗作用。因此，李老常用李氏十鬼祟穴常来治疗精神、情志因素所致的疾病，如郁证、失眠、癔症、癫证等，即现代医学的神经官能症、更年期综合征、癔症、抑郁性精神病以及气功偏差等病证。

十鬼祟穴大都与手足经脉井穴所处的经络循行部相关，为脏腑、经脉之气注输之处。其针灸手法为灸灸法和针砭法。凡临床见证为虚寒者多用灸灸法；证属实热者多用针砭法。正如李老自己所说："凡癫、狂、痫、郁、惊、厥、鬼痊（歇斯底里症），属实者，脉多数实，属虚者脉多细微。迟者为寒，数者为热。脉数而实者，针之砭之，夺之泻之；脉数而虚者，以针补之；脉迟而实者，以灸泻之；脉迟而虚者，以灸补之。"
灸灸法：取米粒大小艾炷，着肤灸于鬼祟上，欲助其温补者，毋吹其火，待火燃至病人不能忍受灼痛时，按其艾炷，使火力内透，其气内聚，毋令灼伤肤腠，如是者为一壮，可连续灸3壮。其穴经名与穴位列表如下：

一鬼眼	拇指桡侧爪甲角旁约0.1寸处	少商、鬼眼
二鬼鼻	示指桡侧爪甲角旁约0.1寸处	商阳
三鬼心	中指桡侧指甲角旁约0.1寸处	中冲
四鬼耳	第四指尺侧指甲角旁约0.1寸处	关冲
五鬼听	小指尺侧指甲角旁约0.1寸处	少泽
六鬼哭	足大趾内侧趾甲角旁约0.1寸处	隐白、鬼眼、鬼哭
七鬼口	第二趾外侧爪甲角旁约0.1寸处	厉兑
八鬼意	脚中趾端外侧去爪甲角旁约0.1寸处	
九鬼胆	第四趾外侧趾甲角旁约0.1寸处	足窍阴
十鬼头	足小趾外侧趾甲角旁约0.1寸处	至阴

班秀文

花药治女病，
让痛苦随香而去

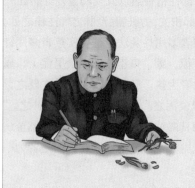

○**名医简介**

　　班秀文，男，壮族，1920年生于广西隆安县，祖父是当地有名的骨科医生，受家庭熏陶，从小就对医学感兴趣。7岁那年，家遭不幸，祖父和父亲因急热病相继去世，从此家境贫寒，举家迁往平果县，他开始了放牛娃的生涯。12岁，他在亲友的帮助下进入学校，经过刻苦学习，于1937年以全县第一名的成绩考上了广西壮族自治区南宁医药研究所，毕业之后开始济世行医。1957年，进入广西中医学院任教，直至今日。班老擅长治疗内、妇、儿科疑难杂病，对中医妇科造诣尤深，临证喜用花类药。主要著作有《班秀文妇科医论医案选》《妇科奇难病论治》《班秀文临床经验辑要》等。2009年6月，被评为"国医大师"。

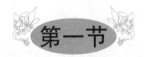

第一节

药食结合，攻克不孕难题

◎ **国医智慧**

　　我从事中医教学临床60余年，长期潜心于不孕症的临床研究。对于不孕症的治疗，遵古而不泥古，取得良好的治疗效果……同时还守《内经》"谷肉果菜，食养尽之"之旨，主张治养结合，寓药疗于食疗之中，相辅相成，常常事半功倍……药食同源，合理适当的膳食对不同人体的体质及不同原因引起的不孕有一定的帮助。

——引自《班秀文临床经验辑要》

◎ **精彩解读**

　　班秀文教授是全国著名的妇科专家，他善于从整体观念出发，运用各种方法治疗不孕症，其中"药食结合"是其重要思路之一。他坚守《黄帝内经》中"谷肉果菜，食养尽之"的宗旨，强调治与养相结合，寓药疗于食疗之中，二者相辅相成，达到事半功倍的效果。

　　具体来说，药食结合辨证治疗不孕，须注意以下几点：

治疗不孕注意事项

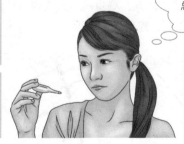

结婚这么久，怎么总是怀不了孕呢？

淤积

对于淤积引起的不孕症，常用桂枝茯苓丸、桃红四物汤、下瘀血汤之类，同时配用黄鳝作饮食治疗。

痰湿

对痰湿引起的不孕症，在以苓桂术甘汤治疗的同时，再以乌贼鱼或蛤蚧作饮食治疗。

阳虚寒凝体质

对体质阳虚寒凝的不孕症患者，嘱其在辨证施治的基础上，常食用狗肉、羊肉等，或用熟附子、杜仲炖狗肉、红糖水煲生姜、黑豆等。

肝气郁结

对于肝气郁结的不孕症患者，在用疏肝解郁的逍遥散、越鞠丸之类药物治疗的同时，再投以诸肝（如鸡肝、鸭肝、猪肝、牛肝等），作为饮食疗法。

输卵管堵塞

对输卵管堵塞的不孕症患者，嘱其常用猪蹄甲煲黄豆、赤小豆、黑豆、花生等。

阴虚便秘者

对阴虚便秘者，嘱其用甘薯煮水服或食猪油炒薯叶。

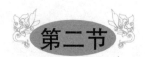

第二节

行气血，化瘀滞，彻底摆脱痛经之苦

⊙**国医智慧**

痛经之因虽有寒热虚实之分，不外冲任气血不畅，经血瘀滞胞宫所致。盖气滞则血亦滞，寒则收引凝涩，热则津血受灼，经血不行，湿则重浊黏腻，阻遏血脉，虚则气血运行乏力，以上诸因均可导致气血瘀滞，"不通则痛"，故治疗痛经宜化其瘀滞，畅行气血。

——引自《中国现代百名中医临床家丛书·班秀文卷》

⊙**精彩解读**

痛经可以说是女性的一大困扰，据统计，全球大约有 80% 的女性存在痛经问题，其中有一半的人找不到病因，从而也无法得到根治。在班秀文看来，虽然痛经产生的原因有很多种，但最终无外乎冲、任二脉气血不通畅，使血在子宫中瘀滞。俗话说"痛则不通，通则不痛"，要想使痛经远离，就得把瘀滞在子宫里的经血化解开，使身体内的气血通畅起来，也就是中医常说的"活血化瘀"。

作为全国知名的中医妇科专家，班老曾治愈过无数的痛经病例，他最常用的只是一味普通的中草药——益母草。事实上，如果您稍微用点心思，用益母草给自己煮几个鸡蛋吃吃，效果可能会更好。方法很简单：取鸡蛋 2 个、益母草 30 克、元胡 15 克，放入砂锅里，加入适量清水同煮，鸡蛋熟后去壳再煮片刻，去药渣，吃蛋喝汤。经前 1 ~ 2 天开始服，每日 1 剂，连服 5 ~ 7 天。

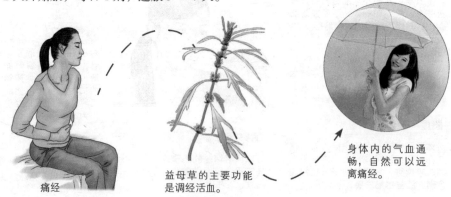

痛经

益母草的主要功能是调经活血。

身体内的气血通畅，自然可以远离痛经。

鸡蛋本身就具有滋阴养血的作用，再加上具有活血化瘀功效的益母草，以及行气止痛的元胡，可起到行气、养血、活血、去瘀、止痛的作用，的确是痛经患者的食疗佳品。而且，益母草和元胡均是常见的中草药，一般的中药店都有销售，操作起来并不复杂。

除此之外，痛经还可以通过按摩经络来解决。班老认为，痛经是由"冲任气血不畅"而造成的，在每次月经来潮前 3 ～ 5 天按摩关元、三阴交、中封三个穴位就行了，每次以按摩部位有热感为度，如果条件允许，也可以用艾草灸一下，效果会更好。

其实，要想打通经脉治疗痛经，除了按摩和用艾草灸穴位之外，还有一个小方法，就是用生姜水泡脚。用这种方法一次就可以见效。这是因为脚上有众多的人体关键穴位，而且足厥阴肝经与足太阳脾经都源于脚上，这两条经脉都与血有关，前者主藏血，后者主统血。当女性处于经期，而它又运行不畅、产生瘀堵时，就会出现剧烈腹痛，即痛经的症状。因此，只要让这两条经脉畅通了，治愈痛经也就容易了。

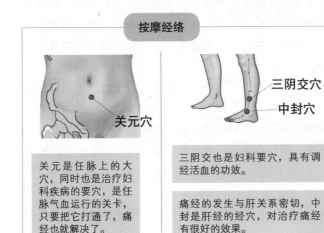

按摩经络

三阴交穴
中封穴

关元穴

关元是任脉上的大穴，同时也是治疗妇科疾病的要穴，是任脉气血运行的关卡，只要把它打通了，痛经也就解决了。

三阴交也是妇科要穴，具有调经活血的功效。

痛经的发生与肝关系密切，中封是肝经的经穴，对治疗痛经有很好的效果。

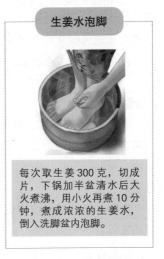

生姜水泡脚

每次取生姜 300 克，切成片，下锅加半盆清水后大火煮沸，用小火再煮 10 分钟，煮成浓浓的生姜水，倒入洗脚盆内泡脚。

⊙**健康锦囊**

痛经的产生与不良生活习惯是分不开的，俗话说"解铃还须系铃人"，要想彻底根除痛经，还得从日常生活习惯中着手。具体包括以下几个方面：

1.多喝花草茶或柠檬果汁及热牛奶。

2.常洗温水浴，有条件者可以选择泡温泉，在水中加入香薰洗液更能松弛肌肉及神经。

3.练习瑜伽，弯腰、放松等动作有助于改善经痛的问题。

4.咖啡、茶、可乐、巧克力等含咖啡因的食物少吃。

5.经期戒吃寒凉的食物，如西瓜、香蕉、苦瓜、山竹、绿豆等。

6.禁饮酒，特别是容易出现水肿的女性。

7.注意保持身体温暖，尤其是腹部温暖，以加速血液循环，同时令紧张的肌肉得到松弛。

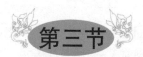

第三节

更年期综合征，班秀文教授给出的四点建议

⊙国医智慧

更年期综合征一般多属肝肾阴虚，在临床上常见有头晕头痛，心烦易怒，目眩耳鸣，心悸怔忡，五心潮热，容易汗出，腰膝胀痛、足跟痛，舌红少苔，脉象细数等一派阴虚火旺的症状。当然，也有少数是精神萎靡，喜静怕扰，情志淡漠，背部怕冷，手足发凉，舌淡苔白，脉迟而弱等一派阳虚症状。

——引自《班秀文临床经验辑要》

⊙精彩解读

女人到40岁之后，由于卵巢功能减退，垂体功能亢进，分泌过多的促性腺激素，引起自主神经功能紊乱，从而出现一系列程度不同的症状，如月经变化、面色潮红、心悸、失眠、乏力、抑郁、多虑、情绪不稳定，易激动，注意力难于集中等，称为"更年期综合征"。

班秀文教授对女性"更年期综合征"有深入研究，下面是他给大家的一些自我护理的建议：

1. 注意饮食

在饮食上，更年期有头昏、失眠、情绪不稳定等症状的女性，应选择富含B族维生素的食物，如粗粮、豆类和瘦肉、牛奶。此外，要少吃盐（以普通盐量减半为宜），避免吃刺激性食品，如酒、咖啡、浓茶、胡椒等。

2. 刮痧护理

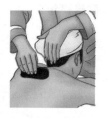

更年期在古代中医学里被称为脏燥。这是因为肾功能下降，肾水不足，导致体燥。治疗时可以在后背上沿着三条路线刮痧：中间督脉一条，两边膀胱经各一条。每次刮痧30分钟为宜，刮时不要太使劲。

3. 按摩太溪与太冲

每天坚持按揉太溪、太冲两大穴位，便可以从整体上调节阴阳。太冲要从后向前推按，每次单方向推100次；太溪顺时针按揉，每天早晚2次，每次2分钟。

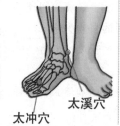

太溪穴

太冲穴

4. 日常护理

易发生眩晕症状的更年期女性，最好避免太强烈的光线，避免太嘈杂的环境，保持生活环境的平和安静。当眩晕发作时，要尽快平躺休息，眩晕症状好转后，要慢慢做一些头部和肢体的活动，逐渐摆脱虚弱的身体状态。

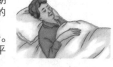

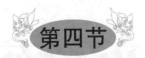

第四节

玫瑰花养血调经，对治妇科三病

⊙**国医智慧**

玫瑰花属庭院培植之花，除有观赏价值外，尚有很高的药用价值……因其药性平和，温而不燥，疏不伤阴，适合妇人柔弱之体，血脉不通，气机瘀滞之证……是治疗妇人肝血瘀滞之首选药。常用于治疗月经不调、赤白带下、月经前后诸症、更年期综合征等，尤其对治疗伴有自主神经功能紊乱的诸种妇科病变，疗效更著。

——引自《中国现代百名中医临床家丛书·班秀文卷》

⊙**精彩解读**

玫瑰，又被称为刺玫花、徘徊花、刺客、穿心玫瑰，它典雅艳丽，香气迷人，是美神的象征，而实际上，玫瑰花也是一种非常好的药食两用的花卉。

《本草纲目拾遗》说："玫瑰纯露气香而味淡,能和血平肝、养胃宽胸散郁。"可见，将玫瑰花作为药材，古代便已有之。班秀文教授指出，玫瑰花的药性平和，适合女人柔弱的身体，是治疗女人肝血瘀滞的首选药。在临床上，班老常用玫瑰花治疗以下几种妇科病：

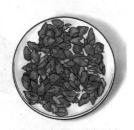

玫瑰花可以用来治疗妇科病。

1. 月经病

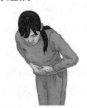

月经后期或月经过少，伴有经行疼痛、心神不宁等，常用玫瑰花10克、益母草10克、鸡血藤20克、丹参15克、当归10克、川芎6克、白芍10克、浮小麦15克、红枣10克，水煎服。

2. 带下病

对于赤白带下，色时淡时暗，淋漓难净，伴不时阴痒味臭，全身困倦，心烦易怒之症，班教授常用玫瑰花10克、当归10克、川芎6克、丹参15克、丹皮10克、土茯苓20克、益母草10克、川断10克、白术10克、泽泻10克、甘草6克，水煎服。

3. 更年期综合征

女人年近50岁，经水将断，经行前后不定期，量多少不一，伴烦热、心悸怔忡、夜寐不宁、全身困倦乏力等症状，常用玫瑰花10克、浮小麦20克、红枣15克、益母草10克、川断10克、鸡血藤20克、山萸肉10克、泽泻10克、丹参15克，水煎服。

颜德馨

调气活血用"衡法"，心脑血管皆通达

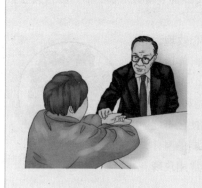

⊙**名医简介**

颜德馨，男，汉族，1920年出生于江苏丹阳中医世家，自幼从父颜亦鲁学医，后进入上海中国医学院深造，1939年毕业后悬壶于上海，屡起沉疴，不坠家声。1956年调入上海铁路中心医院任中医科主任，1992年创建上海铁路中医技术中心，现任同济大学附属第十人民医院主任医师。颜老推崇气血学说，认为气血是人体脏腑、经络、九窍等一切组织器官进行生理活动的物质基础，提出了"气为百病之长，血为百病之胎""久病必有瘀，怪病必有瘀"的学术观点及以调气活血为主的"衡法治则"，即通过治气疗血来祛除各种致病因子。另外，他还擅长心脑病的诊治，2002年春接受上海市卫生局的任务，承建上海市中医心脑血管病临床医学中心。主要著作有《活血化瘀疗法临床实践》、《气血与长寿》《颜德馨临床经验辑要》等。2009年6月，被授予"国医大师"称号。

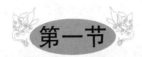

第一节

解决顽固性失眠，可试试颜教授推荐的两大妙方

⊙**国医智慧**

　　不寐一病，虽涉及五脏六腑，但其病机与营卫气血运行失度密切相关。盖不寐患者每以情志变化为主因，又以失眠加剧五志之逆乱，气血为之失衡，故其治当以调畅脏腑气血为宜。肝主谋虑，主疏泄，主藏魂，与气血之调畅关系最密，故治肝为先，调畅气血枢机，乃治疗顽固性不寐的有效方法。

——引自《颜德馨中医心脑病诊治精粹》

⊙**精彩解读**

　　失眠，在传统中医里又称为"不寐"，是一种经常性不能获得正常睡眠的病症，主要症状为入眠困难，或睡眠时间不足，或睡眠不深以致醒后疲倦，严重者可彻夜不眠。造成失眠的原因有很多种，颜德馨教授总结前人经验，将其归纳为五大类。

1. 七情内伤

大致有三种情况，一种是肝气郁结，郁而化火，冲激肝魂，魂摇则睡卧不宁；一种是心火素盛，稍有怫郁，心火扰动而致不寐；还有一种是平日多思多虑，损伤心脾，以致神不守舍，心神失养。

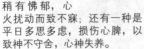
造成失眠的原因

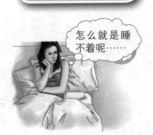
怎么就是睡不着呢……

5. 暴受惊骇

突然受惊吓，神魂不宁，恐惧不安，以致夜不安寐，或者本身即心胆虚怯之人，遇事易惊，于是夜睡不酣，乱梦纷扰。

2. 肝郁血瘀

肝藏魂，主疏泄；心藏神，主血脉。如思虑不遂，精神抑郁，以致肝气不达，血气失畅，瘀阻血脉，心神失养而失眠。

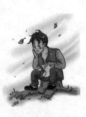

3. 久病、年老以及禀赋不足

久病或年迈的人往往气血亏虚，营气不足，营主血，血虚则心失所养，神不守舍，以至失眠。

4. 饮食不节

饮食不节，致使脾胃受伤，宿食停滞，酿生痰热，胃气不和，阳气浮越于外而夜寐不安。

颜德馨教授认为，虽然失眠的病因很多，涉及五脏六腑，但其病机则主要与营卫气血运行失度密切相关。患者往往先是由情志失调失眠，继而失眠反过来又加剧了情志的混乱，造成气血失衡。因此，治疗失眠关键在于调畅脏腑气血，而在脏腑中肝是主谋虑、疏泄和藏魂的，与气血调畅的关系最为密切，于是"治肝为先，调畅气血枢机"就成了治疗顽固性不寐的最佳方法。

对于失眠症的治疗，颜教授常根据不同的情况施以归脾汤、逍遥散等处方，并随症加减。

1. 逍遥散

【出处】《太平惠民和剂局方》

【组成】柴胡9克，当归9克，芍药9克，白术9克，茯苓15克，生姜3片，薄荷3克，甘草3克。

【用法】水煎服。

【功效】对于抑郁，多思多虑，伴有胁肋疼痛，舌质淡红，舌苔薄白的失眠患者，可用本方疏肝解郁。

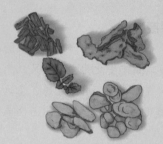

【加减】肝郁化火，烦躁动怒者，加丹皮、山栀清肝凉血；肝阳上亢，眩晕耳鸣者，加天麻、灵磁石、珍珠母平肝熄风；胃纳不馨，食少便溏者，加淮山药、扁豆衣、建莲肉健脾养胃；胸闷心痛，舌质有瘀点瘀斑者，加丹参、赤芍、红花活血化瘀；忧思难眠，乱梦纷扰者，加知母、茯神、酸枣仁益肝安神。

2. 归脾汤

【出处】《济生方》

【组成】黄芪15克，白术9克，茯神9克，龙眼肉12克，酸枣仁12克，人参6克，当归9克，远志6克，木香6克，炙甘草3克。

【用法】水煎服。

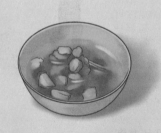

【功效】面色少华，多梦易醒，头晕，心悸，神疲，肢倦，食少，纳呆，便溏，舌质淡红或淡白，或边有齿印的失眠患者，可用本方补益心脾。

【加减】本方应用时常加入0.3克黄连粉吞服，有引诸药入心的功效；纳呆者，加苍术、生麦芽、檀香以醒脾和胃；便溏者，加扁豆、莲肉、砂仁、桔梗补益脾阴；血虚为主者，加熟地；悲伤易哭者，合甘麦大枣汤（炙甘草、淮小麦、大枣）养心安神；容易惊醒者，加龙齿、琥珀安神定惊，或加琥珀粉、珍珠粉各0.6克，睡前吞服。

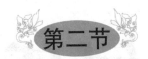

第二节

老年人体质虚，攻伐之药切远离

⊙国医智慧

老年人慎用攻伐之药，应以温良和平为主，剂量适当，药味不要过多，尽量少用药，更不宜中西药混合应用。中老年日服一些活血调气之剂，可使气通血活，保持阴阳平衡，延缓衰老。

——引自《海派名老中医养生之道》

⊙精彩解读

老年人，由于生理功能的衰退，特别是肝细胞数量减少，所含药物代谢酶的活性降低，致使解毒能力减弱，药物不良反应增大；再则因肾动脉的硬化，血流量减少，肾小球滤过率降低，使药物随尿液排出量减少，而产生蓄积毒性反应。因此，颜德馨教授建议老年人用药之时，除药量适当减少外，对某些攻伐之药必须慎用或禁用。具体来说，有以下几类：

1. 慎用清热解毒药

清热解毒类药物偏凉，脾胃功能较差、体质虚弱的老人如果随意服用，可能会导致胃痛、呕吐或腹泻等。近年来，临床上已经有多起老年人因服用板蓝根等清热解毒药引起消化道黏膜出血、造血系统出现轻度障碍，甚至过敏致死等不良反应的报道，需要引起大家的注意。

2. 慎用壮阳药

老年人性功能衰退是一种正常现象，如果滥用壮阳药物，只能起到饮鸩止渴的作用，对身体极为不利。要想延缓性功能下降，可从调理饮食、适当锻炼等方面入手。

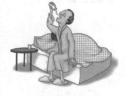

3. 慎用寒性药物

寒性药物对正气的损害很大，体质虚寒的老人常有肢体畏寒、小便清长、面色发白等特征，一旦因服偏凉中药造成不适，将加重阴阳失衡状态，对健康极为不利。

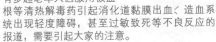

4. 慎用泻药

老年人便秘，大多是因为身体过胖，腹部肌肉无力，肠蠕动减弱所引起的功能便秘，如果靠泻药导泻，容易发生结肠痉挛，使排便更加困难。还有如服用大量或浓度过高的硫酸镁、酚酞等溶液，可能使组织中吸收大量水分而导致脱水，老年人对水代谢尤其敏感。

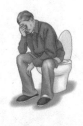

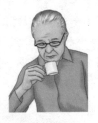

何任

食茶两物皆入药，
古方今用保平安

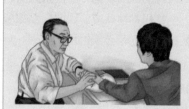

⊙名医简介

何任，男，汉族，原浙江中医学院院长、浙江中医药大学终身教授、医学泰斗、医学教育家，为全国老中医药专家学术经验继承工作指导老师、浙江省名中医、首届"国医大师"。1921 年出生于浙江杭州，父亲何公旦为江南名医。他从小培养了对中医的兴趣，1938 年进入上海新中国医学院学习，毕业后开始行医济世，1947 年开设了杭州中国医学函授社。何老对张仲景学说研究造诣精深，被誉为"中国研究《金匮要略》第一人"，临床擅长内科、妇科、肿瘤方面的疑难症，遇重大病症，常以"经方"取效；遇杂病、疑难症，则"经方"、历代各家方选而用之。治疗肿瘤采用扶正祛邪法，并探索出"不断扶正，适时祛邪，随证治之"的治疗原则。妇科宗陈素庵、傅山，以健理法治经、带，以调奇经法治崩漏。诊治时病则善用江南学派法则，以轻清渗解。主要著作有《金匮要略新解》《何任医论选》《湛园医话》等。

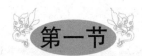

第一节

以食代药，健康无敌——听何教授揭秘中医食疗

⊙**国医智慧**

　　使身体健壮，不光是靠进服补药。若能饮食适当，也能治疾补身。唐代名医孙思邈曾说："凡欲治疗，先以食疗，既食疗不愈，后乃用药。"他不主张什么病都吃药，认为应先从饮食入手。

——引自《何任临床经验辑要》

⊙**精彩解读**

　　何任教授不仅对张仲景学说的研究造诣精深，被誉为"中国研究《金匮要略》第一人"，而且对中医食疗也颇有见地。他主张人生病之后当先从饮食入手调节治疗，食疗无效方可用药。

　　何老认为，食疗可以分为药膳、药粥及其他简易食疗三大类。下面，我们就从这三个方面，分别对何老的食疗经验加以介绍。

1.药膳

　　何老指出："药膳是根据'医食同源'的理论，以药物为原料，按一定的用量以及特定的食物配合烹调而成饮食菜肴。"可以说，药膳既不同于一般的中药方剂，又有别于普通的饮食，是一种兼有药物功效和食品美味的特殊膳食。在临床上，何老常用的药膳有三种，下面，我们一一为大家进行详细介绍：

1. 黄芪炖鸡

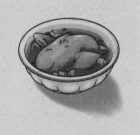

　　【材料】黄芪120克，母鸡1只，葱、姜、盐等佐料适量。

　　【制法】将母鸡去毛，内脏清洗干净；将黄芪洗净，装入药袋内，然后放入鸡腹内，加水，葱、姜、盐等作料放入锅，煮40分钟后就可以食用了。

　　【功效】补气养血、益精填髓，大病、久病、产后失血过多等气血亏虚的病人都可食用。身体健康的人食用它也可以强身健体，减少感冒。

2. 核桃鹌鹑蛋

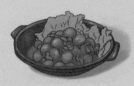

【材料】鹌鹑蛋 650 克，酱油 80 毫升，核桃仁 25 克，八角茴香、桂皮、红辣椒等少许。

【制法】先将鹌鹑蛋用凉水泡 10 分钟以上，逐个用手搓洗干净。然后在铝锅里加入水、鹌鹑蛋、核桃仁和其他香料，点火开烧。大火把水烧开后，用勺子将鹌鹑蛋捞起，逐个敲破蛋壳，放回锅中，加入酱油，然后改小火继续烧制 20 分钟即可。如果将烧好的鹌鹑蛋继续浸泡在汤汁中 5 个小时以上更好，这样可以让鹌鹑蛋上色入味，当下食可蘸汤汁。

【功效】补血益肾，健脑养肝，是老幼病弱者的上佳补品。

3. 虫草鸭子

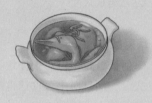

【材料】冬虫夏草 10 克，鸭子 1 只（最好是老雄鸭，1500 克左右），盐、白酒、葱、姜、味精适量。

【制法】活鸭宰杀剖洗干净，切去鸭屁股，再将鸭头劈开两片。在鸭子表面和肚子里分别撒上一些细盐，表面喷少许白酒，擦匀。冬虫夏草用温水洗干净后，插上几根在鸭头劈开的地方，鸭腹腔内、肚皮上也放几根。将鸭子放入器皿中，加几根葱和几片姜片，再加少许味精，上蒸笼。先用旺火把水烧开，然后改用文火蒸 2 小时左右，等鸭子蒸酥，就可以出笼了。上桌前，把葱和姜片去掉。

【功效】补虚、益肾、平喘，对于肺结核、咳喘、阳痿、遗精、盗汗等的辅助治疗有一定的效果。

2. 药粥

何老此处说的粥是疗病的药粥。《素问·玉机真脏论》中说："浆粥入胃，泄注止，则虚者治。"历代医书中有关粥的记载很多，每种粥都有各自的保健效果。下面，我们选择三种何老常用的粥为大家介绍一下制作方法：

1. 扁豆粥

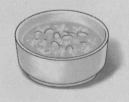

【材料】白扁豆 15 克，人参 5 ~ 10 克，粳米 50 克。

【制法】先煮扁豆，将熟，入米煮粥；同时单煎人参取汁，粥熟时，将参汁加入调匀即可。每日 2 次，空腹服食。

【功效】益精补肺，健脾止泻。适用于久泻不止、脾胃虚弱或小儿吐泻等症。

2. 红枣粥

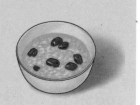

【材料】红枣 50 克，糯米 80 克，白糖适量，糖桂花少许。

【制法】将红枣洗净，用水浸泡 2 小时；糯米洗净，用水浸泡 1 小时。然后把红枣、糯米放入锅内，倒入适量清水，先用大火煮沸后，改用小火煮成稀粥，加入白糖调好口味，淋上糖桂花，即可食用。

【功效】健脾益胃，补虚养血，是食欲不振、脾虚便溏、病后体虚、气血不足者的康复食品。

3. 萸实粥

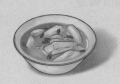

【材料】山萸肉 60 克，山药 30 克，粳米 100 克，白糖适量。

【制法】将山萸肉、山药煎汁去渣，加入粳米、白糖，煮成稀粥。每日分 2 次，早晚温热食。

【功效】补肾敛精，调理冲任。适用于肾虚型崩漏。

3. 简易食疗

何老此处所说的"简易食疗"，是指了解一些食物的性味功效，在日常保健或身体出现不适的时候加以应用，从而达到强身健体的目的。具体来说，何老推荐了以下几种健康食品：

1. 大蒜

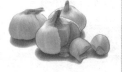

何老指出，大蒜中含有大蒜素和大蒜乙素，能杀灭很多致病菌，具有防感冒、治痢疾、治胃肠炎等功效。另外，大蒜中的脂溶性挥发油等可激活吞噬细胞的功能，不仅可以降脂、降压、降血糖，增强免疫力，还可"散痈肿恶疮"，乃至防癌。不过，大蒜性温味辛，慢性胃炎、胃溃疡病人不宜食用。

2. 核桃

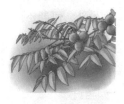

何老认为，核桃是一种很好的补药，它不仅含有磷、镁、铁、锰、钙、维生素及蛋白质等营养物质，而且脂肪含量很高，特别对大脑神经有补益作用，故可以治疗神经衰弱。凡有头晕、失眠、健忘、心悸、腰膝酸软等症状的人，可每天早晚各吃核桃 20 ~ 30 克。

3. 木耳

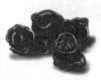

何老指出，黑木耳有滋润益胃、和血、利腰膝等作用，凡女性月经过多、淋漓不止及脱肛、便血、腰痛都可以食用。另外，血管硬化、冠心病等患者常吃本品可使病情缓和。白木耳（即银耳）有清热、润肺、生津、养胃、滋阳、益心的作用，凡肺热咳嗽、便秘下血、潮热、咽痛、心悸、失眠、神经衰弱者可经常食用。

4. 海带

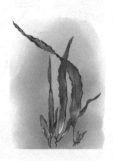

何老指出，海带就是中药学中所说的昆布，它具有清热解毒、软坚散结等作用，不仅能够防瘿瘤（粗脖子、缺碘性甲状腺肿大），对血管硬化、冠心病、高血压、肥胖症等有辅助防治作用，还可预防乳腺癌。

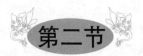

品茶香，得健康——何任教授的茶疗保健功

⊙**国医智慧**

中医学对茶叶的药用记载多、评价高……概括起来，古代医家认为茶叶有治痢、明目、降火、解毒、益思、清热、消暑、消食、利尿、强心、少卧等功效，这些都为现今医学实践所证明。

——引自《长寿有道：名老中医谈养生》

⊙**精彩解读**

在养生保健方面，何老除了注重滋补方药之外，对饮食疗养也很有研究，尤其是对于茶疗，有着独到而深刻的见解。他认为，饮茶对于老年人摄生保健、祛病延年极有帮助。这是因为，老年人体质多偏于阴虚内热，当注意养阴清热。比如，老年人常见的高血压、中风、失眠等病，多为真阴亏虚、虚火内炽所致。即使是慢性支气管炎、冠心病，属阴虚内热的也为数不少。而茶叶正是清热之品，常喝自然有帮助。

另外，何老还指出茶叶的多种功效，下面为大家介绍一下。

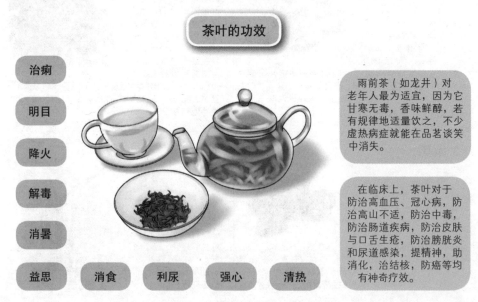

茶叶的功效

治痢

明目

降火

解毒

消暑

益思　消食　利尿　强心　清热

雨前茶（如龙井）对老年人最为适宜，因为它甘寒无毒，香味鲜醇，若有规律地适量饮之，不少虚热病症就能在品茗谈笑中消失。

在临床上，茶叶对于防治高血压、冠心病，防治高山不适，防治中毒，防治肠道疾病，防治皮肤与口舌生疮，防治膀胱炎和尿道感染，提精神，助消化，治结核，防癌等均有神奇疗效。

以下为古人常用的几种茶疗养生方，不同的人可以根据各自的需求进行选择。

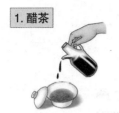

1. 醋茶

茶叶5克，水冲泡5分钟，滴入陈醋1毫升。可和胃止痢，活血化瘀，治牙痛、伤痛及胆道蛔虫症。

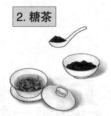

2. 糖茶

茶叶2克、红糖10克，用开水冲泡5分钟，饭后饮。有补中益气、和胃消食之功效，也治大便不通、小腹冷痛、痛经等症。

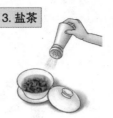

3. 盐茶

茶叶3克，食盐1克，开水冲泡7分钟后饮。有明目消炎、化痰降火、利咽功效，可治伤风微咳、咽喉肿痛、牙龈发炎、双目红肿等症。

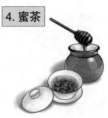

4. 蜜茶

茶叶3克，水冲泡5分钟，微温时冲蜂蜜5毫升，饭后饮。具有止渴养血、润肺益肾之功效，也可治虚弱、精神差、脾胃功能差及便秘等症。

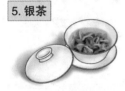

5. 银茶

茶叶2克，金银花1克，沸水冲泡后饮。可清热解毒，防暑止渴，对暑天发热、疖肿、肠炎都有效。

6. 菊茶

茶叶、杭菊各2克，以沸水冲泡。具有清肝明目、清热解毒之功效，久服聪耳明目、抗衰老，能治干咳、咽痛。

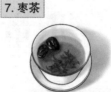

7. 枣茶

茶叶5克，沸水冲泡7分钟后，加入10枚红枣。有健脾补虚的作用，尤其适用于小儿夜尿、不思饮食。

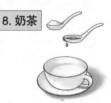

8. 奶茶

在煮沸的牛奶中加入少许白糖，按1勺牛奶、2勺茶汁比例饮用。能健脾和胃、明目提神，适宜体弱、消化不良、大病、久病者食用。

○**健康锦囊**

　　不仅是老年人，每个人都可以根据自己的身体状况选用适当茶叶来喝。饮茶也要注意方法，以下饮茶宜忌值得大家参考：

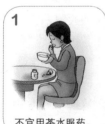

1 不宜用茶水服药。

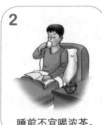

2 睡前不宜喝浓茶。

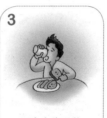

3 不宜空腹喝茶。

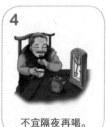

4 不宜隔夜再喝。

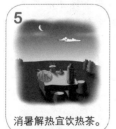

5 消暑解热宜饮热茶。

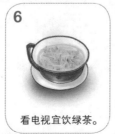

6 看电视宜饮绿茶。

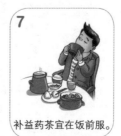

7 补益药茶宜在饭前服。

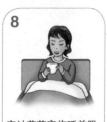

8 安神药茶宜临睡前服。

王静安

国医大师献良方，
儿童疾患迎刃解

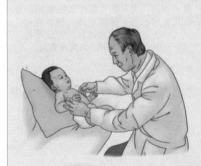

⊙名医简介

　　王静安，我国著名的中医专家，中华医学会儿科专委会名誉主任委员、终身理事，中华医学会高等教育儿科名誉会长。1922年生于成都。9岁开始学医，先后师从廖里癸、李辉儒等12位蜀中名中医。1956年6月到成都市中医医院工作。从事中医内、儿科临床50余年，尤擅长对中医儿科疾病的治疗，他研究的"中药疝气敷托""清凉丹""消食灵""神奇健胃药袋"等秘方验方，充分体现了中医简、便、验、廉的特点和优势，为中医防治小儿常见病、多发病开辟了新的捷径。王老在理论上也颇有造诣，先后出版了《静安慈幼心书》《王静安临证精要》两本医学著作。2005年10月，被国家卫生部所属的中华中医药学会授予"国医大师"称号；2006年4月，被全国中医药高等教育学会儿科学会授予"一代宗师"荣誉称号。

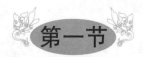

第一节
牢记王静安护儿要诀，让疾病远离宝宝

⊙**国医智慧**

　　婴幼儿皮肤娇嫩，腠理不固，护理失当易患疾病。皮肤宜每日洗浴，去污除垢，开泄腠理，使血脉畅通，则可健康成长。尿布应经常换洗，否则易引起皮肤感染，发生湿疹、尿布皮炎等。穿衣不宜过暖，最好用棉布、柔软的布料制作衣裤，以便透发汗浊之气，保持皮肤清润，真气相滋。

——引自《王静安临证精要》

⊙**精彩解读**

　　怎样让孩子健康成长是父母最关心的问题之一，作为儿科疾病的专家，王静安先生医术高明，医德高尚，被广大家长称为"王小儿"。为了帮助孩子健康成长，缓解父母的压力，王大夫为年轻的父母们提供了一些育儿指南与医学保健常识，年轻的父母们需要好好学习。

1.哺乳要领

　　新生儿应该用母乳喂养，同时应注意"乳贵有时，食贵有节"。如果稍有疏忽，极易招致肠胃病变，影响孩子今后的生长发育，所以千万大意不得。

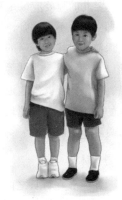

只有精心呵护抚养，孩子才能茁壮成长。

喂乳的注意事项

古人强调在哺喂之前，应该拭口去毒，待胎粪（新生儿的第一次大便）下后，方可哺乳。

喂乳时间不宜过长，饱而不过度，喂乳后在婴儿背部轻拍3～6次，然后轻放使其平卧。

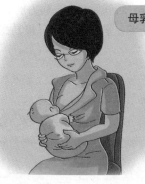

母乳喂养有益于母婴健康

母亲在哺乳之前，应先按摩乳房，使乳汁流畅，并先将宿乳挤出，因为乳腺管前端数滴乳可能有不洁物质。

如果用奶瓶喂奶，要注意奶瓶清洁，防止病从口入。

2. 皮肤护理

婴幼儿皮肤娇嫩，腠理不固，如果护理失当，很容易患上疾病。在护理婴儿的时候，应该每日给婴儿洗澡，去除皮肤上的污垢，使血脉畅通，帮助孩子健康成长。婴儿穿衣不宜过暖，最好用棉布、柔软的布料制作衣裤，便于透发汗浊之气，保持皮肤清润，真气相滋。

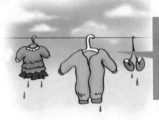

尿布应该经常换洗，否则尿布上的细菌容易引起皮肤感染，发生湿疹、尿布皮炎等。

3. 衣物晒晾

婴幼儿的衣服在洗后晾晒的时候要在白天，切忌晾于夜晚，否则衣物容易沾染污秽之物，或者落上鸟的羽毛等物，从而引起过敏性皮炎，或引起其他皮肤病。如果衣服已经夜露，可用酒精或醋进行消毒杀菌处理。

晾晒童婴幼儿衣服应趁白天，做好杀菌工作。

4. 睡卧要言

婴儿的睡姿应该是侧卧的姿势，左右交接，头脚交换，不宜仰卧，更不宜俯卧。在看护婴儿睡觉的时候，母亲的呼吸气息不能对准婴儿的口、鼻、眼、头部等，否则容易造成风疾之患，甚至使婴儿的气道闭阻。睡觉的时候，婴儿的头顶部不要放置玩具，以免婴儿一直盯着玩具看，造成直视、斜视、双目对视等。

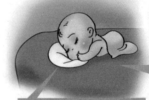

婴儿睡觉的地方要保证安静，光线柔和，空气流通，电扇不宜直吹。

婴儿睡觉用的枕头不宜过高，质地要柔软。大人走路要轻，说话的声音要低，保持安静舒适的环境。

5. 婴儿体位

新生儿在百日之内，因小儿形气娇嫩，骨骼柔软，不宜采取竖抱的姿势，否则容易引起头倾、头软、脊柱侧偏等。在半岁前，不要让婴儿独坐，以免产生龟背伛偻的症状。

婴幼儿就像娇嫩的蓓蕾一样，肌肤娇嫩，抗病力弱，对外界环境还需要逐步适应，因此特别需要呵护，需要精心抚养。若稍有疏忽，极易患病，容易造成不良后果。

⊙**健康锦囊**

除了以上的护理知识外，王静安先生还为广大家长提供了一些养子要诀，对于预防婴幼儿疾病有显著的作用，如孩子背要暖，肚要热，脚要暖，头要凉，脾胃宜温。又比如：在婴幼儿啼哭结束之前，不要往嘴里塞食物，强饮强食；不要让婴幼儿见到奇怪的东西，听到奇怪的声音；不要要给婴幼儿乱吃药物；要勤给婴幼儿洗澡，勤换衣服被枕等。

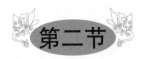

第二节

强胃健脾，让孩子胃口大开

⊙国医智慧

小儿厌食症辨证治疗的关键在脾胃。《幼幼新书·乳食不下第十》指出："脾脏也，胃腑也，脾胃二气合为表里，胃受谷而脾磨之，二气互调，则谷化而能食。"又该书《肌肤羸瘦第十二》云："儿羸瘦，不生肌肤，皆脾胃不和，不能饮食……"因此，厌食症发病机理主要是脾胃功能障碍。

——引自《王静安临证精要》

⊙精彩解读

小儿厌食症是儿科临床常见之症，又称"小儿恶食"，是指小儿较长时期见食不贪，食欲不振或减退，进食量明显减少，甚至拒食的病症。厌食症以1～6岁小儿为多见，其发生无明显的季节性，在夏季症状可能加重。小儿厌食不但会影响小儿的正常生长发育，严重时还会使其生长发育停滞，智力低下，抗病能力明显减弱，影响小儿的正常免疫系统。因此，绝不可轻视小儿厌食症。

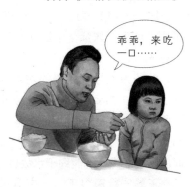

乖乖，来吃一口……

王静安先生根据多年的行医经验认为，家长在预防小儿厌食时需注意以下几点：

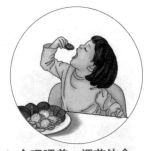

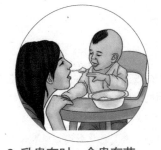

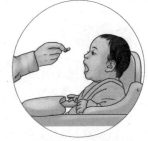

1. 合理喂养，调节饮食

儿童饮食上要适当调配，保证营养全面，同时注意食品新鲜，制作花样多变，增进儿童食欲。

2. 乳贵有时，食贵有节

不要强迫孩子一定要吃多少饭，让其轻松愉快地进食。应该帮助孩子建立起良好的饮食习惯。

3. 患病不可乱用药物

如果孩子得了厌食症，一定不要滥用抗生素、磺胺类药和中草药，以免导致病情加重。

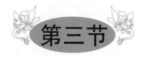

第三节

小儿遗尿莫轻视，王氏药方解您忧

⊙**国医智慧**

《素问·经脉别论》指出："饮入于胃，游溢精气，上输于脾，脾气散精，上归于肺，通调水道，下输膀胱。"遗尿的发生，主要在肾与膀胱。肾主封藏，司两便，膀胱贮藏津液和小便。肾与膀胱相表里，肾气固密，则膀胱气化有力，反之则遗尿。

——引自《长寿有道：名老中医谈养生》

⊙**精彩解读**

医学上将5岁或5岁以上儿童出现的夜间尿床，称为遗尿症。中医认为遗尿的小儿多数患有先天的肾气不足，还有肺脾气虚。肝经湿热，这些因素导致膀胱的功能失调，然后小便过多，容易尿床。《素问·宜贝明五气篇》说："膀胱之气不化，则小便不通，其不能约束，则为遗尿。"《诸病源候论》则说："遗尿者，此由膀胱虚冷，不能约于水故也。"

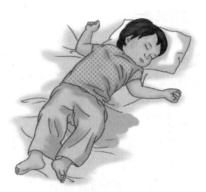

中医认为，若小儿先天不足，肾气怯弱，就会导致膀胱虚冷失约而遗尿

王静安行医多年，治疗小儿遗尿症颇有心得，他治疗遗尿以温补下元、固涩小便为法，配制了鸡肠散加味，其药方如下：

鸡肠散加味

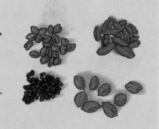

【组成】菟丝子15克，枸杞15克，小茴5克，上安桂5克，草薢10克，葫芦巴15克，补骨脂15克，益智仁10克。

【用法】水煎，每剂每日分四次服完。

【功效】适应于儿童遗尿或尿床，一夜数次，形寒肢冷、智力较差、下肢乏力、小便消长等症状。

此外，对遗尿日久、服药困难、寒湿凝聚、闭阻肾阳的患儿，王静安先生建议可以外用贴剂散，其方如下：

贴脐散

【组成】安桂粉1.5克，小茴香粉1.5克。

【用法】将干药粉调湿放入肚脐中，用五层棉布将药压紧，让药自然吸收。1日1换，5日为一疗程，遗尿便可治愈。

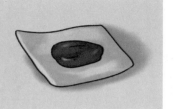

王静安先生还建议家长们在对待遗尿患儿的时候，不要采用羞辱、斥责、惩罚的教育方式，否则会加重孩子的心理负担，而应该给孩子一个宽松的环境，培养定时排尿的习惯，这样更利于遗尿症的治疗。

⊙**健康锦囊**

在小儿遗尿的治疗上，西医多采用口服药治疗，由于小儿遗尿症病程长，坚持服药多有困难，中医外治疗法成了目前治疗小儿遗尿症的重要手段。

小儿遗尿多与肺、脾、肾三脏关系密切，脊柱两侧是足太阳膀胱经循行之处，为肺俞、脾俞、肾俞等腧穴所在，通过推拿对这些经络、穴位进行刺激，可达到调整阴阳，通理经络，畅通血脉之功。按摩方法如下：

针对小儿遗尿的按摩方法

1. 按摩百会穴

百会穴位于头顶正中线与两耳尖连线的交点处，按摩的时候，用拇指轻轻按揉，其他四个手指轻轻放在头颅上就可以了，一般做100～200次。力度要适中，不要太大，也不要太小。

2. 按摩肾经

肾经位于小指远端指骨的腹面，按摩的时候，从下往上推，往指尖推，能够达到补肾的作用。两只手交替进行100～200次。

3. 按摩关元穴

脐下三个手指的位置就是关元穴。按摩的时候，用掌根做按摩动作，按揉两到三分钟就可以了，差不多也是100次。

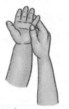

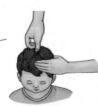

5. 按摩三阴交

三阴交位于内踝上孩子四个手指的位置处，按摩的时候，用拇指做按揉动作就可以了。按揉100～200次，能够达到温肾补阳的作用。

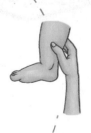

4. 捏脊

捏脊就是按摩脊柱，按摩的时候，首先后三个手指呈半握状，示指抵住皮肤，示指和拇指捏住脊柱的两旁1厘米左右，从下往上捏，这个一般要捏6～10次，一般捏脊达到皮肤微红为止。

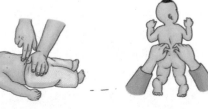

方和谦

便宜小药治大病，补脾养肝有良方

⊙**名医简介**

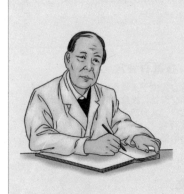

　　方和谦，男，汉族，首都医科大学附属北京朝阳医院主任医师、教授，全国老中医药专家学术经验继承工作指导老师、"首都国医名师"，首届"国医大师"入选者。1923年出生于山东烟台莱州，12岁开始随父习医，19岁即考取医师资格，开"方和谦诊所"行医。20世纪50年代，他先后任职于北京市卫生局中医科及北京中医医院，1968年后调入北京朝阳医院中医科，任主任医师、教授。2009年12月23日，因病在北京逝世，享年86岁。方老熟读精研《伤寒论》，临床善用"和法"，并以此理论为基础创制了"滋补汤""和肝汤"等著名方剂。在处方用药时，方老坚持一切从病情需要出发，辨证合理，用药少而力专，主张一病一方。方老擅长治多种疑难杂症，对呼吸系统、心脑血管及肝胆系统疾病的治疗有独到之处，尤其是呼吸系统疾病。代表著作有《北京市流行性乙脑炎治疗纪实》《燕山医话》等，并参与编写了《中医辨证纲要（八五版）》。

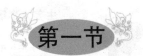

第一节

以姜入药，人可三日无食，不可一日无姜

⊙**国医智慧**

临床用"姜"要把握好分寸。"姜"在临床应用中有生姜（煨姜，生姜皮）、干姜（炮姜）之分，其功用是不尽相同的。

——引自《中国现代百名中医临床家丛书：方和谦卷》

⊙**精彩解读**

姜不仅是一种必不可少的调料，同时也是效用极广的药物。平常有个感冒发热的，老百姓都喜欢熬姜汤喝。不仅如此，在中医用药当中，姜的使用率也非常高。在张仲景所著的《伤寒论》中，共拟用113方，其中用生姜的有37方，用干姜的有23方，可见姜的重要性。不过，方老提醒我们，姜在入药之时，需要区分生姜与干姜，虽然都是姜，但功效不同。

1. 生姜

生姜味辛性温，长于发散风寒、化痰止咳，又能温中止呕、解毒，临床上常用于治疗外感风寒及胃寒呕逆等病，前人称之为"呕家圣药"。在《本草纲目》中，李时珍对生姜是这样评价的："姜辛而不荤，去邪辟恶，生啖熟食，醋酱糟盐，蜜煎调和，无不宜之，可疏可和，可果可药，其利溥矣！"虽然生姜的好处这么多，但吃生姜是要分时间的，早上吃对身体有好处，晚上吃就变成了毒药。

晨吃有益	吃生姜要分时间	昏吃有害

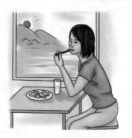

早上人的胃中之气有待升发，吃点姜可以健脾温胃。并且生姜中的挥发油可加快血液循环、兴奋神经，使全身变得温暖。在冬天的早晨，适当吃点姜，还可驱散寒冷，预防感冒。

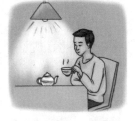

到了晚上，人体应该是阳气收敛、阴气外盛，因此应该多吃清热、下气消食的食物，比如萝卜，这样更利于夜间休息。而生姜的辛温发散作用会影响人们夜间的正常休息，且晚上进食辛温的生姜还很容易产生内热，日久就会"上火"。

需要注意，生姜性属微温，过量食用会伤阴助阳，因此阴虚火旺的人不宜多吃。腐烂的生姜中含有有毒物质黄樟素，可诱发肝癌、食道癌等，因此千万不能食用。

晨起含姜片与喝生姜大枣汤都是不错的吃姜方法，具体方法为：

含姜片

早晨起床后，先饮一杯开水，然后将生姜刮去皮，切成薄片，取 4～5 片烫一下，再将姜片放入嘴里含 10～30 分钟，咀嚼。坚持食用，可预防受凉感冒。

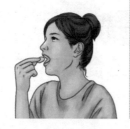

生姜大枣汤

早晨取大枣 10 个，生姜 5 片，红糖适量，煎汤代茶饮，每日 1 次，可有效改善冬季手脚冰凉。

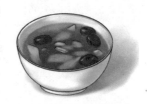

2. 干姜

干姜性热，辛烈之性较强，长于温脾胃之阳，兼能温肺化痰，临床上常用于治疗中焦虚寒、阳衰欲脱与寒饮犯肺喘咳等病。金代名医张元素对干姜是这样评价的："干姜气薄味厚，半沉半浮，可升可降，阳中之阴也，又曰：大辛大热，阳中之阳，其用有四，通心助阳，一也；去脏腑沉寒痼冷，二也；发诸经之寒气，三也；治感寒腹痛，四也。"这是对干姜的临床应用言简意赅的总结。

干姜可以治各类病，历代医书都有记载，下面为大家推荐几则古医书中利用干姜治病的验方，仅供参考：

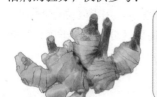

干姜与生姜的药性有比较大的差异。煎药时，应先辨证，如用于止呕、解热、解毒，应放生姜；如用于温中回阳，则应放干姜。两者不可混用。

生姜在变为干姜的过程中，挥发油及一些化学成分大量丢失。

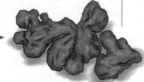

利用干姜治病的验方

（1）治中寒水泻
干姜（炮）研末，饮服二钱。（《千金方》）

（2）治头目眩晕吐逆
川干姜二两（炮），甘草一两（炙赤色）。上二味，为粗末。每服四五钱，用水二盏，煎至八分，食前热服。（《传信适用方》）

（3）治妊娠呕吐不止
干姜、人参各一两，半夏二两。上三味，末之，以生姜汁糊为丸，如梧子大。每服十丸，日三服。（《金匮要略》）

小贴士

民间有句谚语"冬吃萝卜夏吃姜，不用医生开药方"。冬天的时候，人体气机慢慢地开始外散，到夏天的时候阳气到了末梢，人体内部就形成了一个寒的格局，我们的五脏六腑里是寒虚的，是阴的格局，所以夏天的时候要吃点热的东西。冬天吃萝卜的道理跟夏天吃姜的道理正好相反，吃萝卜就是用这种比较清凉通气的东西，把内热的局面稍微通调一下，使之达到阴阳平衡。

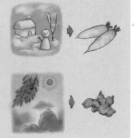

第二节

月经失调、慢性腹泻，椿根皮是最好的药

◎**国医智慧**

椿根皮性味苦涩寒，入胃、大肠经。有燥湿清热、涩肠止泻、固下止带或涩精止遗、驱虫杀虫之功能。

——引自《中国现代百名中医临床家丛书：方和谦卷》

◎**精彩解读**

椿根皮分为两种，一种是香椿树的根皮，一种是臭椿树的根皮，其中臭椿树的根皮又叫樗白皮。不过，由于二者的主治功能大体相同，中医使用中通常不加以区分。

中医认为，椿根皮为清热燥湿的药物，具有收敛固涩作用，故能止带、止泻、止血固经。方老在他 60 余年的中医生涯中，总结了不少椿根皮的治病经验，其中主要有以下几点：

1. 将椿根皮炒黑后，治疗妇女体虚引起的月经过多及产后出血不止，效果极好。

2. 椿根皮有收敛的作用，经过蜜制后，治疗久泻久痢疗效显著。

3. 患有慢性痢疾或结肠炎的病人，症见腹痛绵绵，大便每日数次，质稀而黏，或有脓血便者，可用椿根皮与香砂六君子汤合用，见效颇快。

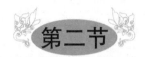

用于湿热带下，椿根皮常与黄柏、白芷、白芍等配用。

椿根皮治病良方

用于血热所致的月经过多、漏下不止等症，椿根皮常与龟板、白芍、黄芩等同用。

用于湿热痢疾、腹泻等症，椿根皮常与黄连、黄芩、木香等配用。

用椿根皮煎汤外洗，还可以用于治疗皮肤疮癣等病。

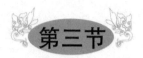

第三节

"和肝汤""滋补汤"，方老自创补脾养肝良方

⊙**国医智慧**

全方（和肝汤）具有养血柔肝、健脾益气、疏肝理气解郁之功效。用以治疗肝郁血虚、脾不健运之证……临床应用是非常广泛的，可用于多系统的疾病治疗。

（滋补汤）集益肺、养心、健脾、和肝、补肾于一方，所用之药看似平常，实则配伍严谨、立法有度，其专为虚证而设。

——引自《中国现代百名中医临床家丛书：方和谦卷》

⊙**精彩解读**

方和谦教授善用"和法"治病疗疾，总结多年临床经验，提出了"和为扶正，解为散邪"的精辟见解，其独创的"和肝汤"是治疗肝郁血虚、脾不健运的代表方剂。与此同时，他还以补气血重在补脾、滋阴阳重在益肾为原则，自拟"滋补汤"，作为补虚扶正的基本方剂。下面，我们为大家分别对这两个方子进行详细解读。

1. 和肝汤

"和肝汤"是方老积多年临床经验，师《伤寒论》小柴胡汤和解之法所拟的方子。本方的应用范围极广，方老曾用于治疗肝胆系统疾病、脾胃系统疾病、心脏系统疾病、泌尿系统疾病、神经系统疾病等，均取得了较理想的效果。当然，这些病的病机必须是由于各种原因导致的肝血不足、肝气不柔、肝气郁滞、疏泄不利、脾不健运、水湿内停或筋脉失养、经络阻滞不畅，除此无效。其方如下：

和肝汤

【组成】 当归10克，白芍10克，党参10克，柴胡10克，茯苓12克，香附10克，白术10克，苏梗6克，大枣4枚，薄荷（后下）5克，炙甘草6克，生姜3片。

【用法】 水煎服，每日1剂。

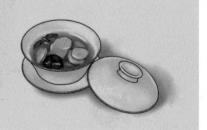

2. 滋补汤

在《金匮要略·血痹虚劳篇》补法九方的基础上，方老自拟"滋补汤"作为补虚扶正的基本方剂。在此方中，用四君子汤之党参、茯苓、白术、炙甘草补脾益气，培后天之本；四物汤之当归、熟地、白芍滋阴补肾，养血和肝，固先天之本；另外，佐官桂、陈皮、木香、大枣温补调气，纳气归元，使其既有四君四物之气血双补之功，又有温纳疏利之力，使全方补而不滞，滋而不腻，补气养血，调和阴阳。不管临床表现如何，只要是气血不足、五脏虚损，均可灵活加减使用。其方如下：

滋补汤

【组成】党参9克，白术9克，茯苓9克，炙甘草5克，熟地黄9克，白芍9克，当归9克，官桂5克，陈皮9克，木香5克，大枣4枚。

【用法】水煎服，每日1剂。

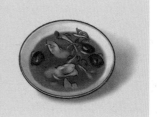

⊙ **健康锦囊**

《黄帝内经》中说："肝者，将军之官，谋虑出焉。胆者，中正之官，决断出焉。"足厥阴肝经在里，负责谋虑；足少阳胆经在表，负责决断。只有肝经和胆经相表里，肝胆相照，一个人的健康才有保证。那么，我们究竟应该如何来养肝护胆呢？

1. 这样吃肝脏才高兴

中医有一句话："春令进补有诀窍，养肝明目是首要。"丹参黄豆汤是养肝的不错选择，即把丹参洗净放砂锅中，黄豆洗净用凉水浸泡1小时，捞出倒入锅内加水适量煲汤，至黄豆烂，拣出丹参，加蜂蜜调味更好。

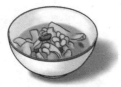

2. 酒伤肝，要警戒

酒精即乙醇，有刺激、伤害肝细胞的毒性作用，可使人的肝细胞发生变性和坏死。研究表明，一个人如果每日饮白酒3两以上，1年就可发生酒精性脂肪肝，严重者会发生肝硬化。

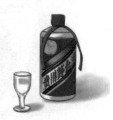

3. 疏肝利胆，按日月、风池二穴

日月穴在乳头之下，人的第七根肋骨间隙，它是胆经上的募穴，足少阳经、足太阴经在这里交会，按摩它可起到疏肝利胆的功效。风池穴在颈部耳后发际下凹窝内，它是足少阳经与阳维脉的交会穴，按摩它可以疏风清热，明目开窍。

4. 养肝最忌发怒

肝疏泄气机，疏泄情志。如果一个人经常发怒，肯定会影响到肝。因此应该注意保持情绪稳定，遇事不要太激动，尤其不能动怒，否则对肝脏损伤会很大。

5. 三七花茶，保肝良方

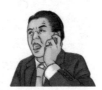

方和谦教授指出，三七花具有保肝明目，降血压，降血脂，生津止渴，提神补气之功效。三七花的用法很简便，可用开水泡饮，或同茶共同泡饮，每次4～6朵。每天一杯三七花，不仅保肝，还可治疗高血压、耳鸣、咽喉炎等多种疾病。

王绵之

古老方药藏智慧，
精神疗法显神奇

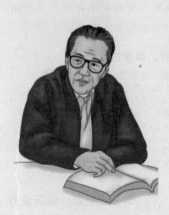

⊙**名医简介**

　　王绵之，男，汉族，1923 年出生于江苏省南通市，15 岁开始随父识药辨病、出诊理症，研读中医典籍，19 岁正式悬壶乡里。1955 年，考入江苏省中医进修学校（南京中医药大学前身），培训一年，后留校任教。1957 年，调入北京中医药大学工作，担任方剂教研室主任。他经过长期的教学与科研，使中医方剂学逐步成熟，成为一门独立学科，被称为"现代中医方剂学创始人"。方剂学科的建立，联系了中医基础和临床，沟通了中医和中药，衔接了传统中医和现代科学方法，为培养中医药人才开创了一条新途径。主要著作有《王绵之方剂学讲稿》《中医药概论》《中华人民共和国药典·一部（85 年版）》（主持编纂）等。2009 年 6 月被授予首届"国医大师"称号。2009 年 7 月 8 日，因病医治无效，在北京去世。

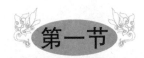

加味香苏散，王绵之推荐的感冒对治良方

◎国医智慧

就四时感冒风寒表证来说，这（加味香苏散）是一个基本方，对于一些身体比较弱的老人或者小孩，以及妇女经期的感冒比较好。另外，这个方子还有个好处，有香附、陈皮、苏叶，所以素有胃脘痛、胃气痛、胃寒痛，又受了外感，同时感觉胃不舒服的，可用此方，因为其还有理气健胃的作用。

——引自《王绵之方剂学讲稿》

◎精彩解读

有些人一年四季动不动就感冒、发热、流鼻涕，春天没有及时加衣服，夏天吹一吹空调，秋天空气太干燥，冬天一不小心受点凉，感冒就立刻找上门了，甚至自己在平时生活中已经很注意了，但只要周围的人有点风吹草动，自己就跑不掉。

中医理论认为，凡是肌肉隆起的部位不结实，腠理疏松并且皮肤不致密的，肌肉通常比较脆弱，这样的人容易患感冒。对于这样的感冒，西药往往治标不治本，而一些中成药又总是药性太弱，因此，最好的方法就是煎几剂汤药来吃，多吃几次，一旦有感冒的苗头就吃，就能把体质改变过来，使自身抵抗感冒的能力增强。

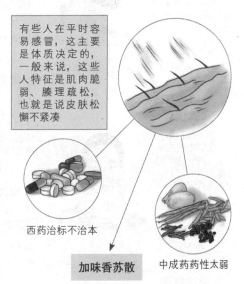

有些人在平时容易感冒，这主要是体质决定的，一般来说，这些人特征是肌肉脆弱、腠理疏松，也就是说皮肤松懈不紧凑

西药治标不治本

加味香苏散

中成药药性太弱

王教授指出，感冒有很多种，有风寒引起的，有风热引起的，还有风寒、风热夹湿引起的，而加味香苏散所治的主要是四时感受了风寒之邪。由于病症比较轻，所以用药也比较轻，主要是用苏叶、荆芥来解表，在此基础上加秦艽、防风有助于解散肌表所受的风寒，加川芎帮助苏叶、蔓荆子上行而散风，跟川芎合起来治头痛。对于一些身体较弱的老人或者小孩，以及妇女经期的感冒比较好。

在此，王绵之教授向大家推荐了《医学心语》中所载的加味香苏散，认为其对于这类四时感冒非常有效。

加味香苏散

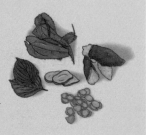

【组成】紫苏叶 5 克，陈皮、香附各 4 克，炙甘草 2.5 克，荆芥、秦艽、防风、蔓荆子各 3 克，川芎 1.5 克，生姜三片。

【用法】水煎，温服。

【功效】发汗解表。

【主治】四时感冒。头痛项强、鼻塞流涕、身体疼痛、发热恶寒或恶风、无汗、舌苔薄白、脉浮等症。

⊙健康锦囊

感冒是一种常见的多发病，至今尚无特效疗法，目前只能对症处理，让其逐渐自愈。下面介绍几种民间常用的非药物疗法，仅供读者参考：

1. 洗鼻法

感冒时反复用盐水冲洗鼻腔可将鼻腔中的病毒洗出，防止病毒在鼻腔中大量繁殖并不断侵入人体。此法可在 2 ~ 4 天内治愈感冒，且无副作用。

2. 穴位按摩

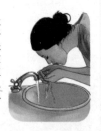

用双手的拇指、示指、中指指端（任用一指）按摩鼻道、迎香、鼻流等穴后，再用鱼际穴周围的肌肉发达区，揉搓鼻腔两侧由迎香穴至印堂穴的感冒敏感区。

3. 冲服蜂蜜

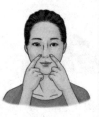

蜂蜜中含有多种生物活性物质，能激发人体的免疫功能，每日早晚两次冲服，可有效地治疗和预防感冒及其他病毒性疾病。

4. 喝鸡汤

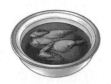

鸡肉中含有人体所必需的多种氨基酸，营养丰富，能显著增强机体对感冒病毒的抵抗能力，鸡肉中还含有某种特殊的化学物质，对保护呼吸道通畅，清除呼吸道病毒，加速感冒痊愈有良好的作用。

5. 糖姜茶合饮

因感冒多为外感风寒之邪，常有头痛、鼻塞、流涕及一身关节酸痛，甚至怕冷、发热等症状。可用红糖、生姜、红茶各适量，煮汤饮，每日 1 ~ 2 次，不仅暖身去寒，而且有良好的防治感冒功能。

6. 食醋熏蒸

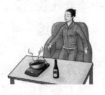

将 100 克食醋放在火炉上熏蒸，室内不仅顿时生香，而且醋分子飘散在空气中杀灭室内的感冒病毒，能有效地防治感冒发生。感冒流行期间，每日最好熏蒸食醋 1 ~ 2 次。

7. 搓手

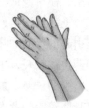

对搓两手大鱼际，直到搓热为止。搓法恰似用双掌搓生花生米的皮一样。一只手固定，转另一只手的大鱼际，两手上下交替。两个大鱼际向相反方向对搓，搓一到两分钟，整个手掌便会发热。这样做可预防感冒。

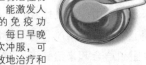

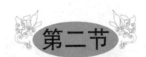

第二节

小方法，大门道——王绵之践行的养生四法

⊙**国医智慧**

现在动不动弄点儿冬虫夏草吃吃……我自己算了算，我一年才吃180克，我每天吃半克，研成细面儿，我自己配成药，我每天就拿牛奶调着吃。你说这很微乎其微的，一天才半克，这在于持之以恒，你拿十天的量搁在一天吃了，浪费，身体还造病，对身体没好处。

——引自《养生经方》

⊙**精彩解读**

每天保持愉悦的心情，是王绵之教授长寿的秘诀，与此同时，和其他国医大师一样，他也有一些养生方法。2005年，王教授接受央视《中华医药》栏目的专访，谈到了一些养生的小窍门，我们为大家总结了以下几点：

1. 吃东西不"忌讳"

王绵之教授认为，只要在身体健康的情况下，吃东西不应该有什么过分的禁忌，而是应该每种食物都吃一些，这样营养才能均衡。所以在日常生活中，我们不应该仅凭自己的口味来选择食物，营养摄取要全面均衡。

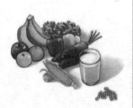

2. 吃冰激凌多在嘴里含一会儿

王绵之教授从小爱吃甜食，进入老年之后，他居然喜欢上了冰激凌，而且还吃得很有讲究。在吃冰激凌的时候，他会在嘴里多含一会儿。他说，这样下去就会使温度升高，对身体没有什么坏的影响。我们吃冷的食物时，不要迅速吞咽，对牙对肠胃都有好处。

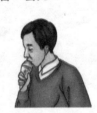

3. 冬虫夏草每天半克

在平时饮食中，王老会吃些虫草来保持身体健康，分量很少，每天只需要半克，研成粉末，放入牛奶中溶化后服用即可。他说："这在于持之以恒，你拿十天的量搁在一天吃了，浪费，身体还造病，对身体没好处。"

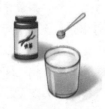

4. "腹式呼吸"吐故纳新

腹式呼吸，方法很简单：向外呼气时瘪肚子，向内吸气时鼓肚子，按照正常的呼吸频率即可。这样可以将身体里的废气呼出去，然后再将新鲜的空气吸入体内，起到吐故纳新的作用。

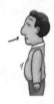
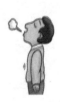

李振华

养好后天之本，
滋养先天之身

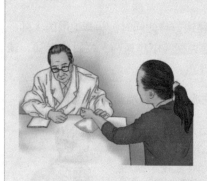

◎**名医简介**

李振华，男，汉族，1924年出生于河南洛宁县一个中医世家，最初本想走读书报国之路，17岁那年家乡发生大灾，他眼见每天都有人因病死亡，于是辍学跟随父亲李景唐学医。1947年开始独立诊治病人，1953年进入洛宁县人民医院工作，1960年调入河南中医学院，历任教研室主任、附院医教部主任、附院副院长、中医系副主任、学院副院长、院长等职。60多年来，李老一直从事中医医疗、教学、科研工作，发表学术论文50余篇，专著8部，研究成果多次获得国家级、省级奖励。他临床经验丰富，长于治疗内科杂病，早年善治急性热性传染病，晚年专心于对脾胃病的专题研究，形成了独具特色的脾胃病学术思想体系。主要著作有《中医对流行性脑脊髓膜炎治疗》《李振华医案医论集》《中国传统脾胃病学》等。2009年6月，荣获"国医大师"称号。

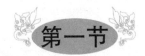

第一节

李振华脾胃保健绝密三招：健脾、疏肝、和胃

⊙国医智慧

　　元气乃人体生命健康之本，而元气之充足，须赖脾胃之滋养，故脾胃伤，则元气易衰……由于"脾主运化水谷之精微"，其运化功能全赖脾气之健……脾虚涉及它脏，首先是肝……脾失健运，胃失和降，则可形成胃实证……脾宜健，肝宜疏，胃宜和。

——引自《中国现代百名中医临床家丛书：李振华卷》

⊙精彩解读

　　自20世纪80年代以来，李振华教授便专心于脾胃病的治疗和研究，经过多年的临床观察和统计，他形成了系统的脾胃病学术思想，

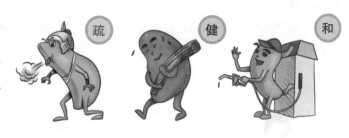

并总结出了"脾宜健，肝宜疏，胃宜和"的脾胃病防治九字法。

1. 脾宜健

　　中医认为，脾为"后天之本""仓廪之官"，用现代的话说，脾就是我们身体的"后勤部长"，脾一旦出了问题，后果很严重。通常，健脾可以从按摩足三里、中脘、血海三个穴位开始，最好每天一次。同时，在饮食上要多吃山药和云苓、白术、党参等。另外，还要注意运动，劳逸结合。

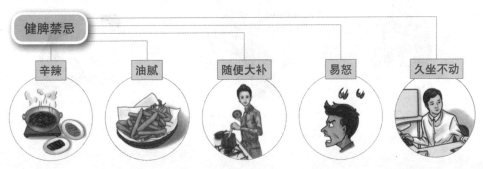

健脾禁忌　　辛辣　　油腻　　随便大补　　易怒　　久坐不动

2. 肝宜疏

中医认为，疏泄是肝的主要生理功能之一，肝的功能不畅，人体内部的气机得不到疏泄，就会形成"气闭"，从而引起很多病理变化，如水肿、瘀血、女子闭经等。因此，我们必须疏肝。

疏肝注意事项

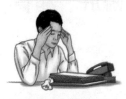

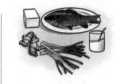

（1）注意饮食

多吃蛋类、瘦肉、鱼类、豆制品、牛奶等富含蛋白质的食物，它们不但能够补充肝脏所需的营养，而且能够减少有毒物质对肝脏的损伤，帮助肝细胞的再生和修复。

（2）不要过度疲劳

《黄帝内经》提到"肝为罢极之本"，就是说肝是主管疲劳的，或者说是耐受疲劳的。肝气足，就能耐受疲劳；肝气不足，就容易觉得疲劳。所以不要经常疲劳工作，也不要疲劳运动，疲劳会损害肝脏。

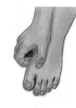

（3）按摩太冲穴

太冲穴是肝经上最重要的穴位之一，是治疗各种肝病的特效穴位。平时脾气比较暴躁的人应重视这个穴位，每天坚持用手指按摩2分钟，直到产生明显的酸胀感，很快就能感觉体质有明显好转。

3. 胃宜和

中医认为，胃为后天之本，也是气血生化之源，是制造精血的源头。同时，胃还是六腑之海，六腑的运化全在于胃能否消化吸收，胃的好坏以及运化正常与否都对人体有着巨大的影响。

养胃，需从以下几点做起：

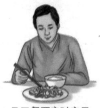

一日三餐要定时定量。

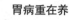

胃病重在养

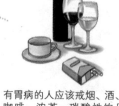

有胃病的人应该戒烟、酒、咖啡、浓茶、碳酸性饮品（汽水）、酸辣刺激性食物，宜多吃馒头、生花生。

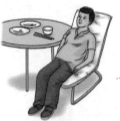

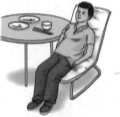

胃功能不好的人，建议少吃多餐，食物以软、松为主，汤最好饭前喝，入睡前两三个小时最好不要吃东西。

有胃病的人饭后不宜运动，最好休息一下，等胃部的食物消化得差不多了再运动。

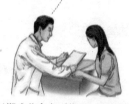

长期吃药会有副作用，尽量少吃，如果实在需要，建议去看中医，中医的良方对于养胃特别有效。

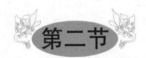

第二节

瘦身减肥，养好脾胃才是根本

⊙国医智慧

在现代社会中，由于人们饮食结构的变化和生活方式的变化，肥胖病有明显增多趋势，而成为一种常见疾病。其病理主要是由于脾虚气弱，痰湿聚集，或兼水湿内停，血瘀气滞。治疗重在益气健脾，扶正固本，增强机体代谢功能，佐以渗湿祛痰及行气活瘀导滞等法，每每收效。

——引自《中国现代百名中医临床家丛书·李振华卷》

⊙精彩解读

中医脾胃专家李振华教授认为，肥胖是一种病症，其症状包括：体重超过标准体重20％以上，并多伴有头晕乏力，体倦懒动，或行动不便，动则气短喘促，汗出心悸等。而造成肥胖病的主要原因在于"脾虚气弱，痰湿聚集，或兼水湿内停，血瘀气滞"。因此，肥胖病在治疗上"重在益气健脾，扶正固本，增强机体代谢功能，佐以渗湿祛痰及行气活瘀导滞"。也就是肥胖的根本原因在于脾胃出了问题，只要把脾胃养好了，恢复机体的代谢功能，肥胖病的一切症状就都不会存在，体重自然也就减下来了。不正确的减肥法不仅没有效果，而且会影响健康。

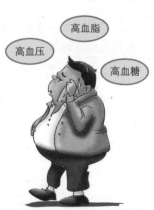

高血脂
高血压
高血糖

肥胖是众多疾病之源。

小贴士

男性：（身高cm — 80）×70 ％＝标准体重（kg）
女性：（身高cm — 70）×60 ％＝标准体重（kg）
标准体重正负10 ％为正常体重
标准体重正负10 ％～20 ％为体重过重或过轻
标准体重正负20 ％以上为肥胖或体重不足

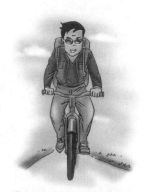

保持良好的身材，不单是形象的事，还关系到身体健康。

在临床上，李老常用清消饮来治疗肥胖病，其方如下：

清消饮

【组成】荷叶 12 克，泽泻 15 克，茯苓 15 克，草决明 15 克，薏苡仁 15 克，防己 15 克，生白术 12 克，陈皮 10 克，黄芪 15 克。

【用法】水煎服。

【加减】痰湿重者加杏仁 10 克，枇杷叶 10 克；小便不利者加车前草 15 克，猪苓 12 克。

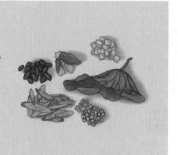

在这个方子中，黄芪和白术具有健脾益气之功，茯苓可以健脾利湿，薏苡仁则益脾而不滋腻。四味药合用共具健脾渗湿之效。另外，再配上泽泻利水渗湿而不伤阴；防己行水，泻下焦湿热，善在皮中治水；荷叶利湿升发清阳，草决明利水通便，二者合用升清降浊，使湿去脾健，运化正常。

⊙健康锦囊

腹部处在身体的最中央，是特别容易引人注目的部位，很多中年人有啤酒肚，既不美观，也不健康。下面，为大家介绍一些简单实用健康的锻炼腰腹的方法。

1. 左右压腿

取坐姿两腿分开（130～150度），左手握左踝，右臂上举贴耳，以右臂带动上体向左侧压后还原。连续做 8 次，然后交换另侧，右手握右踝，左臂上举贴耳向右侧压 8 次。注意：上举臂应一直保持伸直姿态并与躯干在同一平面内，防止手臂弯曲并落于体前。

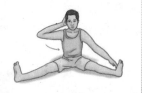

2. 仰卧举腿

仰卧并腿，两臂上举、两手抓牢物体使上肢固定，两腿伸直，脚尖下绷后，收腹吸气，直膝上举两腿至与地面垂直，然后呼气慢慢地、有控制地将腿还原，如此连续做 8 次。

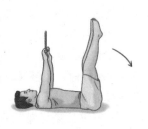

3. 举腿交叉

并腿坐，上体后仰，两小臂支撑于体后。两腿伸直上举至 60～80 度后，两腿分开 1～2 个肩宽，保持 2 秒钟，向内交叉使一腿在上，一腿在下，再保持 2 秒钟，如此分开交叉连续做 4 次后还原。注意：做本节操时，要始终保持两腿伸直的姿态。

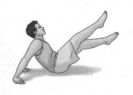

4. 俯卧起上体

取俯卧姿态，固定下肢不动，两手相握后背于腰部，背肌用力，使上体向上立起接近于垂直，再还原趴下，连续做 8 次。

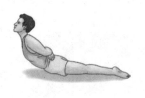

依照上述方法锻炼时，应按照个人的身体情况和生理反应确定运动量。做完后感觉不累，说明运动量较小，可以增加练习次数和时间来加大运动量；如果身体酸痛，就要减小运动量了，但不要停止练习，坚持一段时间，身体适应以后再慢慢加大运动量。

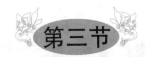

第三节

培养爱好，让健康娱乐滋养你的身心

⊙**国医智慧**

说到养生，他（李振华）总结了五条……有项爱好，把它学到极致，爱好书法的他还是河南中医学院书画院的院长，如今他家客厅里挂了不少他苍劲有力的字。

——引自《东方今报》

⊙**精彩解读**

中医一贯强调"养生之要，首在养心"，但关于这个"心"具体怎么养，就仁者见仁、智者见智了。李振华教授提出的爱好养生法，实际上就是从养心的角度来养生。他认为，人要有所依托，有一种健康的爱好，这样才能保持对社会、对生活的兴趣，进而使身心健康。

书法、绘画、垂钓、养花、下棋等，都是很好的养生方法，不仅可以增长知识、提高技巧，而且能愉悦身心、提高身体素质和抗病能力。大家不妨抽出一些时间来，从中选择一种有意识地加以培养。

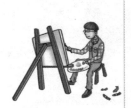 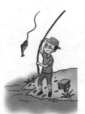 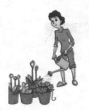 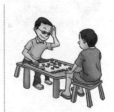

1. 绘画

绘画既是一种陶冶性情的好方法，也是一种运动方式，无论是站立还是坐着，都要用全身之力，聚精会神。手指、手腕、肘、肩同时运动，协调一致。当一幅满意的作品完成时，又会产生一种成功之后的喜悦之感，有益身心健康。

2. 垂钓

垂钓可谓一种超然脱俗的活动，静中有动、动中有静，对于净化人的心境、锻炼人的意志有着神奇的作用。钓鱼者要有很强的耐力，这是一种体能的消耗过程，又是心态的调整过程，也是培养毅力的过程。

3. 养花

养花是一种令人愉快的劳动。浇水、施肥、修枝、灭虫等，劳动强度虽然不大，但可舒筋活络，解除疲劳，增强体内新陈代谢。特别是看到自己亲手培育的花草，发芽吐绿、花蕾绽开的时候，那种愉悦的心情是无法形容的。

4. 下棋

棋类是被众多人喜爱的一种娱乐活动，也是一种斗智的艺术。茶余饭后，两军对垒，杀上几盘，不仅能调节情绪，增长智慧，还能陶冶性情，锻炼意志，其乐无穷。

陆广莘

疾病，不一定仅靠药物解决

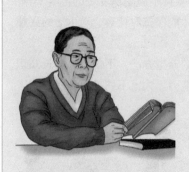

◎**名医简介**

陆广莘，男，汉族，中国中医科学院主任医师，首届"国医大师"。他于1926年生于江苏省松江县，1945年开始学习中医，先后师从陆渊雷、章次公、徐衡之。1948年毕业行医。1952年，进入北京大学医学院学习西医，毕业后分配到北京大学人民医院，1983年调入中国中医研究院。陆老为我国首席心脑血管病专家，曾任国家领导人保健专家。他擅长治疗心绞痛、心肌梗死、心力衰竭、心律不齐等心脏病，以及脾胃病、自身免疫系统疾病等疑难杂症。他提出的"肝血风瘀"和"脾津痰湿"两大课题，为探索中医基础理论和发展中医实验科学做出了独特贡献。他所讲的"中医学之道是以养生治病必求于本为主旨的生生之道，是辨证论治的发现和发展人的生生之气，是聚毒药以供医事转化利用为生生之具，是通变合和谋求实现天人合德生生之效的健康生态的实践智慧学"是其学术精华的概括。

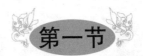

第一节

稳者生存，带病延年——陆广莘的养生七论

⊙**国医智慧**

有句话叫"适者生存"，错了。应该是"稳者生存"，我自岿然不动。关键是量力而行。量力而行的前提是自知之明，不可能包打天下……人老了，都会有病。但是你整天在疾病的笼罩之下怎么行？你大致健全就行了，也许个别零件完了，但身体的网络是完整的，那你一样是个健康人。所以我说，70多岁，小弟弟；80多岁，多来兮；90多岁，不稀奇。

——引自《国医大师谈养生》

⊙**精彩解读**

陆广莘教授年过八旬，仍然带徒教学，问疾疗病，著书立说。谈到养生经验，他只有四个字——稳者生存。陆老认为，中年人生病，大多都是源于对身体的过度使用，所以陆老治疗的第一原则便是：减负，分流。他认为，人不是"适者生存"，而是"稳者生存"，只有具有自知之明，做事量力而行，方能保持身心健康。

陆老还指出，一个人要想长寿，就必须胸怀宽广，心态健康，做到恬淡虚无，对世事不计较，尤其是人上了年纪之后，千万不能整天笼罩在疾病的阴影之下。在日常生活中，陆老还有许多具体的养生小方法，下面我们给大家介绍几种：

1. 勤动腿，勤动嘴，勤动脑

在陆老的养生经验中，"三勤"占有很重要的地位。首先是勤动腿，俗话说"人老腿先老"。他认为，健步走不仅可以锻炼腿、延缓腿的老化，还能把下肢的血液泵到大脑，起到全身保健的作用。其次是勤动嘴。陆老经过实验证实，咀嚼不仅可以延缓嘴

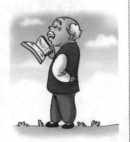

的退化，还能可以降血脂、降血糖，防止糖尿病。当然，延缓衰老，维护身心健康，最重要的还是勤动脑。

2. 饮食清淡，保健常备四丸

陆老的饮食非常简单清淡。早饭一碗粥，两个茶叶蛋。午饭是一个馒头，什么菜也不吃。晚上基本不吃饭，有时晚饭只吃水果餐。至于保健品，陆老只用补中益气丸、加味逍遥丸、防风通圣丸和六味地黄

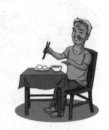

丸。其中前两丸一个补中益气、一个疏肝理气，合在一起可以抗抑郁，一个礼拜吃两次；防风通圣丸可表里双解，对感冒、咳嗽、腹泻、皮肤过敏、荨麻疹等有疗效，平时吃一吃还可以防病；至于六味地黄丸，感到肾阴不足的时候才吃。

3. 锻炼趁年轻，年老少运动

陆老认为，人年轻的时候要锻炼，高寿老人则活动活动就可以了。他本身是1952年北大足球队的，每天的运动量都非常强，这对后半辈子的健康有很大

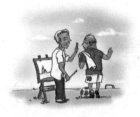

作用。后来，他上了年纪，就不再拼命锻炼了，只是坚持每天健步走一段路，他经常对人说："老了反而不要锻炼太多，老人骨头不灵了。"

4. 药吃得越多，衰老得越快

陆老认为，人越老，肝肾功能就会越退化，到了80岁，肝肾功能健全程度只有年轻人的一半。药物代谢就需要肝和肾，老年病人如果服用药物过多，就会把细胞代谢的能力拼命往下

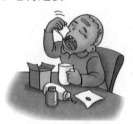

压，于是会出现药吃得越多，身体越差的恶性循环。因此，老年人养生要从自身出发，不能过于依赖药物。

5. 让生活的节奏慢下来

在陆老看来，现代人生活压力太大。"你们要让生活节奏慢下来。"陆老建议大家，不要期望值过高，把自己绷得太紧。陆老有个减压妙招："用笔和本，把要做的事情记在本子上，不要老是用脑子记事情。"陆老说，

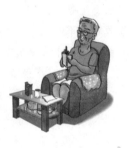

大脑思虑过多会影响脾胃功能。

6. 低血糖才是致命的

陆老指出，糖是人体内最重要的物质之一，大脑和心脏短时间缺糖就会致人昏迷，甚至死亡。平常，血糖高一点是安全的，只要身体没感觉到不舒服，就没有必要费尽

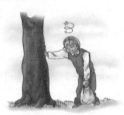

心思去降血糖。当然，对于多年的糖尿病患者来说，适当降血糖是必需的，不过也要注意方法的安全性，一下子降得过猛反而有害。对此，陆教授经多年临床经验，提出了咀嚼降血糖的方法。他建议糖尿病患者，平时嘴巴多咀嚼咀嚼。

陆老推荐的呼吸系统防病养生小诀窍

陆老根据多年经验，向大家推荐了以下两种方法：

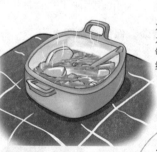

（2）盐水漱口、冷水洗脸、热水泡脚，也能够增强呼吸系统的免疫力。

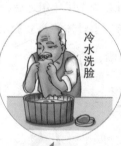

冷水洗脸

（1）一根白萝卜、半个橘子皮、三片生姜、两段葱白、一把香菜，煲汤全家喝，就能够起到增强呼吸道防护能力的作用。

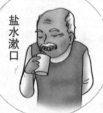

盐水漱口

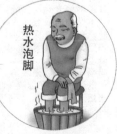

热水泡脚

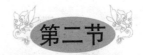

第二节

排出毒素，减出健康——陆教授详解中医刮痧疗法

⊙国医智慧

刮痧疗法是个"减法"，叫"排"，往外排，中医叫渲泄之法……刮在皮肤，使病变部位呈现于皮肤。通过在皮肤上的刮拭，促进血液循环，而对全身的保健产生效益。

——引自《中医学之道：陆广莘论医集》

⊙精彩解读

刮痧，就是利用刮痧器具，刮拭经络穴位，通过良性刺激充分发挥营卫之气的作用，使经络穴位处充血，改善局部微循环，起到祛除邪气、疏通经络、疏肝理气、祛风散寒、清热除湿、活血化瘀、消肿止痛的作用，以增强机体自身潜在的抗病能力和免疫机能，从而达到扶正祛邪、防病治病的作用。

刮痧的用具也十分简单、方便，当然，如果长期使用或用于治疗，还是用正规一些的刮痧板比较好。

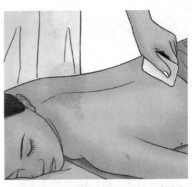

中国刮痧法是一种即可保健又可治病的自然疗法。

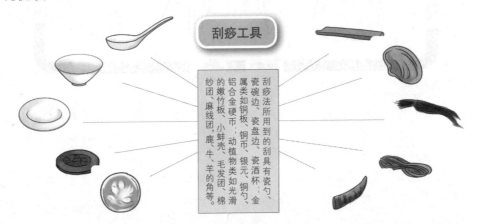

刮痧工具

刮痧法所用到的刮具有瓷勺、瓷碗边、瓷盘边、瓷酒杯；金属类如铜板、铜币、银元、铜勺、铝合金硬币；动植物类如光滑的嫩竹板、小蚌壳、毛发团、棉纱团、麻线团、鹿、牛、羊的角等。

现在推荐两种刮痧板：

刮痧板的类型

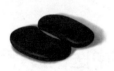
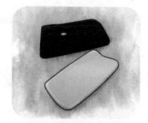
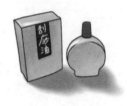

木鱼石刮痧板。木鱼石刮痧板的刮痧效果非常明显，风靡各大刮痧美容机构。

以天然水牛角为材料的刮痧板，对人体肌表无毒性刺激和不良化学反应。而且水牛角本身是一种中药，具有发散行气、活血和润养作用。

另外，刮痧之前，为了防止划破皮肤，还要在皮肤表面涂一层润滑剂，香油、色拉油都可以用，当然，有条件的话，最好采用专门的"刮痧活血剂"。

⊙健康锦囊

刮痧不仅可以用来治病，还可以用来减肥，但是要特别注意刮拭的顺序。

人体的整体刮拭顺序

刮拭的方向都是从上往下，胸部处由内向外刮拭。每个部位先刮阳经，后刮阴经。先刮人体左侧，再刮人体右侧。

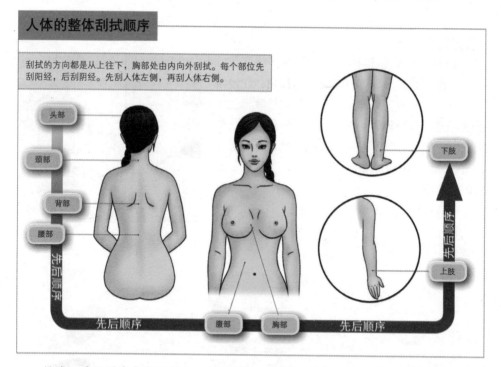

另外，减肥刮痧力度要适中，每天刮1～2次，若刮力大，刮拭时间长，必须涂刮痧油保护皮肤。肥胖的局部可经常刮拭，促其被动运动，消除局部的水分和脂肪。

刮痧减肥的同时应加强体育锻炼，注意合理饮食，少食高脂、高糖、高热量的食物，多食蔬菜水果。节食减肥不宜急于求成而盲目减少饮食，否则严重者可能导致水电解质紊乱、酮中毒，甚至发生心肌梗死、脑血栓。

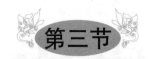

第三节

肾病综合征治疗分五步，中药、护理全兼顾

◎**国医智慧**

　　既然（肾病综合征）是全身气化功能障碍，脏腑机能低下导致的疾病，治疗时就应采取多种手段，扶助患者的正气，增强其"正祛邪"的能力，使患者的内环境达到新的较低水平的平衡，使气化功能慢慢恢复正常，以达到恢复健康的目的。

——引自《名师与高徒（二）》

◎**精彩解读**

　　肾病综合征是由多种病因引起的一种临床综合征，属于中医的"水肿""虚劳""腰痛"等范畴，主要表现为大量蛋白尿、低蛋白血症、高脂血症和不同程度的水肿等四大症状，其特点是病程长、易反复、难治疗，有时还会伴有感染、静脉血栓形成和动脉硬化等并发症。对于本病，陆教授善于运用整体观念进行防治，认为该病"其本在肾，其末在肺"，具体方法如下：

1. 调情志，做到"干、暖、慢、欢"

陆教授经常要求患者做到"干、暖、慢、欢"。其中，"干"就是吃干饭，要细嚼慢咽，利于食物的充分吸收；"暖"就是要注意保暖，避免感受外邪；"慢"就是要求患者做事不急躁，保持平和的心态；"欢"就是要心情舒畅，乐观面对疾病。

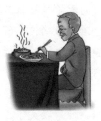

2. 花椒水泡脚

脚上有大量的穴位，也是神经会合的地方，用热花椒水泡脚后，患者全身往往会微微汗出，不但促进了患者的血液循环，提高了免疫功能，而且加强了患者的皮肤排泄能力，可以清除邪毒。

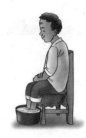

3. 每天用热水擦澡

患者每天洗澡时用热毛巾搓背，擦胸骨，以汗出、局部和全身发热为度。因为背部为督脉所在，前胸为任脉所经之处，通过擦澡刺激任、督脉能提高患者的免疫力。

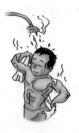

4. 防止疾病复发

经过一段时间的治疗后，病情处于较平稳的状态，继续治疗时要注意防止病情反复，以及避开容易引起患者病情变化的因素。肾病患者要注意气候变化，防感冒，以免引起肾炎的发作或加重肾炎。

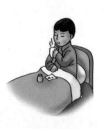

唐由之

守护心灵之窗，不让眼病成为幸福绊脚石

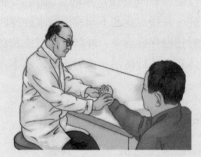

⊙**名医简介**

　　唐由之，男，汉族，中国中医科学院主任医师、研究员，中医眼科专家。1926年出生于浙江杭州，1942年拜眼科名家陆南山为师，5年后在杭州开设眼科诊所，1951年加入联合诊所。1952年考入北京医学院医疗系，毕业后分配到中国中医研究院，从事眼科的教学与临床工作。唐教授擅长中西医结合治疗眼病，其研究发明的"白内障针拨术和套出术"，开创了从睫状体平坦部切口做内眼手术的途径。此外，他还在视神经病变、各种视网膜血管病变、老年性黄斑变性和病毒性角膜炎等眼病的治疗方面，积累了丰富的经验。唐老曾经多次为国内外著名人士诊治眼病，特别是曾为毛泽东做过内眼手术。他创办了《中国中医眼科杂志》，著有《沙眼和沙眼并发症中医疗法》《中医眼科全书》等作品。2009年6月，唐老荣获"国医大师"称号。

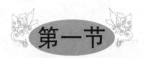

第一节

眼科专家郑重推荐的养眼功法：眼保健操

⊙**国医智慧**

我们熟悉的眼保健操是根据中医学眼科推拿、经络理论，结合体育医疗综合而成的自我按摩法。它通过对眼部周围太阳穴、风池穴等穴位的按摩，使眼部气血通畅，改善眼肌、视神经营养，以达到消除睫状肌紧张或痉挛的目的。实践表明，常做眼保健操，平时注意用眼卫生，可以预防、控制近视眼的新发病例与发展，起到保护视力、防治近视的作用。

——引自《科技日报》

⊙**精彩解读**

眼保健操作为中国校园文化的传统，早已融入几代人的生活，承载着几代人的回忆。针对前不久社会上对"眼保健操科学性"的质疑，我国著名眼科专家唐由之教授在接受《科技日报》采访时指出："我们熟悉的眼保健操是根据中医学眼科推拿、经络理论，结合体育医疗综合而成的自我按摩法。它通过对眼部周围太阳穴、风池穴等穴位的按摩，使眼部气血通畅，改善眼肌、视神经营养，以达到消除睫状肌紧张或痉挛的目的。实践表明，常做眼保健操，平时注意用眼卫生，可以预防、控制近视眼的新发病例与发展，起到保护视力、防治近视的作用。"

2008年，新版眼保健操问世。它根据中医经络理论，对原来的两个章节进行修改，又对其中一个章节进行替换，总时长仍为5分钟。在保证效果的同时，也考虑到了学生的兴趣，不仅使学生全身得到放松，而且新颖的方式也使学生们感到"很有意思"。其方法如下：

第一节：闭目入静。

【动作要求】坐姿或站姿。双脚分开与肩等宽，双臂自然下垂，身体挺直，全身放松，两眼轻闭。

【动作要点】两眼轻闭，切勿眯眼。

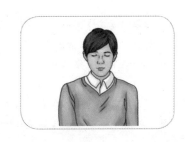

第二节：按压睛明。

【动作要求】双手示指分别按压双侧睛明穴，其余手指呈握拳状，每拍按压一次。

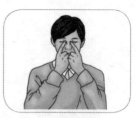

【动作要点】由于睛明穴离眼球很近，做操前要保证手部卫生，同时力度要适宜。

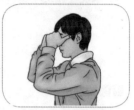

第三节：按揉太阳、攒竹，抹刮眉弓。

【动作要求】第一、二个八拍，双手拇指按揉太阳穴，示指按揉攒竹穴，每拍按揉1次。第三、四个八拍，双手示指弯曲，余指握拳，由眉毛内端向外抹刮，每2拍抹刮1次。

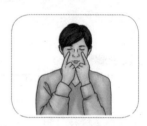

【动作要点】对太阳穴和攒竹穴采取按揉手法，而不是挤压。抹刮眉弓时，采取由内向外的方式进行。

第四节：按压四白。

【动作要求】每拍按压四白穴1次。

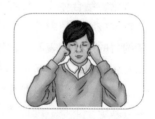

【动作要点】取准穴位，采取按压手法，而不是按揉手法，因为按揉穴位不易准确。

第五节：捻压耳垂，转动眼球。

【动作要求】双手拇指和示指分别夹住耳垂，每拍捻压1次。转动眼球，第一、二个八拍眼球沿逆时针方向转动，其转动顺序为上、左、下、右。第三、四个八拍眼球沿顺时针方向转动，其转动顺序为上、右、下、左。每拍转动一个方向。

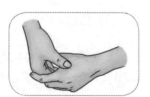

【动作要点】耳垂采取捻压手法，而不是挤压和按压手法。转动眼球时，头部不动。

第六节：揉捻合谷，眺望景物。

【动作要求】第一、二个八拍右手拇指压于左手合谷穴，示指垫于掌面与拇指呈对应位置，每拍揉捻1次。第三、四个八拍，左右手互换，每拍揉捻1次。与此同时双眼远眺景物。

【动作要点】合谷穴采用揉捻手法。远眺景物与揉捻合谷穴同时进行，但须注意，远眺时应背向阳光，尽力眺望远处目标。如在教室内做眼保健操，应起立通过窗户注视远处目标。

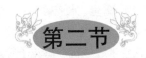

第二节

光线适度，远近调节——唐由之教授的养眼小建议

⊙国医智慧

我作为一名眼科医生可以提供一些眼睛保护的方法。首先，看书学习时一定要保证光线好，傍晚和清晨要早开灯，保证光线充足，光线要从自己面前的左上方照射下来到自己的书桌上，一则保证光线充足，二则保证自己在书写时手不会遮挡光线……最后，要注意眼部卫生，避免脏手揉眼、不卫生的餐巾擦拭眼部，特别是在保眼保健操时，一定要注意手的卫生。另外就是看书读报时的坐姿：胸离书桌一拳，眼离书本一尺。

——引自《国医大师谈养生》

⊙精彩解读

作为 30 位"国医大师"中唯一的眼科专家，唐由之教授的养眼方法可以说是最科学、最可信的，但是一般人又没有机会当面听取大师的教诲，怎么办呢？在《国医大师谈养生》这本书中，记载了唐由之教授的一些养眼小建议，大家不妨学习一下。

唐教授的养眼建议分为四点：

首先，看书学习时一定要保证光线条件好，光线太暗会把视物放得很近，这样会增加视疲劳，引起视力下降。傍晚和清晨要早开灯，保证光线充足，光线要从自己面前的左上方照射下来到自己的书桌上，一则保证光线充足，二则保证自己在书写时手不会遮挡光线。

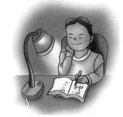

其次，光线也不能太强，一般人在太阳底下或是碰到强光照射时，眼睛会有怕光等不舒适感，正常反应是会将眼睛眯小或使用其他物品帮忙隔离阳光的照射，以减轻眼睛不适的现象，进行室外活动光线太强时可戴太阳镜保护。

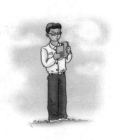

再次，要注意远近调节，用眼过度，尤其是近距离用眼过度，会造成视力下降。一般看书、看报、看电视等45分钟左右后，要向远处眺望一会儿，缓解眼睛疲劳。

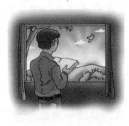

最后，要注意眼部卫生，避免脏手揉眼、不卫生的餐巾擦拭眼部，特别是在做眼保健操时，一定要注意手的卫生。另外就是看书读报时的坐姿：胸离书桌一拳，眼离书本一尺。

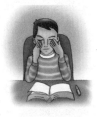

　　除此之外，唐教授在其他地方也谈到了一些养眼方法，我们多方搜集，汇集出以下几点：

　　唐教授认为，眼眶黑的人多半肾气亏损，他建议在饮食中增加优质蛋白质摄入量，多吃富含优质蛋白质的瘦肉、牛奶、禽蛋、水产等。增加维生素 A、维生素 E 的摄入量，因为二者对眼球和眼肌有滋养作用。含维生素 A 多的食物有动物肝脏、禽蛋、胡萝卜等。富含维生素 E 的食物有芝麻、花生米、核桃、葵花子等。另外，唐教授还谈到了一些养眼方法：

去除黑眼圈的方法

1. 土豆片眼膜

将土豆削皮洗净后，切成 2 毫米厚的片。然后平躺在床上，将土豆片敷在眼上，约 5 分钟后再用清水洗净。这款眼膜在夜晚敷，更有助于消除眼部疲劳。值得注意的是有芽的土豆不要用，因为有毒。

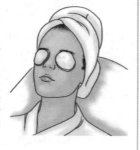

2. 茶叶包敷眼

用冷水浸泡茶叶包（红茶除外），之后取出敷在眼睛上，15 分钟后取下，每周一次，可有效淡化黑眼圈。

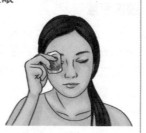

打乒乓球可防近视眼

为了预防孩子患上近视眼，家长可以让孩子经常打乒乓球，会收到明显的效果。打乒乓球时，眼外肌不断活动，促进眼球组织的血液循环，提高眼睛视敏度，消除眼睛疲劳，从而起到预防近视的作用。

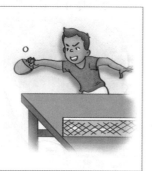

异物入眼，妙招来帮忙

唐老建议大家，小虫等进入眼中时，切勿重揉，须闭上眼睛使异物顺泪而出。若是不奏效，可洗净手指，翻开上眼皮，眼向下看，将露出的异物用消毒棉花轻拭擦出。

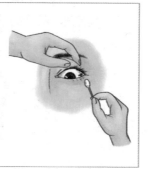

⊙健康锦囊

　　老花眼又称"视敏度功能衰退症"，最直接表现为近距离阅读模糊、疲劳、酸胀、多泪、畏光、干涩及伴生头痛等症状。患者可采用以下方法进行自我护理：

　　1.经常眨眼，利用一开一闭的眨眼方式来振奋、维护眼肌，然后用双手轻揉眼部，这样能使眼肌经常得到锻炼，延缓衰老。

　　2.经常转动眼睛，因为眼睛经常向上、下、左、右等方向来回转动，可锻炼眼肌。

　　3.注意锻炼、合理膳食。要多做全身运动，加快全身血液循环。